复杂初次全膝关节置换术

主　编　[印] S. K. S. Marya
副主编　[印] Sumeet Rastogi
主　译　田华　刘楠　冯辉

Complex Primary Total Knee Arthroplasty

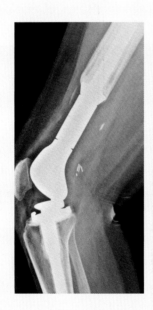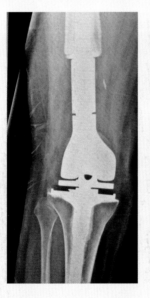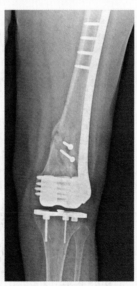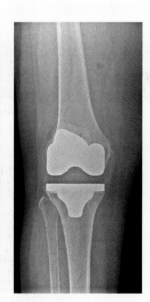

山东科学技术出版社
·济南·

图书在版编目（CIP）数据

复杂初次全膝关节置换术 /（印）S. K. S. 玛雅（S. K. S. Marya）主编；田华，刘楠，冯辉主译 . -- 济南：山东科学技术出版社，2024.1
ISBN 978-7-5723-1955-6

Ⅰ.①复… Ⅱ.①S… ②田… ③刘… ④冯… Ⅲ.①人工关节 – 膝关节 – 移植术（医学） Ⅳ.①R687.4

中国国家版本馆 CIP 数据核字 (2024) 第 004077 号

复杂初次全膝关节置换术
FUZA CHUCI QUANXIGUANJIE ZHIHUANSHU

责任编辑：李文靖
装帧设计：孙小杰

主管单位：山东出版传媒股份有限公司
出 版 者：山东科学技术出版社
　　　　　地址：济南市市中区舜耕路 517 号
　　　　　邮编：250003 电话：（0531）82098088
　　　　　网址：www.lkj.com.cn
　　　　　电子邮件：sdkj@sdcbcm.com
发 行 者：山东科学技术出版社
　　　　　地址：济南市市中区舜耕路 517 号
　　　　　邮编：250003 电话：（0531）82098067
印 刷 者：山东临沂新华印刷物流集团有限责任公司
　　　　　地址：山东省临沂市高新技术产业开发区龙湖路 1 号
　　　　　邮编：276017 电话：（0539）2925659

规格：16 开（210 mm×285 mm）
印张：17 字数：450 千 印数：1~2000
版次：2024 年 1 月第 1 版 印次：2024 年 1 月第 1 次印刷
定价：198.00 元

献给我的父母

Urmila, Sarwan Marya

与

Neelam, Devendra Nanda

S. K. S. Marya

主 编

S. K. S. Marya, MS (Ortho), DNB (Ortho), MCh (Ortho), FRCS, FICS
Chairman and Chief Surgeon,
Medanta Bone and Joint Institute,
Medanta-The Medicity,
Gurugram, Haryana, India

副主编

Sumeet Rastogi, DNB (Ortho)
Senior Consultant,
Max Institute of Orthopaedics
and Joint replacement,
Max Super Speciality Hospital,
New Delhi, India

编　者

Alex Mundampalli, D (Ortho), DNB (Ortho)
Associate Consultant,
Laud Clinic,
Mumbai, Maharashtra, India
amundampalli@yahoo.com

Ashish Jaiman, MS (Ortho)
Associate Professor,
Orthopaedic Surgery,
Central Institute of Orthopaedics,
Safdarjung Hospital,
New Delhi, India
drashishjaiman@hotmail.com

Ashok Kumar, MS (Ortho), MRCS
Former Assistant Professor,
Department of Orthopaedics,
All India Institute of Medical Sciences,
New Delhi, India
akkadamb2004@gmail.com

Chandeep Singh, MS
Associate Director of Orthopaedics,
Medanta Bone and Joint Institute,
Medanta-The Medicity,
Gurugram, Haryana, India
drchandeepsingh@gmail.com

Craig J. Della Valle, MD
Professor of Orthopaedic Surgery,
Chief, Division of Adult Reconstructive Surgery,
Rush University Medical Center,
Chicago, Illinois, United States
craig.dellavalle@rushortho.com

David Beverland, MD, FRCS (Ortho)
Consultant Orthopaedic Surgeon,
Primary Joint Unit,
Musgrave Park Hospital,
Belfast, United Kingdom;
Honorary Professor, Queens University,
Belfast, United Kingdom
david.beverland@belfasttrust.hscni.net

Gautam Girotra, MD (Anesthesia)
Consultant,
Department of Anesthesiology and Pain Management,
Max Super Speciality Hospital,
New Delhi, India
drgirotra@hotmail.com

Gur Aziz Singh Sidhu, MS
Arthroplasty Fellow,
Medanta Bone and Joint Institute,
Medanta-The Medicity,
Gurugram, Haryana, India
azizsidhu@yahoo.co.in

Harish Bhende, MS (Ortho), D (Ortho), MCh (Ortho)
Consultant Arthroplasty Surgeon,
Laud Clinic,
Mumbai, Maharashtra, India
harishbhende@gmail.com

Heiko Graichen, PhD
Professor, Medical Director and Head,
Orthopaedic Hospital Lindenlohe,
Schwandorf, Germany
h.graichen@asklepios.com

Hemant M. Wakankar, MS (Ortho), DNB (Ortho), FRCS (Gl),
MCh (Ortho), FRCS (Ortho)
Consultant,
Deenanath Mangeshkar Hospital,
Pune, Maharashtra, India
hwakankar@gmail.com

Ingo J. Banke,
Senior Surgeon,
Klinik für Orthopädie und Sportorthopädie,
Technische Universität München,
München, Germany
banke@tum.de

Jaroslaw Czekaj
Albert Trillat Center,
Lyon North University Hospital,
Lyon, France

Jeya Venkatesh, MS (Ortho)
Former Resident,
Department of Orthopaedics,
All India Institute of Medical Sciences,
New Delhi, India
jvshines@yahoo.co.in

K. J. Reddy, MS, DNB, FRCS (Ed), FRCS (Ortho)
Professor and Managing Director,
SVS Medical College,
Mahbubnagar, Telangana;
Chief Joint Replacement Surgeon,
Apollo Hospitals, Hyderabad, India
kjreddy@hotmail.co.uk

Kamal Deep, MB, MS, DO, FRCS, MCh (Ortho), FRCS (Ortho)
Consultant Orthopaedic Surgeon,
Secretary General CAOS International,
Golden Jubilee National Hospital,
Clydebank,
Glasgow, United Kingdom
mrkdeep@googlemail.com

Kanniraj Marimuthu, MS (Ortho), DNB (Ortho)
Consultant Orthopaedic Surgeon,
Asian Joint Reconstruction Institute (AJRI),
SIMS Hospitals,
Chennai, Tamil Nadu, India
dr.kanniraj@gmail.com

Konstantinos Tsitskaris, MSc, MRCS, FRCS (Tr and Ortho)
Hip and Knee Arthroplasty Fellow,
Division of Orthopaedics,
QEII Health Sciences Centre,
Dalhousie University,
Halifax, Nova Scotia, Canada
tsitskaris@yahoo.com

Leo Joseph, D (Ortho), MSc (Ortho)
Consultant Orthopaedic Surgeon,
Dr Joseph's Ortho Clinic and Vinodhagan Memorial Hospital,
Thanjavur, Tamil Nadu, India
leojoe1@yahoo.co.in

Mandar Shaha, MS (Ortho)
Fellow Arthroplasty,
Laud Clinic,
Mumbai, Maharashtra, India
dr.mandarshaha@gmail.com

Mandeep S. Dhillon, MS, FAMS, FRCS
Professor and Head,
Department of Orthopaedic Surgery,
PGIMER,
Chandigarh, Punjab, India
drdhillon@gmail.com

P. Suryanarayan, MS (Ortho)
Senior Consultant and Joint Director,
Asian Joint Reconstruction Institute (AJRI),
SIMS Hospitals,
Chennai, Tamil Nadu, India
pichai.suryanarayan@gmail.com

Prateek Arora, MS, MCh (Plastic Surgery)
Senior Consultant Plastic Surgeon,
Max Institute of Reconstructive, Aesthetic, Cleft and Craniofacial Surgery (MIRACLES),
Max Super Speciality Hospital,
New Delhi, India
Prateek.arora@maxhealthcare.com

Purushottam Pawar, MS (Ortho)
Fellow Arthroplasty Surgeon,
Laud Clinic,
Mumbai, Maharashtra, India
dr.purupawar@gmail.com

Raghav Mantri, MS, MCh (Plastic Surgery)
Senior Consultant Plastic Surgeon,
Max Institute of Reconstructive, Aesthetic, Cleft and
Craniofacial Surgery (MIRACLES),
Max Super Speciality Hospital,
New Delhi, India
Raghav.mantri@maxhealthcare.com

Raj Tobin, MD (Anesthesia), EDRA
Director,
Department of Anesthesiology and Pain management,
Max Super Speciality Hospital,
New Delhi, India
rajtobin@gmail.com

Rajesh K. Bawari, DA, MS (Ortho)
Fellow Joint Replacement Surgery,
Senior Consultant and Head,
Complex Trauma and Orthopaedics,
Max Institute of Musculoskeletal Sciences,
Max Super Speciality Hospital,
New Delhi, India
rajeshkbawari@rediffmail.com

Rajiv Thukral, MS, DNB, FCPS (Ortho)
Senior Consultant and Head Joint Replacement Unit,
Max Institute of Musculoskeletal Sciences (Orthopaedics and
Allied),
Max Super Speciality Hospital,
New Delhi, India
drrajivthukral@gmail.com

Rakesh John, MS, DNB (Ortho), MRCS, Diploma (SICOT),
MNAMS
Senior Resident,
Department of Orthopaedics,
PGIMER,
Chandigarh, Punjab, India
rakeshjohn23@gmail.com

Ravikanth Pagoti, MS (Ortho), FRCS
Orthopaedic Surgeon,
Primary Joint Unit
Musgrave Park Hospital
Stockman's Lane
Belfast, United Kingdom
drpagoti@gmail.com

Rishi Balkissoon, MD, MPH
Assistant Professor,
Orthopaedics and Rehabilitation,
University of Rochester Medical Center,
Rochester, New York, United States
rishibalkissoon@gmail.com

Rishi Ram Poudel, MS (Ortho)
Former Resident,
Department of Orthopaedics,
All India Institute of Medical Sciences,
New Delhi, India
rishipoudel2004@gmail.com

Rohit Jain, MS, MCh (Plastic Surgery)
Associate Consultant Plastic Surgeon,
Max Institute of Reconstructive, Aesthetic, Cleft and
Craniofacial Surgery (MIRACLES),
Max Super Speciality Hospital,
New Delhi, India
drrohitjain79@gmail.com

Rüdiger von Eisenhart-Rothe, PhD, MBA
Professor and Medical Director,
Klinik für Orthopädie und Sportorthopädie,
Technische Universität München,
München, Germany
eisenhart@tum.de

Sam Oussedik, MRCS(Ed), FRCS (Tr and Ortho)
Consultant Orthopaedic Surgeon,
University College London NHS Trust,
London, United Kingdom
sam.oussedik@uclh.nhs.uk

Sameer Chaudhari, MS (Ortho), D (Ortho)
Associate Consultant,
P. D. Hinduja National Hospital and Medical Research Center,
Mumbai, Maharashtra, India
sameertch84@gmail.com

Sanjay Agarwala, MS (Ortho), MCh (Ortho)
Head of Department and Chief of Surgery,
Director of Professional Services,
P. D. Hinduja National Hospital and Medical Research Center,
Breach Candy Hospital Trust,
Mumbai, Maharashtra, India
drsa2011@gmail.com

Sean M. Childs, MD
Resident, Orthopaedics and Rehabilitation,
University of Rochester Medical Center,
Rochester, New York, United States
Sean_Childs@URMC.Rochester.edu

Sébastien Lustig, MD, PhD
Professor of Orthopaedic Surgery,
Albert Trillat Centrer,
Lyon North University Hospital,
Hospices Civils de Lyon,
Lyon, France
sebastien.lustig@gmail.com

Shah Alam Khan, MS, DNB, MRCS, FRCS, MCh (Ortho)
Professor,
Department of Orthopaedics,
All India Institute of Medical Sciences,
New Delhi, India
shahalamkhan70@gmail.com

Shishir Rastogi, MS (Ortho), DNB (PMR)
Former Professor,
Department of Orthopaedics,
All India Institute of Medical Sciences,
New Delhi, India
rastogiaiims@yahoo.com

Shitij Kacker, MS (Ortho)
Senior Consultant,
Medanta Bone and Joint Institute,
Medanta-The Medicity,
Gurugram, Haryana, India
kackerortho@gmail.com

S. K. S. Marya, MS (Ortho), DNB (Ortho), MCh (Ortho), FRCS, FICS
Chairman and Chief Surgeon,
Medanta Bone and Joint Institute,
Medanta-The Medicity,
Gurugram, Haryana, India
sksmarya@yahoo.co.in

Soumya Khanna, MBBS, MS, MCh (Plastic Surgery), DNB
(Plastic Surgery)
Associate Consultant Plastic Surgeon,
Max Institute of Reconstructive, Aesthetic, Cleft and Craniofacial Surgery (MIRACLES),
Max Super Speciality Hospital,
New Delhi, India
minisom6@gmail.com

S. R. K. Deekshith, MS (Ortho)
Orthopaedic Surgeon and Specialist Registrar,
Apollo Hospitals, Jubilee hills,
Hyderabad, India
srkdikshith@gmail.com

Sujata Nambiath, MD (Anesthesia)
Senior Consultant,
Department of Anesthesiology and Pain Management,
Max Super Speciality Hospital,
New Delhi, India

Sumeet Rastogi, DNB (Ortho)
Senior Consultant,
Max Institute of Orthopaedics
and Joint replacement,
Max Super Speciality Hospital,
New Delhi, India

Sunil Choudhary, MS, FRCS (Ed), EBOPRAS
Senior Director and Chief of Plastic Surgery,
Max Institute of Reconstructive, Aesthetic, Cleft and
Craniofacial Surgery (MIRACLES),
Max Super Speciality Hospital,
New Delhi, India
plasticsurgerymax@gmail.com

Timothy Lording
Melbourne Orthopaedic Group,
The Alfred Hospital,
Melbourne, Australia

Wajeeh Bakhsh, MD
Resident, Orthopaedics and Rehabilitation,
University of Rochester Medical Center,
Rochester, New York, United States
Wajeeh_Bakhsh@URMC.Rochester.edu

主　译　田　华　刘　楠　冯　辉

译　者（按姓氏笔画排序）

　　　　王　程　王鑫光　邓　婷　田　华　冯　辉　刘　楠

　　　　安桢杞　李之琛　李思维　何宜蓁　张国为　周　歌

　　　　孟德轩　赵　然　耿　霄　曹向昱　董子漾　熊晨奥

审　校（按姓氏笔画排序）

　　　　田　华　刘延青　李　杨　李　锋　李子剑　李哲海

　　　　赵旻暐　蔡　宏

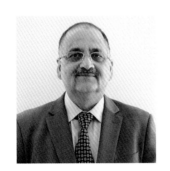

前言
Preface

就在几年前，对于大多数年轻的骨科医生来讲，从事关节置换术还被认为是异想天开。但是随着时间的推移和知识的拓展，膝关节置换术现在已经成为一种非常普遍的外科手术，被大量外科医生掌握。它不仅给外科医生带来治愈疾病的喜悦感和成就感，其本身也是一种能让医生获益良多的外科技术。

随着简单初次膝关节置换术熟练度的提高，大量外科医生渴望精进技术去完成更加复杂的手术。正是鉴于这一目标，本书把全球该领域享誉盛名的外科医生所做的贡献汇集在一起以供参考学习。

本书讲解了在膝关节置换术中可能遇到的复杂情况，以及给予相应处理的基本原则，并且包含作者个人的指导意见和完成特定操作的提示和技巧。

我在写作本书的过程中得到了许多同事和工作人员的帮助和支持，特别感谢Chandeep Singh博士、Shitij Kacker博士，以及我的秘书Hitendra Singh先生和Pragati Dubey女士。

希望您能发现本书的优点并从中受益，我们也乐于接受您的批评、忠告和建议。

S. K. S. Marya, MS, DNB, MCh, FRCS, FICS

Chairman and Chief Surgeon,

Medanta Bone and Joint Institute,

Medanta-The Medicity,

Gurugram, Haryana, India

目 录
Contents

改善全膝关节置换术患者恢复程度和满意度的快速路径："恢复更好，时间更短"

作者　Sanjay Agarwala，Sameer Chaudhari
译者　刘　楠　审校　田　华

引言

　　全膝关节置换术（total knee arthroplasty，TKA）可以显著提高膝骨关节炎患者的质量调整预期寿命[1]。TKA的长期目标是减轻疼痛、改善功能、增强关节稳定性和实现耐久性。最近新兴的对短期目标的关注集中在"加速康复"（enhanced recovery，ER）上。这是通过减少围手术期并发症，加快术后恢复，缩短住院时间并提供更好的患者满意度来实现的。在此过程中，传统的医院诊疗模式受到了一种新式临床管理方式的挑战，这种管理方式允许患者早期做出自主决策。

　　加速康复的早期工作由丹麦外科医生Henrik Kehlet在1990年率先开展。该策略包括4个方面：优化术前管理，减轻手术带来的生理应激，减少术后不适，由此提高术后活动能力和为更早出院提供支持[2]。目前对加速康复或"快速通道"康复的理解为：一种综合的临床管理路径，采用多学科、循证和具有专门程序的策略，以实现功能结局的改善和快速康复。加速康复的标准是早期康复出院，即减少术后平均住院日（average length of stay，ALOS），缩短康复期，减少术后早期并发症，快速恢复功能，同时保持患者满意度，减轻关节置换带来的经济负担。

　　加速康复需要一种基于创新性临床和组织策略的综合方法来实

现。在外科诊疗中，这些综合性流程的部署需要建立支持性组织架构，重组现有资源，分析潜在障碍，应用管理工具，持续跟踪组织功能和临床结果，以及外科医生和患者的满意度。

没有任何一种标准方案适用于所有医院。作者鼓励各医疗机构采用灵活和个体化的加速康复方案。我们鼓励外科医生放宽加速康复的纳入标准，而不是局限于"挑选"有多种合并疾病的患者进行加速康复干预（框1.1）。然而，总会有不适合进行加速康复的患者需要采取另外的治疗方法。

流行病学

2010年，美国有症状性膝骨关节炎（osteoarthritis，OA）的患病人数为990万。据估计，在美国老年人群中，每年因膝骨关节炎导

致的质量调整生命年损失超过1 000万[3]。2010年，美国完成TKA手术超过71.9万台[4]。预计到2030年，美国TKA年度手术量将增加4倍，超过350万台[5]。印度拥有12亿人口，是存在大量膝关节和髋关节炎患者群体的国家。随着危险因素（年龄和肥胖）的增加和手术及麻醉技术的发展，OA患病率和对关节置换的需求将进一步增长[6]。2012年，印度进行了8万例膝关节置换手术，而2008年为5万例。据估计，到2030年，TKA手术量将增加85%[7]。加速康复和减少平均住院日的策略将有助于通过优化资源利用来解决不断增加的疾病负担。

加速康复路径需要什么来实现？

早在15年前，加速康复的概念被首次引入结直肠手术。从那时起，加速康复策略就逐渐被成功地应用于其他专业领域，包括骨科、泌尿外科和血管外科。

在印度，TKA术后的康复路径有很大差异。它并不取决于患者的疾病种类，而更多地反映了不同医疗机构的临床实践特点。为了尽量减少择期TKA的生理和心理创伤，需要对术前、术中和术后的诊疗环节进行优化。采用快速通道的方法可以促进健康诊疗模式的建立，避免不必要的医学干预，并提高患者对积极参与围手术期诊疗过程的认识。用简单的外行话来

框1.1　加速康复的目标和策略

我们想要什么？
- 让患者做好更充分的准备
- 对患者进行针对手术的术前优化
- 提高工作产出效率
- 改善手术效果
- 更好的疼痛管理
- 降低并发症发生率和死亡率
- 缩短平均住院日
- 减少再入院
- 使患者能够自理
- 个体化诊疗路径

如何实现目标？
- 对患者进行教育和准备
- 减少手术应激，将终末器官功能障碍的风险最小化
- 尽早使每位患者恢复正常生理状态
- 恢复肠道运动、容量平衡和经口进食，限制麻醉药的使用，并借助同质化多模式策略恢复下地活动

说，加速康复能使患者"恢复得更快更好"。它还提高了医院病床的使用效率，节省了经济开支。Malviya等评估了4 500例全髋关节置换术（total hip arthroplasty，THA）和全膝关节置换术（TKA）的数据，结果显示，采用多模式加速康复方案后，死亡率、住院时间和输血需求均显著降低[8]。

加速康复路径需要的资源可以分为以下几类。

- 流程管理方面（缩短平均住院时间，优化资源利用，节约经济成本）
- 外科手术方面（更好的手术结局，早期恢复活动，改善假体固定，减少磨损）
- 临床管理方面（减少合并疾病，更好地镇痛和减少失血）

Del Savio等报道，超出必要的住院时间是导致全关节置换术（total joint arthroplasty，TJA）费用较高的原因之一[9]。TKA术后的平均住院日为5~9.4天[10, 11]。影响平均住院日的因素包括术前、术中和术后3个方面。医院因素和与患者相关的因素也会影响平均住院日。与TKA术后平均住院日延长相关的危险因素有：女性，高龄，肥胖，手术切口大，手术时间长，美国麻醉医师协会（American Society of Anesthesologists，ASA）全身状况分级系统II级以上，需要输血，疼痛难以控制，术后并发症等。缩短平均住院日的策略包括设定每日目标、居家早期康复、加速康复、术前筛查潜在危险因素、住院早期康复干预和设定出院计划。外科医生技术和学习曲线的提高及医院工作人员的丰富经验也有助于实现更短的平均住院日[12]。需要将缩短平均住院日与降低再入院率进行平衡。尽管TKA涉及许多费用，但平均住院日缩短约30%仍可以安全地为患者节省大量费用。

从临床角度来看，心血管合并疾病和糖尿病在外科患者中是很常见的。在他们接受手术之前优化治疗方案已经被证明能够带来不少获益，并将影响手术结果。大多数临床合并疾病可以通过

术后早期活动来预防，从而进一步防止并发症的发生。

如何有效地应用加速康复路径——多学科预定方案的应用

在认识到手术过程涉及多个专业学科后，在治疗过程中早期做出的决定将影响随后的治疗进展，并影响今后的康复决策。从患者首次咨询骨科医生开始到术后完全康复，执行一种平稳有序且结构化的预定方案有助于实现令患者体验更满意的目标。

在围手术期，诊疗工作的责任已经从外科医生转变到多学科专家的配合。每一条路径都应该反映加速康复的原则（健康诊疗模式、去医学化和标准化）。在每一阶段设定具体方案或标准操作程序（standard operating procedure，SOP）有助于路径的有效执行，如术前检查清单、评分系统、术后用药和康复、伤口换药、随访等（图1.1）。

必须建立基于团队的路径，由临床医学和健康综合管理的多学科积极参与，以实现诊疗过程中每一个阶段的完美执行。由外科医生、麻醉师、护士、顾问（秘书）、内科医生、心脏病学专家、物理治疗师和重症监护医师组成的多学科团队是必不可少的，它可以让所有的个体都实现加速康复的目标。

加速康复路径

加速康复路径代表了诊疗过程中的一个根本性转变，包括以减轻手术应激、维持生理功能和加速回归术前基线为目标的多种干预措施。Gustafsson等发现，随着对循证加速康复方案依从性的提高，手术结果可以得到改善。加速康复方案依从性低于50%时，患者的并发症发生率为50%，而那些更严格地遵循方案（依从性为90%）的患者并发症发生率低于20%[13]。一项随机试验

加速康复

术前教育和信息

优化的器官功能

无营养不良

术前禁止乙醇摄入

术前禁止吸烟

椎管内麻醉

微创手术

正常体温

早期进食

良好的睡眠

减少使用阿片类药物

循证术后管理

延迟康复

焦虑、恐惧

术前器官功能障碍

手术应激反应

低体温

恶心、呕吐

低氧血症

睡眠障碍

引流和置管

延迟下地活动

图1.1　影响康复的因素

的荟萃分析研究也报道了类似的改善[14]。虽然每种干预措施的作用较小，但同时采取多项干预措施会具有更强的协同效应（图1.2）。

术前干预

认识到影响康复的术前因素可以抓住机会对其进行有利的干预，从而降低TKA的花费和相关问题的发生。

术前宣教与预期管理

患者宣教和更为重要的积极参与是加速康复路径取得成功的关键。紧张、恐惧等负面情绪经常出现，这些都是不容忽视的。通过有效的方法转移患者的不安全感和减少其担忧是非常重要

的，目标是减轻医患之间不对等的信息交换。术前宣教的目的是通过让患者了解术后康复，参与设定目标和出院计划，从而减轻患者的焦虑。应及时用符合患者文化习惯的方式提供信息，并提供适当的支持，使患者提前获知出院目标，如在术后24小时开始活动和在术后第n天出院。这样可以使患者为康复做好心理准备，并对康复过程有明确的预期。患者如果能够了解自身行为将如何影响早期康复期，就可以增强其依从术前建议的动机。充分的知情同意可以提高他们自身对手术成功的责任感，并增强他们应对手术的信念。宣传印刷品和线上信息等患者决策辅助工具有助于促进患者对决策过程的参与，也提高了知情同意的价值。

McDonald等的Cochrane综述研究显示，术前教育与降低患者焦虑呈正相关[15]。Crowe和Henderson表明，单次的术前物理治疗宣教课程可以将住院时间从10.5天缩短到6.5天[16]。Jones等进行了一项研究，由多学科团队就膝关节置换术患者的诊疗路径、膝关节手术、疼痛管理、预期出院目标及住院和门诊关节置换康复等内容对患者进行了宣教。平均住院日从7天缩短到5天（$P<0.01$），而并发症和再入院率未发生变化[17]。目前采用的基准是平均住院日为4天，一些中心已经将其缩短到2~3天。让患者出院的积极程度是有限度的，因为必须与并发症和再入院的风险相平衡[18]。部分医疗机构也正在针对健康状况足够好的患者开展门诊全关节置换术，前提是患者符合进入该路径的条件，且具备恰当的家庭环境支持。这是一种新兴的理念，骨科医生仍在寻找通过这一理念使患者获益最大化的方式[19]。基本原则是，通过更好的医院资源规划和综合考虑患者的复杂性，可以实现最佳的"快速康复"目标。

术前宣教可以由专科护士以小组或一对一的形式进行。关节科普、患者手册、DVD光盘和基于网络的信息资源是应用越来越多的患者宣教工具（框1.2）。一种较好的做法是为患者提供

一个涵盖以下主题的速查手册。

- 关于就诊顺序和地点的路径图或流程图将有助于患者在这一阶段的快速依从
- 检查项目列表
- 内科/心脏病学/神经病学专家会诊，视患者情况而定
- 住院时长
- 恢复日常生活活动的时间，如独立活动、散步及游泳
- 可以坐椅子或马桶的时间
- 可以进出汽车的时间
- 恢复工作的时间
- 可以盘腿坐或坐在地板上的时间（这对有特殊文化习惯的亚洲人群非常重要）
- 出院后的疼痛管理
- 恢复开车和旅行的时间
- 睡眠时膝关节的体位摆放

在术前阶段，物理治疗师可以指导患者学习术后（住院和居家期间）的运动计划（坐位踝泵、辅助下膝关节伸展、辅助下腘绳肌及小腿肌群牵伸、辅助下足跟滑动）和出院时的康复治疗目标（框1.3）。

预康复

为了获得最佳的术后效果，从第一次就诊当天就可以开始进行术前康复训练计划。通过运动训练使患者的健康状况得到优化，可以对手术引起的生理应激具有更强的适应性。提高术前功能能力有助于改善患者预后，并可以减少部分术后干预措施的使用[20]。

健康状况优化

术前改善贫血可以降低术后并发症发病率和死亡率，可以在全科医疗机构中进行。Malinzak等报道，肥胖、糖尿病和低龄可能是关节置换术后感染的危险因素（框1.4）[21]。

患者的营养状况在TKA术后的围手术期并发症中起着至关重要的作用。有研究报道，较低的术前营养参数，如血清白蛋白和转铁蛋白水平，预示着较高的住院费用、较长的手术和麻醉时间，以及较长的住院时间[22, 23]。为优化营养状况，可以给予口服营养补充剂，饮食中添加富含宏量营养素和微量营养素的食物补充剂等。中高危患者应在THA和TKA术前由营养学家进行评估。

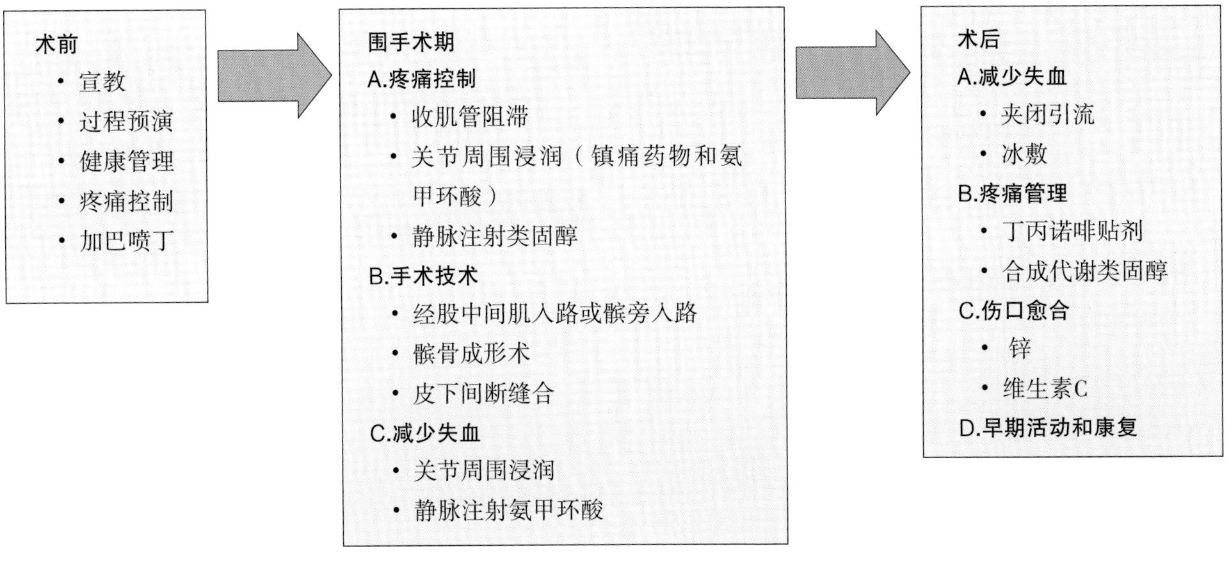

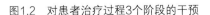

图1.2 对患者治疗过程3个阶段的干预

入院

在印度，手术当天入院的患者越来越多。然而，这一做法对麻醉实施有一些影响，如禁食、限制液体摄入和麻醉前用药等。克服这些挑战可以确保更高效的服务，同时保持早期康复原则的关键环节得以执行。术前无须提前入院也越来越多地被视为患者质量和满意度改善的一项指标，因此是加速康复路径不可或缺的一部分。

禁食和禁水

减少长时间的禁食、禁水仍然是加速康复团队面临的最大挑战[24]。英国皇家麻醉师学院的指南建议，允许患者在术前6小时进食，并可在术前2小时前饮用清澈液体。术前宣教信息中应包括对患者进行避免长时间禁食的讲解。

术前用药

术后疼痛与康复进程减慢和住院时间延长密切相关。常用的预防性镇痛药包括加巴喷丁和选择性环氧合酶-2（cyclooxygenase-2，COX-2）抑制剂非甾体抗炎药（nonsteroidal anti-inflammatory drug，NSAID）。同样，术后恶心和呕吐也会使早期进食和活动的时间延后，影响术后恢复，有40%~46%的TKA患者受到这一因素的影响[25]。其原因有多种，多由麻醉药物、低血容量、贫血和阿片类药物的使用共同导致。

术前给予加巴喷丁负荷可减轻术后即刻疼痛和减少阿片类药物的应用。加巴喷丁剂量为300 mg睡前1次，用药时间窗为术前2天至术后2天。

地塞米松可用于减少术后恶心呕吐。糖皮质激素，如镇吐类药物，可以抑制前列腺素和（或）内源性阿片类物质合成。接受地塞米松治疗的患者比接受安慰剂治疗的患者动态髋关节疼

框1.2　术前宣教内容的推荐组成部分

- 积极开始早期康复的重要性
- 为患者描绘合理的预期
- 关于手术操作过程的信息
- 围手术期和术后疼痛管理
- 出院计划
- 预计住院时间
- 出院后康复和治疗
- 可能需要的辅助器具
- 居家安全注意事项
- 含有关键信息的讲义，解释手术的细节、常见问题及预期的康复和并发症
- 参观骨科病房，包括物理治疗室和病房（熟悉术后环境）
- 与接受过TKA手术的患者及其家属会面交流

框1.3　出院时的康复治疗目标

- 坐位辅助下膝关节活动度（range of motion，ROM）达到0°~90°
- 能够较轻松地转移［从仰卧到坐到站，从不同平面上站起（床，椅子，汽车座位等）］，可以单独完成或在陪护人员的帮助下完成
- 独立使用马桶
- 使用轮式助行器独立行走
- 依照书面说明独立完成家庭训练计划
- 如果居家环境需要，能够独立使用楼梯，可以借助辅助设备和（或）陪护人员的帮助

框1.4　健康状况优化的关键要素

- 血红蛋白水平10 mg/dL以上，血细胞比容28%以上
- 血糖低于180 mg/dL，糖化血红蛋白低于7%（血糖控制）
- 血糖超过200 mg/dL可导致伤口深部感染的概率明显升高
- 全身健康状况调整

痛评分结果更好。与单独使用普瑞巴林相比，术前联合使用地塞米松及普瑞巴林可以显著降低术后恶心呕吐的发生率[26]。

围手术期干预措施

疼痛管理

多模式疼痛控制在围手术期和术后阶段非常重要，并直接关系到平均住院日。它可以通过使用COX-2抑制剂、类固醇、周围神经阻滞和关节内注射来实现。这些干预措施的作用可以减少阿片类药物的使用及其潜在的不良反应。术后周围神经阻滞镇痛的应用并不新鲜。其获益包括术后镇痛疗效确切，降低并发症和不良反应的发生率，以及缩短平均住院日。

关节置换术是患者报告的最痛苦的手术类型之一，超过40%的患者术后48小时内出现中度至重度疼痛[27]。疼痛可能导致失眠、减痛活动和康复过程困难。目前已知疼痛会严重阻碍康复进程和延迟出院时间，从而产生本来可能避免的额外费用。顽固的刺痛在上肢和下肢关节置换术后均有报道，导致患者住院时间延长。已经有报道称，采用术中局部麻醉药物注射作为加速康复多模式镇痛技术，可以减少患者的疼痛体验和镇痛药物的使用，改善患者活动能力，缩短住院时间。充分的疼痛控制可以为早期康复创造条件，实现更好的短期满意度和更短的平均住院日[28]。

关节周围浸润：局部浸润性镇痛

理想的多模式途径不仅应该控制疼痛，还应该最大限度地恢复肌肉控制，促进康复，减少静脉淤滞。局部浸润麻醉（local infiltration anesthesia，LIA）作为多模式疼痛管理途径的一种辅助手段实现了所有这些目标。在髋关节和膝关节置换术中，在手术区域使用LIA有显著的镇痛效果，可以使用非阿片类药物，不良反应较小，并能够缩短平均住院日[29]。尽管不同研究中使用的LIA药物配方各不相同，但对疼痛改善的效果是一致的，尤其被推荐用于TKA。大容量关节周围浸润技术在全球越来越受欢迎。许多已发表的研究都显示了它的镇痛效果，而且没有严重的不良反应。需要将LIA注射部位集中在膝关节神经支配密集的地方，以最大限度地发挥关节周围注射的作用（图1.3）[30]。

作者所在机构技术

用于TKA的浸润药物配方如下。

- 0.5%左布比卡因30 mL
- 1：1 000肾上腺素2滴
- 1 mL（30 mg）酮咯酸稀释至100 mL
- 0.5 mL 75 mg可乐定
- 2 mL 100 mg芬太尼
- 10 mL（1 g）氨甲环酸

在测试过置入假体后，使用20 mL注射器和18 G针头将这种混合药物注射到后方关节囊、组织间隙、伸膝装置和皮下组织。注射共在3个阶段进行。第一次注射在骨表面已经准备好但尚未插入假体时进行，因为一旦假体就位后，进入后方关节囊的注射操作会受限。从关节前方向后方

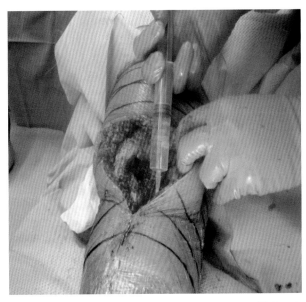

图1.3　关节周围浸润：使用20 mL注射器和18 G针头，将混合药物浸润后方关节囊、组织间隙、伸膝装置和皮下组织

关节囊周围的组织注射药物30~50 mL，注射深度为2~3 mm，采用从一侧到另一侧的顺序，以确保药物均匀浸润到组织中。第二次注射在假体插入后关闭伤口和释放止血带之前进行（框1.5）。将35~50 mL药物注射到内侧和外侧副韧带周围的深部组织和伤口边缘。第三次向皮下组织注射25~50 mL相同配方的药物，按一定顺序进行多点注射，在伤口周围每隔2~3 mm注射1次。每次注射时将针垂直于伤口边缘进针2~3 mm，随后一边退针一边进行注射。

一些医疗机构采用持续硬膜外镇痛方案来缓解术后疼痛。这种方式可以为许多患者提供良好的疼痛控制，但有一定的不良反应，如尿潴留、低血压和活动能力受损。更令人担忧的是，硬膜外血肿和感染的风险虽然较低，但一旦发生便是灾难性的，可能导致永久性神经损伤。

根据Carvalho Júnior等[31]的研究，TKA术后使用股神经和坐骨神经阻滞可显著缩短住院时间。

收肌管阻滞

可以采用数种不同的区域麻醉技术进行这一操作，但都会造成不同程度的运动阻滞。Kim等比较了收肌管阻滞（adductor canal block，ACB）和股神经阻滞（femoral nerve block，FNB）在TKA患者中的应用。他们报道，与FNB相比，ACB出现股四头肌无力的情况较少，并在镇痛后6~8小时两组的疼痛评分和阿片类药物摄入没有明

显差异[32]。另有少数研究报道，ACB对TKA后重度疼痛患者的股四头肌肌力增加具有临床意义和统计学意义（图1.4）[33, 34]。

手术入路

内侧髌旁入路暴露视野良好，但缺点是侵犯伸膝装置，破坏髌骨血供，可能导致恢复延迟。Mukherjee等对经股内侧肌入路与内侧髌旁入路TKA进行了评估。研究表明，与内侧髌旁入路相比，经股内侧肌入路可缩短患者实现直抬腿所需的时间；然而，这并不意味着住院时间显著缩短[35]。

White等的另一项研究也发现了类似的结果——采用经股内侧肌手术入路（图1.5）的患者疼痛更轻，术侧下肢运动控制恢复更早，出院时间更早。然而，术后6个月的临床随访发现，患者的疼痛缓解程度、关节ROM和直抬腿的能力在两种手术入路之间未见明显差异[36]。Alcelik等对随机对照试验进行了荟萃分析，得出的结论为：与标准髌旁入路相比，微创经股内侧肌入路在疼痛视觉模拟评分和ROM方面具有短期优势，但手术时间明显延长。经股内侧肌入路明显优于髌旁入路，具有减轻术后疼痛、早期功能恢复、缩短住院时间、减少失血和减少髌骨并发症等优势[37]。

髌骨成形术：相对于髌骨置换术的意义

在累及三间室的膝关节骨关节炎中，由于

框1.5 关节周围浸润混合液中各种成分的作用[62]

- 左布比卡因　长效局部麻醉药物
- 肾上腺素　降低毒性，延长麻醉时间，控制出血
- 酮咯酸　非甾体抗炎药
- 可乐定　对提高局部麻醉药物持续时间有明显作用
- 芬太尼　人工合成麻醉镇痛药，术后镇痛效果更好，减少术后阿片类药物需求
- 氨甲环酸　一种抗纤溶药物，减少失血和输血需求

退行性改变，髌股关节受到严重影响。TKA术后，与未置换髌骨面的髌股关节相关的问题，如外侧关节面的进行性退变（发生率85%）、膝前疼痛的发生率增加等，可导致症状持续存在，生活质量下降。为解决这个问题，可以寻求2种方法——髌骨表面置换术（髌骨关节面用聚乙烯代替）和髌骨成形术（原有关节面保持完整）。

Agarwala等描述了一种简单、可重复的髌骨成形术式，可以避免髌骨表面置换的并发症。图1.6为该术式示意图。该术式已被证明是替代髌骨置换术的一种合适选择，并降低了患者的总体花费[38]。类似的发现也得到了其他研究的支持，如Hasegawa和Ohashi[39]报道了未置换髌骨的TKA术后长期临床结果和X线变化（78个膝关节平均随访12年），并报道了针对疼痛和髌骨半脱位的优异结果。没有患者因髌骨问题需要翻修手术。

预防失血

贫血和低血容量，加上过度使用阿片类药物，可引起不必要的术后恶心呕吐、头晕和直立性低血压。抗纤溶药物如氨甲环酸，可以减少择期关节置换术的围手术期失血。氨甲环酸通过可逆性地结合纤溶酶原和纤溶酶，防止纤维蛋白裂解并维持血凝块结构，从而抑制血凝块分解。当TKA术中使用氨甲环酸（10~150 mg/kg）时，围手术期失血显著减少，同种异体输血的需要也显著降低，但静脉血栓栓塞（venous thromboembolism，VTE）的发生率与对照组相似。术后采用不同药物预防VTE，90天内VTE发生率差异无统计学意义，深静脉血栓（deep vein thrombosis，DVT）发生率为0.14%~0.52%，肺栓塞（pulmonary embolism，PE）发生率为0.17%~0.43%。使用氨甲环酸的总体优势是抗纤溶、减少术后贫血、减少引流和减少输血并发症[40]。作者建议在手术开始和结束时静脉滴注1 g氨甲环酸。

可能影响住院时间的患者相关因素，如患者年龄、助行器的使用、上下楼梯困难、血红蛋

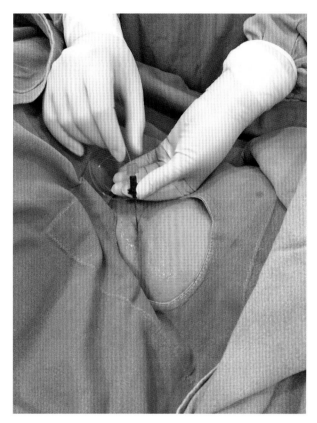

图1.4 收肌管阻滞

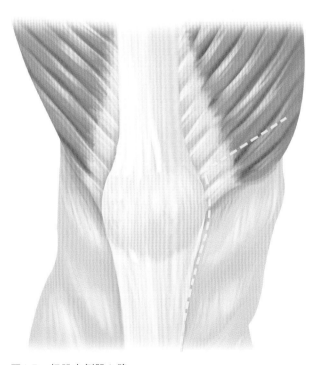

图1.5 经股内侧肌入路

白水平低于12 g/dL，以及与手术医生相关的细节，都可以有针对性地控制。在最近的一项研究中，Guerin等发现患者术前血红蛋白水平是可以独立预测初次髋关节或膝关节置换术后输血需求的唯一因素[41]。

术中和术后应用类固醇

做皮肤切口前静脉应用类固醇可以减少手术损伤引起的炎症反应并促进术后早期恢复。确切的使用剂量是一个有争议的话题。Lunn等在一项随机、安慰剂对照试验中评估了术前大剂量（125 mg）甲泼尼龙对TKA术后疼痛和恢复的影响。各项疼痛指标均得到了改善，如行走时疼痛、总体疼痛、累积疼痛评分和羟考酮的用量等[42]。作者在实践中尝试并建议在做切口前静脉应用500 mg甲泼尼龙，但糖尿病患者和血糖水平升高的患者除外。

皮肤闭合

皮肤闭合的最佳方法可以提供优良的临床结局和美容结果。皮下隐蔽美容缝合技术是TKA皮肤闭合的一种有效方式，可以实现良好的美容愈合，减少并发症和患者担忧，并提高了患者长期满意度[43]。该技术采用间断、隐蔽（深埋）缝合。将针以90°方向插入皮肤，以穿过更大一部分深层真皮。这种方法使真皮底部的缝合宽度比表皮进针点和出针点间的距离宽。皮下缝合使用1-0号羟乙酸乳酸聚酯缝线，然后使用可吸收的2-0号羟乙酸乳酸聚酯910未染色编织线及半弧反三角缝合针进行间断皮下缝合。由可吸收线在表皮下缝合时可以将线结埋藏起来。第一针在伤口近侧从深到浅进针，深及伤口底部的组织以封闭更深层的间隙。然后把针倒放在持针器中，在伤口远侧从浅到深反向进针。缝线的游离端和针尖必须穿过伤口的顶部，在缝线的同一侧离开

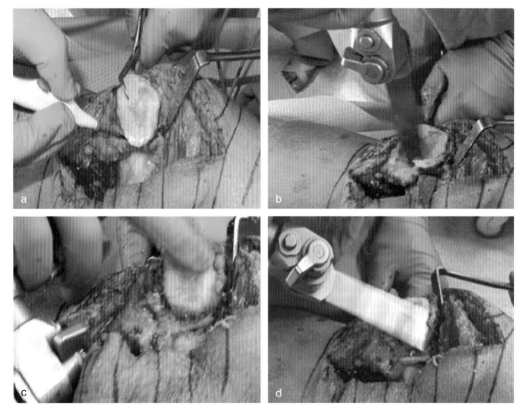

图1.6 髌骨成形术。（a）环状电烧灼。（b）用薄片骨锯切除骨赘。（c）股骨关节面塑形。（d）修整髌骨关节面使其光滑

伤口。采用这种技术可以将最后的线结深埋在伤口底部（图1.7）。

术后干预

减少失血

手术区引流可以防止伤口血肿和感染的发生，并可以改善ROM。凝固的血液，如血肿，是细菌生长的良好培养基，因而容易引发感染。加速康复路径应避免使用闭式引流系统，因为可能增加失血和随后的输血需求，且并不能降低感染发生率。间歇夹闭引流管是一种目前常用的方法，通过填塞效应来控制出血，从而减少TKA术后失血。然而，这种方法仍然存在争议。文献中报道的夹闭持续的时间范围从1小时到23小时35分钟不等[44]。如果手术医生倾向于置入引流管，这可能是一个合适的替代方案[45, 46]。或者更常见的方法是间断夹闭，每次持续3小时。作者建议采用后一种方法。

术后12小时拔除导尿管和引流管。随后可以采用冰敷加压治疗，可以减轻疼痛，从而有助于改善ROM和缩短住院时间[47]。

疼痛管理方案

通常采用的疼痛管理方案是经静脉患者自控镇痛（patient-controlled analgesia，PCA）（阿片类药物）。其次是口服镇痛药和抗炎药或阿片类镇痛药。丁丙诺啡导致的中枢神经系统（central nervous system，CNS）不良事件和便秘的发生率相对较低，且在不需要调整剂量的情况下可用于严重肾功能不全患者，是一种非常适合高危患者慢性疼痛管理的药物。术后第一天丁丙诺啡剂量为10 mg/h。丁丙诺啡贴剂的主要优点是镇痛作用强、亲脂性好、滥用可能性低、能够避免阿片类药物的全身不良反应（图1.8）。除此之外，还可以使用硬膜外麻醉、区域阻滞、栓剂等。

随后可以在术后第一天使用合成代谢类固醇（诺龙）100 mg单次肌内注射。强效合成代谢类固醇对肌肉骨骼系统有正性影响，可以引起瘦体质增加，与剂量相关的肌肉增长，提高肌肉力量和质量。它们还能减轻TKA术后股四头肌无力，并有助于早期活动和康复[48]。

据文献报道，在没有采取预防措施的情况下，静脉血栓栓塞（即DVT和PE）在下肢骨科术后7~14天内的发生率为40%~60%[49]。大多数血栓会自发溶解；然而，一小部分（1%~4%）会发展成有症状的静脉血栓栓塞[50]。根据Agarwala等的研究，双功能彩色多普勒超声（color Doppler duplex sonography，CDDS）是一种敏感、可靠的常规筛查DVT的方法[51]。

新型口服抗凝药物利伐沙班和达比加群，

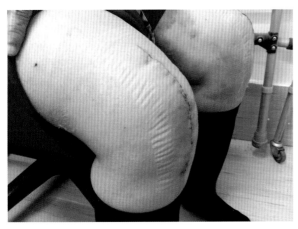
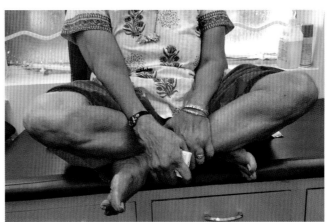

图1.7 隐蔽美容缝合后即刻、第十天和1年的瘢痕图像

口服给药方式简单，疗效可预测，药物相互作用可能性低。由于临床工作繁忙，外科医生可能更倾向于应用这类便捷的药物，尽管其实际上的绝对和相对获益或危害尚不确定。恰当的血栓预防措施的关键是平衡抗凝疗效和出血并发症的安全性。

Agarwala等在100名印度患者中进行的一项研究表明，低分子肝素（low-molecular-weight heparin，LMWH）（达肝素钠）是一种安全、便于管理的血栓预防药物（皮下给药，无须监测），可降低DVT的发生率和程度。然而，研究者承认其疗效尚不充分（尽管使用了LMWH，仍有39.4%的患者术后发生深静脉血栓），较高的出血发生率和输血成本是阻碍其广泛应用的原因[52]。其他一些研究也有类似的发现[53, 54]。美国骨科医师学会（American Academy of Orthopaedic Surgeons，AAOS）和美国胸科医师学会（American College of Chest Physicians，ACCP）目前的指南推荐使用LMWH作为全关节置换术后药物预防血栓形成的首选[55, 56]。

使用弹力袜和间歇加压装置具有临床价值（图1.9）。它们有助于减少静脉血栓栓塞的发生。与预防血栓的药物联合使用，它们的保护作用可以进一步增强[57]。

伤口愈合

从术后第一天开始，给予患者维生素C每天2 g，连续5天。有证据表明，该措施可以通过增加尿液中具有抑菌作用的马尿酸及酸化尿液来预防尿路感染，它还可以通过促进新的胶原蛋白合成和交联来促进伤口愈合[58]。在心脏手术后患者中，维生素C可以降低重症监护病房（intensive care unit，ICU）的死亡率、住院时间、术后引流量和气管插管持续时间。维生素C的推荐摄入量为每天50~90 mg。

已有研究表明，补充锌有助于预防假体感染[59]，还可以保持免疫功能的完整性，提高细胞免疫力，增强抗氧化活性，保持皮肤和黏膜的完整性。建议从术后第一天开始，每天1片，连续5天。

早期拔除尿管

最佳的尿管留置时间因患者而异，建议尽早拔除。早期拔除尿管前需要对排尿量进行持续监测，在留置尿管时容易进行评估。虽然长时间留置尿管可以减轻病房护士的工作负担，但增加了感染的风险并降低了患者的活动能力。应密切监测尿量。

早期活动和康复

手术当天动员患者活动可获得更好的功能结

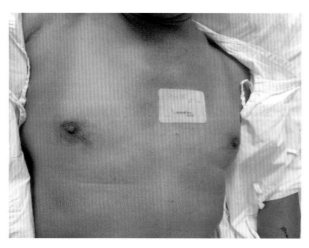

图1.8 使用经皮丁丙诺啡贴剂

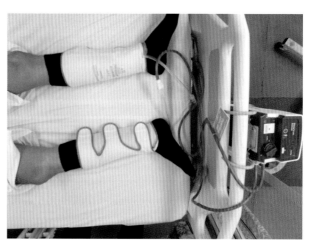

图1.9 深静脉血栓弹力袜及间歇加压装置

局、更理想的疼痛控制效果、更快的功能恢复和更短的住院时间[60]。活动恢复的目标是TKA术后数周能够脱离助行器和手杖进行独立行走。早期活动的内容包括：在康复治疗室内练习站立，术侧下肢完全负重，床边垂腿，床-椅转移，床-厕所转移，上下台阶，主动关节活动度，加强股四头肌肌力，腘绳肌牵伸，以及向汽车内转移[60]。术后第一天可以开始淋浴。术后1周、1个月、3个月、6个月应进行随访，监测假体固定情况和潜在磨损。

随后是加速康复路径中的康复治疗环节，每天进行2小时的物理治疗，包括早期活动和小组训练（表1.1）[61]。

结论

作者的经验表明，摒弃过时的教条和习惯、合理应用多模式治疗和关注个体化需求是TKA加速康复路径的前提。加速康复是基于证据而进行的。然而，转化为临床实践具有一定滞后性。灵活、宽松、柔性实施的加速康复路径将取得更好的临床效果。加速康复原则还在不断发展，许多方面有待阐明，需要开展更多的研究工作。实施加速康复路径需要持续的专业发展、更多的讨论、跨学科参与、患者宣教和定期进行有效性评价（流程图1.1）。最终，加速康复路径可以实现医疗服务质量的重大改善和更好的患者结局，并为卫生健康系统带来经济获益。

表1.1 康复干预的原则

	术日	术后1天	术后2天	术后3天
营养	清口糖和清淡流食	流食或清淡软食	根据耐受程度强化膳食营养	根据耐受程度强化膳食营养
活动	坐起 床边垂腿 床-椅转移 床-厕所转移 上下台阶 主动关节活动度练习 借助助行器进行全负重练习	坐起 床边垂腿 床-椅转移 床-厕所转移 上下台阶 主动关节活动度练习 床边坐起 淋浴 借助助行器进行全负重练习	坐起 床边垂腿 床-椅转移 床-厕所转移 上下台阶 主动关节活动度练习 无辅助步行 离床活动 借助助行器进行全负重练习	坐起 床边垂腿 床-椅转移 床-厕所转移 上下台阶 主动关节活动度练习 多次短距离步行 借助助行器进行全负重练习
药物	镇痛泵 丁丙诺啡贴剂 维生素C 锌补充剂	口服抗炎药物 丁丙诺啡贴剂 维生素C 锌补充剂	口服抗炎药物 丁丙诺啡贴剂 维生素C 锌补充剂	口服抗炎药物 丁丙诺啡贴剂 维生素C 锌补充剂
治疗	伤口护理 术后12小时拔除尿管和引流管 冰敷加压治疗	伤口护理	伤口护理	伤口护理
家庭康复计划			出院计划	出院计划

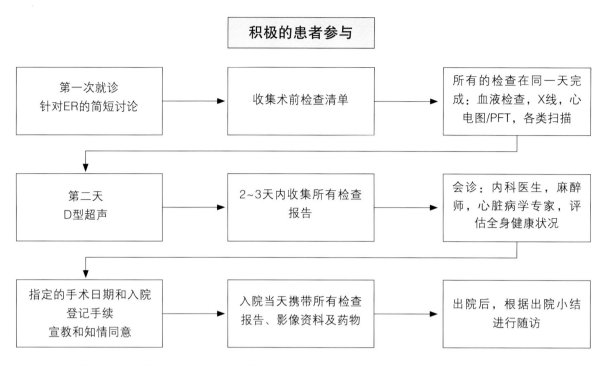

流程图1.1 体现多学科协作对加速康复重要性的图示。ER，加速康复；PFT，肺功能检查

提示和技巧

- 加速康复是一种多学科、标准化的围手术期诊疗路径，旨在早期恢复活动、出院并恢复正常生活
- 加速康复路径的成功实施需要临床医生和医疗机构共同遵守根据病种制订的工作流程
- 加速康复策略包括4个方面：改善术前管理，减轻手术造成的生理应激，减少术后不适，提高术后活动能力
- 骨科医生在加速康复路径中发挥核心作用，对术前、术中、术后诊疗均有参与并产生影响
- 患者自己必须在加速康复过程中发挥积极作用
- 任何多模式多学科技术要保持成功都需要做好质量管理和持续的警惕意识

参考文献

1. Berend K, Lombardi A, Mallory T. Rapid recovery protocol for peri-operative care of total hip and total knee arthroplasty patients. Orthopaedic Surgery Surgical Technology International XIII. San Francisco, CA: Universal Medical Press, Inc; 2004

2. Kehlet H. Multimodal approach to postoperative recovery. Curr Opin Crit Care 2009;15(4):355–358

3. Losina E, Walensky RP, Holt HL, et al. Ten million qualityadjusted life years lost due to knee osteoarthritis (OA) in the US elderly population: the role of obesity. The American College of Rheumatology Annual Scientific Meeting, October, 2008

4. HCUP. Number of all-listed procedures for discharges from short-stay hospitals, by procedure category and age: United States, 2010. http://www.cdc.gov/nchs/data/nhds/4procedures/2010pro4_numberprocedureage. pdf. Accessed Sept 26, 2016

5. Kurtz S, Ong K, Lau E, Mowat F, Halpern M. Projections of primary and revision hip and knee arthroplasty in the United States from 2005 to 2030. J Bone Joint Surg Am

2007;89(4):780–785 10.2106/JBJS.F.00222

6. March LM, Bagga H. Epidemiology of osteoarthritis in Australia. Med J Aust 2004;180(5, Suppl):S6–S10

7. http://indianexpress.com/article/cities/pune/kneereplacement-surgeries-in-india-on-rise-us-surgeon/. Assessed December 12, 2016

8. Malviya A, Martin K, Harper I, et al. Enhanced recovery program for hip and knee replacement reduces death rate. Acta Orthop 2011;82(5):577–581

9. Del Savio GC, Zelicof SB, Wexler LM, et al. Preoperative nutritional status and outcome of elective total hip replacement. Clin Orthop Relat Res 1996;(326):153–161

10. Mahadevan D, Walter RP, Minto G, Gale TC, McAllen CJ, Oldman M. Combined femoral and sciatic nerve block vs combined femoral and periarticular infiltration in total knee arthroplasty: a randomized controlled trial. J Arthroplasty 2012;27(10):1806–1811

11. Husted H, Hansen HC, Holm G, et al. What determines length of stay after total hip and knee arthroplasty? A nationwide study in Denmark. Arch Orthop Trauma Surg 2010;130(2):263–268

12. Essving P, Axelsson K, Kjellberg J, Wallgren O, Gupta A, Lundin A. Reduced hospital stay, morphine consumption, and pain intensity with local infiltration analgesia after unicompartmental knee arthroplasty. Acta Orthop 2009;80(2):213–219

13. Gustafsson UO, Hausel J, Thorell A, Ljungqvist O, Soop M, Nygren J; Enhanced Recovery After Surgery Study Group. Adherence to the enhanced recovery after surgery protocol and outcomes after colorectal cancer surgery. Arch Surg 2011;146(5):571–577

14. Varadhan KK, Neal KR, Dejong CH, Fearon KC, Ljungqvist O, Lobo DN. The enhanced recovery after surgery (ERAS) pathway for patients undergoing major elective open colorectal surgery: a meta-analysis of randomized controlled trials. Clin Nutr 2010;29(4):434–440

15. McDonald S, Hetrick S, Green S. Pre-operative education for hip or knee replacement. Cochrane Database Syst Rev 2004;(1):CD003526

16. Crowe J, Henderson J. Pre-arthroplasty rehabilitation is effective in reducing hospital stay. Can J Occup Ther 2003;70(2):88–96

17. Jones S, Alnaib M, Kokkinakis M, Wilkinson M, St Clair Gibson A, Kader D. Pre-operative patient education reduces length of stay after knee joint arthroplasty. Ann R Coll Surg Engl 2011;93(1):71–75

18. Winemaker M, Petruccelli D, Kabali C, de Beer J. Not all total joint replacement patients are created equal: preoperative factors and length of stay in hospital. Can J Surg 2015;58(3):160–166

19. Lovecchio F. Is outpatient arthroplasty as safe as fasttrack inpatient arthroplasty? A propensity score matched analysis. J Arthroplasty;31(9, Suppl):197–201

20. Ditmyer MM, Topp R, Pifer M. Prehabilitation in preparation for orthopaedic surgery. Orthop Nurs 2002;21(5):43–51, quiz 52–54

21. Malinzak RA, Ritter MA, Berend ME, Meding JB, Olberding EM, Davis KE. Morbidly obese, diabetic, younger, and unilateral joint arthroplasty patients have elevated total joint arthroplasty infection rates. J Arthroplasty 2009;24(6, Suppl):84–88

22. Gherini S, Vaughn BK, Lombardi AV Jr, Mallory TH. Delayed wound healing and nutritional deficiencies after total hip arthroplasty. Clin Orthop Relat Res 1993;(293):188–195

23. Lavernia CJ, Sierra RJ, Baerga L. Nutritional parameters and short term outcome in arthroplasty. J Am Coll Nutr 1999;18(3):274–278

24. Scott NB, McDonald D, Campbell J, et al. The use of enhanced recovery after surgery (ERAS) principles in Scottish orthopaedic units—an implementation and follow-up at 1 year, 2010-2011: a report from the Musculoskeletal Audit, Scotland. Arch Orthop Trauma Surg 2013;133(1):117–124

25. Raphael M, Jaeger M, van Vlymen J. Easily adoptable total joint arthroplasty program allows discharge home in two days. Can J Anaesth 2011;58(10):902–910

26. Peng PW, Wijeysundera DN, Li CC. Use of gabapentin for perioperative pain control—a meta-analysis. Pain Res Manag 2007;12(2):85–92

27. Rawal N, Hylander J, Nydahl PA, Olofsson I, Gupta A. Survey of postoperative analgesia following ambulatory surgery. Acta Anaesthesiol Scand 1997;41(8):1017–1022

28. Horlocker TT, Kopp SL, Pagnano MW, Hebl JR. Analgesia for total hip and knee arthroplasty: a multimodal pathway featuring peripheral nerve block. J Am Acad Orthop Surg 2006;14(3):126–135 Copyright © 2017 Thieme Medical and Scientific Publishers Private Limited. 14 Chapter 1

29. Gibbs DM, Green TP, Esler CN. The local infiltration of analgesia following total knee replacement: a review of current literature. J Bone Joint Surg Br 2012;94(9):1154–1159

30. Guild GN III, Galindo RP, Marino J, Cushner FD, Scuderi GR. Periarticular regional analgesia in total knee arthroplasty: a review of the neuroanatomy and injection technique. Orthop Clin North Am 2015;46(1):1–8

31. Carvalho Júnior LH, Temponi EF, Paganini VO, Costa LP, Soares LF, Gonçalves MB. Reducing the length of hospital stay after total knee arthroplasty: influence of femoral and sciatic nerve block. Rev Assoc Med Bras (1992) 2015;61(1):40–43

32. Kim DH, Lin Y, Goytizolo EA, et al. Adductor canal block versus femoral nerve block for total knee arthroplasty: a prospective, randomized, controlled trial. Anesthesiology 2014;120(3):540–550

33. Grevstad U, Mathiesen O, Valentiner LS, Jaeger P, Hilsted KL, Dahl JB. Effect of adductor canal block versus femoral nerve block on quadriceps strength, mobilization, and pain after total knee arthroplasty: a randomized, blinded study. Reg Anesth Pain Med 2015;40(1):3–10

34. Jæger P, Zaric D, Fomsgaard JS, et al. Adductor canal block versus femoral nerve block for analgesia after total knee arthroplasty: a randomized, double-blind study. Reg Anesth Pain Med 2013;38(6):526–532

35. Mukherjee P, Press J, Hockings M. Mid-vastus vs medial para-patellar approach in total knee replacement—time to discharge. Iowa Orthop J 2009;29:19–22

36. White RE Jr, Allman JK, Trauger JA, Dales BH. Clinical comparison of the midvastus and medial parapatellar surgical approaches. Clin Orthop Relat Res 1999;(367):117–122

37. Alcelik I, Sukeik M, Pollock R, Misra A, Naguib A, Haddad FS. Comparing the mid-vastus and medial parapatellar approaches in total knee arthroplasty: a meta-analysis of short term outcomes. Knee 2012;19(4):229–236

38. Agarwala, S., Sobti, A. and Naik, S. Patellaplasty, as an alternative to replacing patella in total knee arthroplasty. Open J Orthop 2015; 5: 277–282

39. Hasegawa M, Ohashi T. Long-term clinical results and radiographic changes in the nonresurfaced patella after total knee arthroplasty: 78 knees followed for mean 12 years. Acta Orthop Scand 2002;73(5):539–545

40. Foss NB, Kristensen MT, Kehlet H. Anaemia impedes functional mobility after hip fracture surgery. Age Ageing 2008;37(2):173–178

41. Guerin S, Collins C, Kapoor H, McClean I, Collins D. Blood transfusion requirement prediction in patients undergoing primary total hip and knee arthroplasty. Transfus Med 2007;17(1):37–43

42. Lunn TH, Kristensen BB, Andersen LØ, et al. Effect of high-dose preoperative methylprednisolone on pain and recovery after total knee arthroplasty: a randomized, placebo-controlled trial. Br J Anaesth 2011;106(2):230–238

43. Tinckler L. Surgical wound management with adhesive polyurethane membrane: a preferred method for routine usage. Annals of The Royal College of Surgeons of England. 1983;65(4):257-259

44. Li T, Zhuang Q, Weng X, Zhou L, Bian Y. Noncontinuous versus continuous wound drainage after total knee arthroplasty: a meta-analysis. Int Orthop 2014;38(2):361–371

45. Huang Z, Ma J, Pei F, et al. Meta-analysis of temporary versus no clamping in TKA. Orthopedics 2013;36(7): 543–550

46. Pornrattanamaneewong C, Narkbunnam R, Siriwattanasakul P, Chareancholvanich K. Threehour interval drain clamping reduces postoperative bleeding in total knee arthroplasty: a prospective randomized controlled trial. Arch Orthop Trauma Surg 2012;132(7):1059–1063

47. Kullenberg B, Ylipää S, Söderlund K, Resch S. Postoperative cryotherapy after total knee arthroplasty: a prospective study of 86 patients. J Arthroplasty 2006;21(8):1175–1179

48. Hohmann E, Tetsworth K, Hohmann S, Bryant AL. Anabolic steroids after total knee arthroplasty. A double blinded prospective pilot study. J Orthop Surg 2010;5:93

49. Geerts WH, Bergqvist D, Pineo GF, et al. Prevention of venous thromboembolism*: American College of Chest Physicians evidence-based clinical practice guidelines (8th Edition). Chest 2008;133(6 Suppl):381S–453S

50. Kim YH, Oh SH, Kim JS. Incidence and natural history of deep-vein thrombosis after total hip arthroplasty. A prospective and randomised clinical study. J Bone Joint Surg Br 2003;85(5):661–665

51. Agarwala S, Wadhwani R, Modhe J M, Bhagwat A S. Screening for deep venous thrombosis in postoperative orthopaedic patients: Comparison of color Doppler sonography and contrast venography. Indian J Orthop 2002;36:4

52. Agarwala S, Bhagwat A S, Wadhwani R. Pre and postoperative DVT in Indian patients - Efficacy of LMWH as a prophylaxis agent. Indian J Orthop 2005;39:55–58

53. Hull RD, Pineo GF, Francis C, et al; North American Fragmin Trial Investigators. Low-molecular-weight heparin prophylaxis using dalteparin extended out-ofhospital vs in-hospital warfarin/out-of-hospital placebo in hip arthroplasty patients: a double-blind, randomized comparison. Arch Intern Med 2000;160(14):2208–2215 Copyright © 2017 Thieme Medical and Scientific Publishers Private Limited. Fast-Tracking Pathways for Enhanced Recovery and Patient Satisfaction in Total Knee Arthroplasty: "Getting Better Sooner" 15

54. Dahl OE. Thromboprophylaxis in hip arthroplasty. New frontiers and future strategy. Acta Orthop Scand 1998;69(4):339–342

55. Mont MA, Jacobs JJ. AAOS clinical practice guideline: preventing venous thromboembolic disease in patients undergoing elective hip and knee arthroplasty. J Am Acad Orthop Surg 2011;19(12):777–778

56. Falck-Ytter Y, Francis CW, Johanson NA, et al. Prevention of VTE in orthopedic surgery patients: antithrombotic therapy and prevention of thrombosis, 9th ed: American College of Chest Physicians Evidence-Based Clinical Practice Guidelines.

Chest 2012;141(2 Suppl):e278S–325S

57. Ho KM, Tan JA. Stratified meta-analysis of intermittent pneumatic compression of the lower limbs to prevent venous thromboembolism in hospitalized patients. Circulation 2013;128(9):1003–1020

58. MacKay D, Miller AL. Nutritional support for wound healing. Altern Med Rev 2003;8(4):359–377

59. Cuevas LE, Koyanagi A. Zinc and infection: a review. Ann Trop Paediatr 2005;25(3):149–160

60. Tayrose G, Newman D, Slover J, Jaffe F, Hunter T, Bosco J III. Rapid mobilization decreases length-of-stay in joint replacement patients. Bull Hosp Jt Dis (2013) 2013;71(3):222–226

61. den Hertog A, Gliesche K, Timm J, Mühlbauer B, Zebrowski S. Pathway-controlled fast-track rehabilitation after total knee arthroplasty: a randomized prospective clinical study evaluating the recovery pattern, drug consumption, and length of stay. Arch Orthop Trauma Surg 2012;132(8):1153–1163

62. Oremus K. Tranexamic acid for the reduction of blood loss in total knee arthroplasty. Ann Transl Med 2015;3(Suppl 1):S40

膝关节置换术后疼痛管理

作者　Raj Tobin，Sujata Nambiath，Gautam Girotra

译者　熊晨奥　　审校　李哲海

引言

　　当药物治疗对由关节炎导致的关节退变无效时，膝关节置换术作为一种安全的手术可以缓解疼痛，提高生活质量。手术是否成功不仅取决于手术技巧，还取决于早期的物理治疗和康复干预。术后物理治疗旨在改善新置换关节的活动，但往往由于术后疼痛而暂缓。物理治疗欠佳可能会导致膝关节僵硬和日常活动恢复延迟，并对置换关节的最终活动范围产生长期影响。因此，在术后疼痛控制不佳的情况下，关节手术可能无法达到预期的效果。由于疼痛引起的长时间活动受限也可能增加发生深静脉血栓和复杂疼痛综合征的风险。因此，强有力、精心管理的膝关节置换术后镇痛方案始终是任何关节置换团队不可或缺的一部分。

　　多年来，多种疼痛管理模式已在实践中被应用于处理膝关节置换术后疼痛。

硬膜外镇痛

硬膜外镇痛是目前最常用的技术，被认为是膝关节置换术后疼痛管理的"金标准"。但该技术是一种需要一定学习过程的盲穿技术，应用到老年人群中时学习曲线更长。手术本身已十分昂贵，硬膜外镇痛又增加了其成本。虽然硬膜外镇痛后的麻木和运动障碍很轻微，但也会增加术后的不适。尽管单侧手术不需要，但双下肢均会被阻滞。这项技术的倡导者指出，术后前7天使用硬膜外镇痛可以提供极好的止痛效果，从而提升早期康复水平。与之相关的血管舒张具有抗血栓作用，其疗效与低分子肝素相当[1]。

在过去的15年中，随着抗凝药和抗血小板药使用越来越多，将硬膜外镇痛作为疼痛管理的"金标准"出现了争议。对于有1个或多个心脏支架的患者，优先考虑的是继续使用至少1种抗血小板药。美国区域麻醉与疼痛管理学会（American Society of Regional Anesthesia and Pain Management，ASRA）针对使用血液稀释剂的患者进行椎管内阻滞制定了明确的指南，以确保其安全性[2]。如果在进行硬膜外操作时出现穿刺出血的情况，指南建议在阻滞后24小时内避免使用抗凝药。然而，接受膝关节置换术的患者极大概率发生深静脉血栓[3]，延迟抗凝并不是理想的处理标准。骨关节炎患者的步态有明显变化，导致脊柱畸形。老年患者的棘突间隙有钙化、狭窄，使椎管内阻滞更具难度。多次尝试椎管内穿刺以及围手术期使用抗血小板药和抗凝药会增加椎管内出血的风险。

Pumberger等[4]在一项描述性、观察性、回顾性分析中，对超过100 000例主要是下肢关节置换术中硬膜外和蛛网膜下腔麻醉的安全性进行了分析，发现硬膜外或蛛网膜下腔麻醉的并发症发生率相对较低，但高于先前报道的其在非产科人群中的发生率。

在Cochrane系统评估数据库[5]中发现，硬膜外应用局部麻醉药，无论是否合用强阿片类药物，其止痛效果均强于只使用强阿片类药物；但这种效果可能仅体现于术后4~6小时内。除了缓解疼痛，硬膜外镇痛的其余利弊因相关信息不足尚无定论。

为便于患者早期活动，以及尽早发现脊髓血肿引起的运动障碍，在作者的机构多用低浓度的局部麻醉药。硬膜外间隙使用低浓度局部麻醉药可减少运动阻滞，有利于物理治疗尽早开展，也更加易行。然而，若要良好的活动功能和理想的镇痛效果二者兼得则需要额外使用止痛药。

在《区域麻醉与疼痛医学》上发表的一篇专文中，作者指出，硬膜外技术的使用不应墨守成规，而应当从所获数据入手，仔细评估其利弊[6]。

周围神经阻滞

膝关节的神经支配有股神经穿股内侧肌的分支（关节囊的前壁和表面的皮肤）、坐骨神经膝支（关节囊的后壁和所有关节内结构）和闭孔神经后支的分支（膝关节内侧的皮肤）。在超声检查应用以前，阻滞这些神经的失败率很高。因此，周围神经阻滞未能广泛运用。

随着超声检查在麻醉中的应用，神经周围导管的使用普及起来。由于操作者可以实时看到进针情况，因此可以在超声引导下精确和安全地靶向阻滞1条或多条神经或神经丛。该技术尤其适用于单侧手术，因为对侧肢体本不必麻醉。因此，周围神经置管已成为目前实施的多模式镇痛方案的重要组成部分。世界各地的各机构已经将带有或不带有连续导管的单个或多个神经阻滞与全身止痛药配合来进行治疗。

在一项基于从国际区域麻醉登记处收集的数据研究中，收集了2011年7月1日至2013年3月31日期间9 969例外科手术的数据。共有94.6%的受访者［95%可信区间（confidence interval，CI）94.0~95.1］表示他们愿意再次进行周围神经阻滞（peripheral nerve block，PNB）[7]。

在对8项[8]比较硬膜外镇痛和PNB的研究

进行系统评价和荟萃分析后，作者得出结论，两种方法在0~12小时［加权平均差（weighted mean difference，WMD）0.22，95%CI 0.36~0.81］、12~24小时（WMD 0.05，95%CI −1.01~0.91）、24~48小时（WMD −0.35，95%CI −0.64~−0.02）的疼痛评分无统计学意义。0~24小时吗啡用量差异也无统计学意义（WMD −6.25，95%CI −18.35~5.86）。接受硬膜外镇痛的患者低血压的发生率更高［优势比（odds ratio，OR）0.19（0.08~0.45）］，但恶心和呕吐的发生率差异无统计学意义。2项研究报道硬膜外组尿潴留发生率较高。在3项研究中，有2项研究显示患者对PNB的满意度较高；但是，康复指数是相似的。作者得出结论，股神经阻滞的PNB可提供与硬膜外技术相当的术后镇痛，但其不良反应有所改善。

股神经阻滞

阻滞在患者仰卧位下进行，患肢在髋关节处略向外旋转。线阵超声探头横向放置在腹股沟处，平行于腹股沟韧带。神经呈三角形或椭圆形，在髂筋膜和阔筋膜下方、髂腰肌上方，位于动脉外侧1~2 cm。它被包含在三角形的筋膜鞘内（图2.1）。

在平面内从外侧向中间进针，直到阔筋膜和

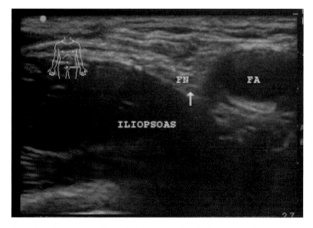

图2.1　股神经的超声解剖。FA，股动脉；FN，股神经；ILIOPSOAS，髂腰肌

髂筋膜被刺穿。作者最初使用10~15 mL的局部麻醉药。注射位置正确的药物看起来就像一个低回声的"甜甜圈"，并且股神经也变得更清晰。

股神经阻滞的不良反应包括股四头肌无力和神经炎。Sharma等[9]进行了一项研究，以确定TKA术前股神经阻滞相关的并发症发生率。他们采用股神经鞘内单次注射技术进行了709次阻滞，并在注药前用神经刺激确定位置。如果可以耐受的话，术后第一天使用助行器或拐杖开始负重。有12例（1.6%）股神经阻滞患者发生跌倒，其中3例（0.4%）再次手术；5名患者术后出现可能继发于阻滞的股神经炎。作者将这些跌倒归因于股四头肌无力，并建议对于有股神经阻滞的患者应该修改术后治疗方案。可是，他们的研究并未使用超声作为引导。

闭孔神经阻滞

为了进行闭孔神经阻滞，探头向内侧移动，直到可以看到在耻骨肌内侧的内收肌。将8~10 mL 0.25%的左布比卡因推注至短收肌和大收肌之间的肌肉平面内，以阻断闭孔神经后支（图2.2）。

收肌管阻滞

鉴于上述方法有导致股四头肌无力的弊端，对收肌管阻滞的研究受到关注。收肌管内单次注射局部麻醉药可阻断隐神经、股内侧神经和闭孔神经后支（图2.3）。在这种阻滞中，股神经的其他运动分支被保留，因此，运动阻滞也是最小的。此外，一次阻滞可以覆盖除了坐骨神经支配的膝后部以外的膝关节所有区域。

阻滞是在髋关节外旋和屈膝的情况下进行的。将线阵超声探头放置在大腿前中部并向内侧移动，直到可以看到船形的缝匠肌。股动脉位于肌肉深处，股内侧肌位于外侧，长收肌位于其后内侧。在超声引导下，从探头外侧进针，将局部麻醉药（10~15 mL）注射于股动脉两侧。

Jaeger等[10]对5例患者的股神经阻滞和收肌管阻滞进行了比较，得出结论：收肌管阻滞比股神经阻滞更能保留股四头肌肌力，但术后疼痛无明显差异。

在另一项研究中，观察了合并严重运动相关疼痛的50例膝关节置换患者[11]，作者比较了收肌管阻滞和股神经阻滞对股四头肌最大自主等长收缩的影响。他们发现，收肌管阻滞可使TKA术后严重疼痛患者的股四头肌肌力增加，具有临床相关性和统计学意义。两组之间的疼痛评分相似。Chen等[12]报告了一例65岁女性患者在收肌管阻滞后股四头肌麻痹。可是，这个病例使用了20 ml 0.5%的布比卡因。在一项单独的研究中，通过透视评估造影剂在收肌管内的扩散，发现造影剂在所有受试者中都没有达到股骨小转子或股骨内上髁的水平。因此，作者排除了药物扩散至股神经水平的可能性[13]。

腘窝–坐骨神经阻滞

膝关节后囊由坐骨神经的关节支支配，并不受股神经阻滞和收肌管阻滞的影响。将这两种神经阻滞中的任何一种与腘窝处的坐骨神经阻滞联合使用，可达到膝关节完全阻滞的效果。将线阵超声探头放置在大腿后方的腘窝处，并略微向下倾斜以观察腘窝血管。然后将探头向近端移动，直到在血管侧方和浅表看到神经。再向头侧显示神经轮廓，直到可以看到坐骨神经分成胫支和腓总支（图2.4）。在这个平面上，从外侧向内侧进针，将10~20 mL的局部麻醉药注入神经周围。

有时手术造成的因腓总神经损伤导致的足下垂和足底麻木，可能被腘窝–坐骨神经阻滞所掩盖，这是该阻滞的缺点。

腘动脉与膝关节囊间隙浸润

膝关节腘动脉与关节囊间隙（interspace between popliteal artery and capsule，IPAC）浸润是在第四十届区域麻醉与急性疼痛医学年会上提出的一种新的保留运动功能的膝关节阻滞。作者认为，这种阻滞可以为膝关节后囊提供良好的镇痛作用，不会出现肌肉无力的情况。坐骨神经膝支支配膝关节后方。为了阻断这些神经，将超声探头横向放置在腘窝正上方，以显示股骨

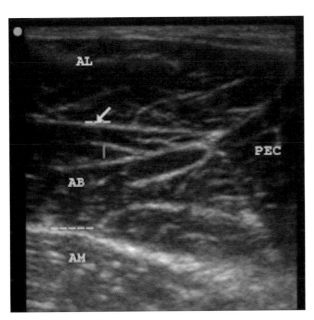

图2.2 闭孔神经的超声解剖。AB，短收肌；AL，长收肌；AM，大收肌；PEC，耻骨肌

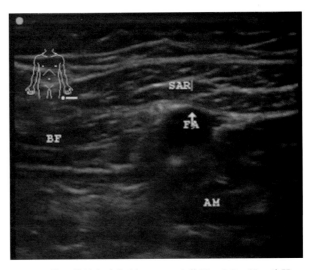

图2.3 收肌管的超声解剖。AM，大收肌；BF，股二头肌；FA，股动脉；SAR，缝匠肌

髁和腘动脉。然后将探头向近端移动，直到髁突消失，股骨干可见。在这个平面上，从内侧到外侧方向进针到腘动脉和股骨之间。穿刺针向前推进2~3 cm到腘动脉外，缓慢抽出穿刺针时注入20~30 mL的局部麻醉药（图2.5）。

局部浸润镇痛

用局部麻醉药［局部浸润镇痛（local infiltration analgesia，LIA）］浸润手术伤口是普通外科手术中普及且广泛使用的技术[14]，通过抑制来自手术部位的痛觉传入来减轻疼痛。这是一种简单且安全的技术，具有减少阿片类药物应用的效果，而且成本效益高。然而这种方法的主要缺点之一是作用时间短，因此它在大型手术中的作用有限。留置多孔导管持续浸润，使用布比卡因脂质体以及添加可乐定和类固醇等佐剂，均可延长持续时间。

Kerr和Kohan[15]在关节置换手术多模式联合镇痛中重新引入了大容量LIA技术。他们使用了0.2%罗哌卡因、30 mg酮咯酸氨丁三醇和10 mg/mL肾上腺素的混合物，加生理盐水至150~170 mL。在他们的技术中使用了最大剂量300 mg的罗哌卡因。如果患者体重低于55 kg，年龄超过85岁，属于美国麻醉医师协会（ASA）分级3级或4级，或患者有明显不耐受止痛药或麻醉药的病史，则剂量减至250 mg。在存在非甾体抗炎药（NSAID）禁忌证（尤其是肾功能衰竭）的患者中，禁用酮咯酸，换用其他口服或非口服镇痛药。局部麻醉药每注射一层，其弥散时间大约在1小时以上。作者发现，这种技术的疼痛控制是令人满意的，2/3的患者不需要用吗啡来控制术后疼痛。患者术后5~6小时可在辅助下行走，术后13~22小时可在无辅助下行走。

疼痛管理的综合方法

目前的重点是明确临床路径，确保术后最佳效果。Cochrane综述作者团队提示，临床路径必须是基于指南的多学科管理计划，是一个明确的流程或计划，它基于过程评价标准、针对特定临床问题管理标准和特定人群的医疗过程[16]。

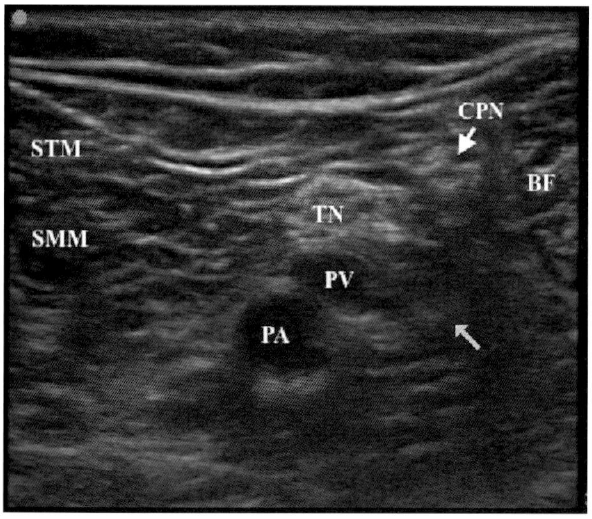

图2.4　腘窝-坐骨神经阻滞的超声解剖。BF，股二头肌；CPN，腓总神经；PA，腘动脉；PV，腘静脉；STM，半腱肌；SMM，半膜肌；TN，胫神经

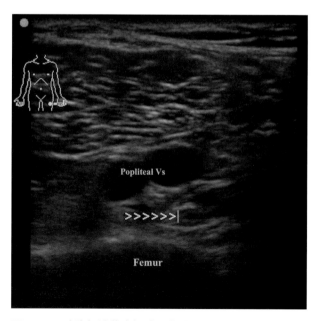

图2.5　腘动脉与关节囊间隙。箭头显示了局部麻醉药浸润的空间。Femur，股骨；Popliteal Vs，腘血管

在梅奥诊所，将使用传统手术和麻醉技术进行初次TKA的患者（前组）与采用新的全关节区域阻滞麻醉（Total Joint Regional Anesthesia，TJRA）临床路径进行对侧膝关节手术的患者（后组）进行主要和次要指标比较。调查的主要指标是住院时间；次要指标是临床终点，包括视觉模拟量表（visual analog scale，VAS）疼痛评分、阿片类药物需求、阿片类药物相关不良反应和机构成本。自身配对研究设计用于最大限度地减少围手术期混杂变量（如患者的人口统计学和相关合并疾病）对结果的影响。作者发现，当将接受TKA的患者应用到自我配对队列时，梅奥诊所TJRA临床路径的实施缩短了住院时间，改善了临床结果，提高了患者满意度，并降低了直接医疗成本。

马克斯肌肉骨骼科学研究所为接受关节置换的患者制订了明确的管理计划。作者在这个亚组中为术后疼痛管理制订了具体的方案。在所有单侧膝关节置换术病例中均放置股神经周围导管。将20 mL 0.25%左布比卡因推注在股神经周围，然后以6 mL/h的速度输注0.2%罗哌卡因或0.125%左布比卡因。或者，在收肌管中推注15 mL 0.25%左布比卡因，然后以5 mL/h的速度输注0.2%罗哌卡因或0.125%左布比卡因。

在双侧膝关节置换术中，在进行适当的风险–获益分析后留置硬膜外导管。首选药物是0.2%罗哌卡因，加或不加芬太尼（2 mg/mL溶液），速度为4~8 mL/h。

局部止痛技术辅以口服或非口服的对乙酰氨基酚和（或）NSAID。使用硬膜外导管的患者应避免服用NSAID，同时要关注其增加出血风险的叠加效应，因为这些患者被给予预防剂量的低分子肝素以预防血栓。在术后前2天，也可通过患者自控镇痛泵（PCA）静脉输注芬太尼，以确保术后舒适无痛。

LIA技术作为股神经输注的替代方法，在作者所在研究所中也得到成功应用。由5 mg吗啡、0.5 mL肾上腺素（1∶1000）和30 mg酮咯酸与0.2%罗哌卡因混合至总容积100 mL的混合液中，并在术中由外科医生注入关节腔。溶液分2个阶段浸润。第一阶段在截骨完成之后和假体置入之前，将50 mL溶液在内侧和外侧穿过后关节囊浸润。第二阶段在假体置入后沿着胫骨内侧、外侧及股骨表面向骨膜下浸润。

由麻醉医师、内科医生和物理治疗师组成的多学科团队在术前对每位患者进行评估。同样的多学科团队在术后期间参与患者的管理，以确保无缝衔接。疼痛管理团队由麻醉医师领导，为每位患者配备专职护士和物理治疗师。他们与骨科团队密切合作，确保早日进行物理治疗和康复。

提示和技巧

- 术后第一周应用硬膜外镇痛可有效缓解疼痛，促进早期康复
- 局部麻醉加强效阿片类药物或单独使用阿片类药物可用于止痛，但效果各不相同
- 由于超声在麻醉领域中的引入，神经周围导管应用广泛
- 周围神经阻滞加股神经阻滞可提供术后镇痛，其效果与硬膜外技术相当，而且不良反应较少
- 由于与股神经阻滞相关的股四头肌无力和神经炎，关注点已转移到收肌管阻滞上
- 联合应用股神经阻滞、收肌管阻滞与在腘窝处的坐骨神经阻滞，可产生几乎完全的膝关节感觉阻滞
- 局部浸润镇痛是一种安全、经济、有效的止痛方法，唯一的局限性是作用时间短

参考文献

1. Farag E, Dilger J, Brooks P, Tetzlaff JE. Epidural analgesia improves early rehabilitation after total knee replacement. J Clin Anesth 2005;17(4):281–285

2. Horlocker TT, Wedel DJ, Rowlingson JC, et al. Regional anesthesia in the patient receiving antithrombotic or thrombolytic therapy. American Society of Regional Anesthesia and Pain Medicine Evidence-Based Guidelines (Third Edition). Reg Anesth Pain Med 2010; 35(1):64–101

3. Geerts WH, Pineo GF, Heit JA, et al. Prevention of venous thromboembolism: the Seventh ACCP Conference on Antithrombotic and Thrombolytic Therapy. Chest 2004; 126(3, Suppl)338S–400S

4. Pumberger M, Memtsoudis SG, Stundner O, et al. An analysis of the safety of epidural and spinal neuraxial anesthesia in more than 100,000 consecutive major lower extremity joint replacements. Reg Anesth Pain Med 2013;38(6):515–519

5. Choi PT, Bhandari M, Scott J, Douketis J. Epidural analgesia for pain relief following hip or knee replacement. Cochrane Database Syst Rev 2003;(3):CD003071

6. Rawal N. Epidural technique for postoperative pain: gold standard no more? Reg Anesth Pain Med 2012;37(3): 310–317

7. Ironfield CM, Barrington MJ, Kluger R, Sites B. Are patients satisfied after peripheral nerve blockade? Results from an International Registry of Regional Anesthesia. Reg Anesth Pain Med 2014;39(1):48–55

8. Fowler SJ, Symons J, Sabato S, Myles PS. Epidural analgesia compared with peripheral nerve blockade after major knee surgery: a systematic review and meta-analysis of randomized trials. Br J Anaesth 2008; 100(2):154–164

9. Sharma S, Iorio R, Specht LM, Davies-Lepie S, Healy WL. Complications of femoral nerve block for total knee arthroplasty. Clin Orthop Relat Res 2010;468(1): 135–140

10. Jaeger P, Zaric D, Fomsgaard JS, et al. Adductor canal block versus femoral nerve block for analgesia after total knee arthroplasty: a randomized, double-blind study. Reg Anesth Pain Med 2013;38(6):526–532

11. Grevstad U, Mathiesen O, Valentiner LS, Jaeger P, Hilsted KL, Dahl JB. Effect of adductor canal block versus femoral nerve block on quadriceps strength, mobilization, and pain after total knee arthroplasty: a randomized, blinded study. Reg Anesth Pain Med 2015;40(1):3–10

12. Chen J, Lesser JB, Hadzic A, Reiss W, Resta-Flarer F. Adductor canal block can result in motor block of the quadriceps muscle. Reg Anesth Pain Med 2014;39(2): 170–171

13. Yuan SC, Hanson NA, Auyong DB, Choi DS, Coy D, Strodtbeck WM. Fluoroscopic evaluation of contrast distribution within the adductor canal. Reg Anesth Pain Med 2015;40(2):154–157

14. Guild GN III, Galindo RP, Marino J, Cushner FD, Scuderi GR. Periarticular regional analgesia in total knee arthroplasty: a review of the neuroanatomy and injection technique. Orthop Clin North Am 2015;46(1):1–8

15. Kerr DR, Kohan L. Local infiltration analgesia: a technique for the control of acute postoperative pain following knee and hip surgery: a case study of 325 patients. Acta Orthop 2008;79(2):174–183

16. Kinsman L, Rotter T, James E, Snow P, Willis J. What is a clinical pathway? Development of a definition to inform the debate. BMC Med. 2010;8:31

17. Duncan CM, Moeschler SM, Horlocker TT, Hanssen AD, Hebl JR. A self-paired comparison of perioperative outcomes before and after implementation of a clinical pathway in patients undergoing total knee arthroplasty. Reg Anesth Pain Med 2013;38(6):533–538

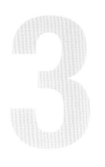

关节置换术中的血栓预防

作者 Leo Joseph

译者 何宜蓁　审校 李哲海

引言

　　在过去的几十年里，我们对深静脉血栓（DVT）和肺栓塞的理解发生了重大变化。我们从认识不清进入畏惧阶段，然后又进入过度治疗阶段。现在我们发现无论采取什么样的措施，DVT有时是不可避免的，这意味着我们可能已经进入乐观接受这种情况的阶段。本章的目的不是详细写出支持或反对市场上用于预防DVT的药物或物理疗法（表3.1a，b）的依据。因为目前我们确实可以假设这些都是有效的抗血栓形成措施，没有明确的证据支持或反对它们。这篇文章的目的是向读者展示作者对现今下肢深静脉血栓预防概念的理解，并根据我们收集到的证据对临床提出的建议进行有说服力的综述。

表3.1a　目前市场上用于预防深静脉血栓的药物

商品名	作用机制
阿司匹林	抗血小板功能
华法林	抑制肝脏产生维生素K依赖因子II、VII、IX和X
普通肝素	与抗凝血酶III相互作用以抑制凝血酶和凝血因子IX和Xa
低分子肝素	仅抑制凝血因子Xa
磺达肝素	Xa因子的特异性合成抑制剂
达比加群	口服凝血酶抑制剂
阿哌沙班和利伐沙班	口服凝血因子Xa抑制剂

表3.1b　物理疗法

下肢抬高
不同级别弹力袜
间歇充气加压装置
早期活动

Wells临床评分量表

临床早期重点集中在DVT的诊断和治疗上。这些研究假设DVT的发生率与肺栓塞的发生率直接相关，肺栓塞是DVT的结果。

Wells等[1]提出了一个临床预测评分量表（表3.2）。即使在今天，该量表也适用于临床上可疑的DVT并通过进一步调查得到证实。Wells等[2]还提出了另一种预测肺栓塞的临床评分量表，当与阳性D-二聚体试验相结合时，更大限度地提高了预测的准确性（表3.3）。

这两个量表相结合确实有助于我们识别DVT的发生。然而，作者的重点一直是试图降低DVT的发生。因为在骨科手术顺利完成之后，DVT的发生可能会给患者带来意外的悲剧性后果。

ACCP预防DVT指南

从1985年的第一次会议开始，美国胸科医师学会（ACCP）致力于制定预防DVT的指南，并不断发展，直到2007年和2008年[3]，

他们提出了推荐等级并明确了分级制度为1级和2级。1级建议被定义为有充分证据表明获益大于成本、风险和负担的建议（强推荐）。2级建议是基于对获益、成本、风险和负担的确定程度较低的研究（弱推荐）。1级推荐进一步细分为3个证据等级：1A，这些建议基于具有一致结果的随机对照试验；1B，基于随机对照试验，结果不一致或主要方法学存在缺陷；1C，这些基于观察性研究，或基于随机对照试验招募的患者群体的一般性推断，应用于虽不相同但在某种程度上相似的未参与试验的患者群体[4]。

ACCP推荐的1A级建议是使用华法林，目标国际标准化比值（international normalized ratio，INR）为2~3。低分子肝素和磺达肝素适用于所有全髋关节或膝关节置换术后至少35天的患者。由于各种原因，1A推荐得到了广泛的推广，并被公认为关节置换术患者预防DVT的标准。

ACCP指南的缺点

有过1A方案经验的研究者和研究所发表了

他们的结果，总体来说，这些结果证明整体并发症发生率增加，这些并发症包括切口延迟愈合、切口持续渗出、感染率增加和再次手术[5, 6]。不少研究者还对ACCP制定指南中提出的指导方法表示担忧。ACCP仅使用那些以静脉造影证实DVT作为研究终点的文献来评估和制定指南。

表3.2 Wells深静脉血栓的临床预测

临床表现	得分
活动性癌症（6个月内治疗或缓解）	1
下肢瘫痪、麻痹或下肢固定	1
4周内因手术卧床3天以上	1
沿深静脉走行区域的局部压痛	1
下肢完全肿胀	1
单侧小腿肿胀>3 cm	1
单侧凹陷性水肿	1
侧支浅静脉	1
与DVT同样或更有可能的备选诊断	−2

缩写：DVT，深静脉血栓。

注：对深静脉血栓Wells评分量表的解释。

- 总分≥3分，DVT高风险
- 总分1~2分，DVT中等风险
- 总分<1分，DVT低风险

表3.3 Wells肺栓塞的临床预测

临床表现	得分
既往肺栓塞或DVT病史	1.5
心率>100次/分	1.5
近期进行手术或卧床	1.5
DVT的临床症状	3
其他诊断的可能性低于肺栓塞	3
咯血	1
癌症	1

缩写：DVT，深静脉血栓。

注：对肺栓塞Wells评分量表的解释。

- 0~1分，肺栓塞发生的概率低
- 2~6分，肺栓塞发生的概率中等
- ≥7分，肺栓塞发生的概率高

关节置换手术在很高程度上能够促进血栓形成，这个事实到目前为止没有争议。Warwick等[7]对接受全髋关节置换术（THA）的患者使用术前多普勒超声，展示了导致股静脉血栓的各种可能。他们认为，由静脉收缩和肢体固定所引起的潜在血管内膜损伤可以促进血栓形成。Maynard等[8]对59名TKA患者的76个膝关节进行了术后早期和晚期静脉造影，他们发现，47%的肢体在早期静脉造影中血栓呈阳性，而晚期静脉造影阳性肢体仅增加至54%。他们还发现，对于那些在两次扫描之间，血栓在腘静脉及以上并在第一次造影后使用华法林的患者，血栓进展仍然存在。当然，如果仅仅因血栓的存在就令人担忧，那么关节置换手术看起来可能是一个非常危险的手术，很可能发生DVT、肺栓塞，并因此导致死亡。但我们知道情况并非如此。

我们还知道，绝大多数血栓在临床上是不会造成症状的，因此，骨科学界更关注血栓预防的并发症，对尝试治疗无关紧要的血栓的建议提出了质疑。Parvizi等[9]发表了一项对1 495名骨科患者的回顾性横断面研究，发现有症状的DVT发生率与肺栓塞之间没有有统计学意义的关联。值得注意的是，这项研究甚至不关注可能通过静脉造影发现的无症状DVT。

骨科学界也担心，由于ACCP的定义方法，可能会漏报出血并发症。ACCP将大出血定义为与以下至少1项相关的明显出血：导致死亡或严重威胁生命的出血；证实腹膜后、颅内或眼内出血；需要输注至少2个单位的浓缩细胞或全血的出血；与术前相比，血红蛋白水平下降超过20 g/L[4]。这些标准都不可能适用于关节置换患者。相反，伤口延迟愈合和持续渗出是预防DVT过程中很常见的并发症（图3.1），而这是骨科医生更关心的问题。Galat等[10]报告了初次TKA后因早期伤口愈合问题引起的并发症（如深部感染）和需要再次手术（如假体取出术、截肢和肌瓣覆盖）的风险增加，强调了关节置换术后患者伤口早期愈合的重要性。

AAOS预防深静脉血栓指南

鉴于对ACCP指南的顾虑，美国骨科医师学会（AAOS）在2007年成立了一个小组来制定指南，并在2011年进行了调整（表3.4）[11]。小组对指南的处理方式与ACCP的处理方式有很大不同。ACCP仅使用那些包括经静脉造影证实的DVT的研究，而AAOS小组仅考虑那些将肺栓塞、死亡或有症状的DVT作为结局终点的研究。

以新的结局终点制定的指南与ACCP的指南也有很大不同。重要的是，AAOS没有发现任何证据表明特定的药物优于其他药物，包括阿司匹林。他们建议对那些血栓栓塞风险较高的患者进行更积极的预防。然而，文献中一致的证据表明唯一明确的危险因素为既往有静脉血栓栓塞病史。他们还建议采取不太激进的预防措施，仅包括物理治疗方式进行，如为有出血风险的患者使用间歇充气加压装置。文献中找到一致证据的出血危险因素仅仅是严重的肝病和出血性疾病。

最新的ACCP指南

考虑到所有问题，ACCP修订了其指南，也接受了以肺栓塞、有症状DVT和死亡作为终

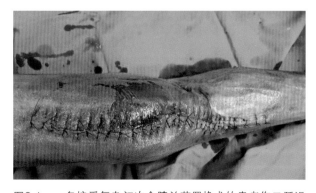

图3.1 一名接受复杂初次全膝关节置换术的患者伤口延迟愈合的临床图片，皮下注射40 mg依诺肝素进行预防。由于持续渗血，在术后第八天停止了预防性治疗。患者在术后第二|天需要在皮肤发黑坏死区域使用筋膜皮瓣覆盖

点，并在其2012年出版的第九版指南中[12]发布了一套与AAOS指南一致的新指南（表3.5）。值得注意的是，他们同意不使用干预措施达到1A推荐等级，并且没有证据表明一种药物优于另一种药物，包括阿司匹林。他们无法推荐使用下腔静脉（inferior vena cava, IVC）过滤器，因为文献中没有一致的证据表明这些装置有助于降低肺栓塞的发生率。

指南在临床实践中的应用

从本质上讲，这些指南告诉我们的是，药物预防措施没有任何区别。没有1A级证据表明这些药物能预防肺栓塞、有症状DVT或死亡。这使外科医生可以选择与患者讨论预防的必要性，并根据个人需求和偏好做出决定。因此，在大多数简单的初次置换术中对DVT低风险的患者使用阿司匹林确实具有科学和经济意义。Ogonda等[13]发表了使用阿司匹林作为唯一药物预防的11 459名患者的结果，并提出，通过个体化风险评估和作为多模式方法的一部分，阿司匹林是关节置换术患者DVT预防的安全药物。

风险评估的方法是主观的。毫无疑问，遗传因素在患者易出现血栓形成中作用明确。几位学者撰写了关于易患高凝状态[14~16]并因此导致DVT或肺栓塞的基因突变的文章。我们还知道获得性血液高凝状态的危险因素，如手术、创伤、骨折、癌症、化疗、固定、使用口服避孕药、长途航空旅行、肥胖、年龄、吸烟、高血压、糖尿病、脑卒中和脊髓损伤、留置中心静脉导管、起搏器等，所有这些都会增加DVT的风险。然而，AAOS只能找到一致的证据证明只有DVT或肺栓塞的既往史是危险因素。值得注意的是，缺乏证据并不一定代表真的没有证据。因此，骨科医生可能会完全忽略既往病史以外的因素。尽管在术前对每位患者进行基因评估不是一个可行的建议，但在对患者进行风险分层之前考虑到其他获

得性高凝状态的风险因素可能更好。

因此，在将指南应用于临床时，指南的解释存在可变性。在临床实践中评估这些指南的报告也陆续发布。Lewis等[17]在2014年报告了他们在3 289名患者（1 366名THA患者和1 923名TKA患者）中使用第一版AAOS指南的经验。作者通过以下标准之一来解释高危患者：需要长期使用华法林的静脉血栓栓塞（VTE）的个人病史或家族病史，恶性肿瘤个人病史，出血性疾病，消化道出血，脑血管意外。他们所有标准风险的全膝关节置换术患者均使用325 mg阿司匹林肠溶片，每天2次，持续6周。所有标准风险THA患者均接受依诺肝素40 mg皮下注射，每天1次（once daily，OD），治疗10天，随后阿司匹林325 mg，治疗4周。他们所有高危患者都接受了40 mg依诺肝素，每天1次，治疗28天。所有患者均接受充气加压装置。所有有出血病史或出血风险高的患者仅接受充气加压装置。他们报告了36例VTE事件［18例近端DVT和18例肺栓

塞，通过多普勒或计算机断层扫描（computed tomography，CT）血管造影记录，DVT或肺栓塞的90天发生率为1.1%］。他们还注意到，需要长期服用华法林的血栓个人病史与并发症显著相关，而血栓家族病史、个人恶性肿瘤史、胃肠道（gastrointestinal，GI）出血、出血性疾病和性别与并发症没有显著相关性。因此，这些作者认为AAOS指南是可执行且有效的，并且他们还建议在有VTE病史或接受双侧手术的全膝关节置换术患者中使用依诺肝素。因此，根据我们对易患DVT的个体和其临床情况的掌握，对归类为高危的患者使用阿司匹林以外的药物，这对我们来说具有临床意义。我们使用的可能是其他任何一种药物，因为这无关紧要。对于可能属于标准风险类别的其他患者，单独使用阿司匹林作为预防药物也是安全的。所有患者都可以接受所有其他物理治疗方式，包括早期活动、弹力袜和间歇充气加压装置，因为这些方式至少不太可能增加风险。

表3.4　AAOS预防深静脉血栓指南总结

AAOS推荐	推荐等级
反对常规术后超声筛查	强
进一步评估VTE风险	弱
VTE既往史是唯一明确的危险因素	无定论
出血的唯一危险因素是血友病或肝病	共识
除这些因素外，没有明确证据表明存在出血风险	无定论
择期THA/TKA前停用抗血小板药物	中等
哪种预防策略是最佳或次优的	无定论
患者和医生应讨论预防的持续时间	共识
既往有VTE病史的患者应接受药物和物理预防	共识
有已知出血性疾病/肝病的患者——仅使用物理预防	共识
早期功能锻炼成本低，风险最小	共识
椎管内麻醉有助于限制出血，尽管它可能不会影响VTE的发生	中等
对于有化学预防禁忌证的患者，无法推荐或反对IVC过滤器	无定论

缩写：IVC，下腔静脉；THA，全髋关节置换术；TKA，全膝关节置换术；VTE，静脉血栓栓塞。
文献来源：Barrack等[4]。

表3.5 ACCP预防深静脉血栓指南总结

建议	推荐等级
使用以下其中一种而非不使用抗血栓预防药物：LMWH、磺达肝素、达比加群、阿哌沙班、利伐沙班、低剂量普通肝素、剂量调整的维生素K拮抗剂、阿司匹林	全部1B
IPCD	1C
优先使用LMWH，而不是推荐作为替代品的其他药物	2C/2B
接受药物预防的患者，在住院期间联合使用IPCD	2C
将血栓预防延长至35天	2B
出血风险增加的患者：使用IPCD或不进行预防	2C
拒绝皮下注射的患者：使用阿哌沙班或达比加群	全部1B
不建议对同时有药物和物理预防禁忌的患者使用IVC过滤器或一级预防	2C
反对出院前使用多普勒超声筛查	1B
对于需要固定腿部的单纯下肢损伤患者：不预防	2B

缩写：IPCD，间歇充气加压装置；IVC，下腔静脉；LMWH，低分子肝素。
文献来源：Barrack[4]。

提示和技巧

- Wells临床评分量表有助于诊断深静脉血栓和肺栓塞
- ACCP预防深静脉血栓指南分为2级，具体取决于收益能否超过成本、风险和负担
- ACCP仅使用那些包括经静脉造影证实的深静脉血栓的研究，AAOS小组仅考虑那些包括肺栓塞、死亡或有症状深静脉血栓作为结局终点的研究
- AAOS没有发现任何证据表明有任何特定的药物优于其他药物，包括阿司匹林，这个观点后来也被2012年发布的ACCP指南所接受
- AAOS建议对那些有出血风险的患者采取不太激进的预防措施，仅包括物理治疗方式进行，如间歇充气加压装置

参考文献

1. Wells PS, Anderson DR, Bormanis J, et al. Value of assessment of pretest probability of deep-vein thrombosis in clinical management. Lancet 1997; 350(9094):1795–1798

2. Wells PS, Anderson DR, Rodger M, et al. Derivation of a simple clinical model to categorize patients probability of pulmonary embolism: increasing the models utility with the SimpliRED D-dimer. Thromb Haemost 2000;83(3):416–420

3. Geerts WH, Bergqvist D, Pineo GF, et al; American College of Chest Physicians. Prevention of venous thromboembolism: American College of Chest Physicians Evidence-Based Clinical Practice Guidelines (8th Edition). Chest 2008; 133(6, Suppl)381S–453S

4. Barrack RL. Current guidelines for total joint VTE prophylaxis: dawn of a new day. J Bone Joint Surg Br 2012; 94(11, Suppl A)3–7

5. Keeney JA, Clohisy JC, Curry MC, Maloney WJ. Efficacy of combined modality prophylaxis including shortduration warfarin to prevent venous thromboembolism after total hip arthroplasty. J Arthroplasty 2006;21(4): 469–475

6. Novicoff WM, Brown TE, Cui Q, Mihalko WM, Slone HS, Saleh KJ. Mandated venous thromboembolism prophylaxis: possible adverse outcomes. J Arthroplasty 2008; 23(6, Suppl

1)15–19

7. Warwick D, Martin AG, Glew D, Bannister GC. Measurement of femoral vein blood flow during total hip replacement. Duplex ultrasound imaging with and without the use of a foot pump. J Bone Joint Surg Br 1994;76(6):918–921 (BR)

8. Maynard MJ, Sculco TP, Ghelman B. Progression and regression of deep vein thrombosis after total knee arthroplasty. Clin Orthop Relat Res 1991;(273):125–130

9. Parvizi J, Jacovides CL, Bican O, et al. Is deep vein thrombosis a good proxy for pulmonary embolus? J Arthroplasty 2010; 25(6, Suppl)138–144

10. Galat DD, McGovern SC, Larson DR, Harrington JR, Hanssen AD, Clarke HD. Surgical treatment of early wound complications following primary total knee arthroplasty. J Bone Joint Surg Am 2009;91(1):48–54

11. Jacobs JJ, Mont MA, Bozic KJ, et al. American Academy of Orthopaedic Surgeons clinical practice guideline on: preventing venous thromboembolic disease in patients undergoing elective hip and knee arthroplasty. J Bone Joint Surg Am 2012;94(8):746–747

12. Falck-Ytter Y, Francis CW, Johanson NA, et al. American College of Chest Physicians. Prevention of VTE in orthopaedic surgery patients: Antithrombotic therapy and prevention of Thrombosis: American college of Chest Physicians Evidence-Based Clinical Practice Guidelines. Chest 2012;141:278S–325S

13. Ogonda L, Hill J, Doran E, Dennison J, Stevenson M, Beverland D. Aspirin for thromboprophylaxis after primary lower limb arthroplasty: early thromboembolic events and 90 day mortality in 11,459 patients. Bone Joint J 2016;98-B(3):341–348

14. Ridker PM, Hennekens CH, Lindpaintner K, Stampfer MJ, Eisenberg PR, Miletich JP. Mutation in the gene coding for coagulation factor V and the risk of myocardial infarction, stroke, and venous thrombosis in apparently healthy men. N Engl J Med 1995;332(14):912–917

15. Ridker PM, Hennekens CH, Miletich JP. G20210A mutation in prothrombin gene and risk of myocardial infarction, stroke, and venous thrombosis in a large cohort of US men. Circulation 1999;99(8):999–1004

16. Holm J, Hillarp A, Zöller B, Erhardt L, Berntorp E, Dahlbäck B. Factor V Q506 (resistance to activated protein C) and prognosis after acute coronary syndrome. Thromb Haemost 1999;81(6):857–860

17. Lewis CG, Inneh IA, Schutzer SF, Grady-Benson J. Evaluation of the first-generation AAOS clinical guidelines on the prophylaxis of venous thromboembolic events in patients undergoing total joint arthroplasty: experience with 3289 patients from a single institution. J Bone Joint Surg Am 2014;96(16):1327–1332

全膝关节置换术中的血液保护策略

4

作者 S. K. S. Marya，Gur Aziz Singh Sidhu
译者 安桢杞 审校 李哲海

引言

全关节置换术是一种治疗晚期髋关节和膝关节炎的首选手术方法，也是一种可靠的选择[1, 2]。尽管假体的设计和固定取得了进步，全膝关节置换术（TKA）的生存率和术后功能也得到了改善，但过程中的失血量依然是一个重要问题，围术期的失血量一般估计在800~1 700 mL[3, 4]。经计算，常规初次全髋关节置换术（THA）的血红蛋白丢失为4.0 g/dL，TKA的血红蛋白丢失为3.8 g/dL[5]。文献报道同种异体输血高达50%[6]。单侧TKA输血率为4%~46%，而双侧TKA输血率为31%~72%[7, 8]。

同种异体输血往往用于减少贫血的发生，但异体输血导致不当成分输血、疾病传播、过敏反应、液体超负荷、输血反应和免疫抑制的发生率增加[9~11]。

异体血液是肝炎病毒和人类免疫缺陷病毒等病毒病原体的传播源。这些问题一直存在，但输血相关发病率和死亡率的主要风险包括不当成分输血（70%）和免疫风险（28%），而输血传播感染（2%）的风险较小[12]。最新关注也已提出：西尼罗病毒（West Nile virus）、输血传播病毒（transfusion transmitted virus，TTV）、细小病毒B19和单链无包膜DNA（single-stranded nonenveloped DNA，SEN）病毒被认为是潜在的异体输血后感染因素[13]。

原虫感染，包括疟疾和弓形虫病，仍然是印度等发展中国家最常见的输血传播感染。此外，也有文献报道了一些血液传播朊病毒的病例[14~17]。

异体输血也常常与术后感染增加相关。Kendall等进行的一项研究描述了THA患者异体输血后继发的免疫抑制。研究表明，淋巴细胞功能受损可能增加假体深部感染的风险[18]。有研究表明，红细胞（red blood cell，RBC）输注的免疫调节作用可能是接受输血的移植术后患者预后较好的原因，也可能是接受输血的恶性肿瘤切除术后患者复发风险较高、输血后患者术后感染风险较高的原因。这些输血主要不良反应的致病机制被称为输血相关免疫调节（transfusion-related immunomodulation，TRIM）。

Pulido等将异体输血确定为感染的独立危险因素，关节置换术患者输血后假体周围感染的发生率增加了2.1倍[19]。Murphy等对关节置换术后接受自体输血和异体输血的患者进行了比较。尽管在这个研究中样本量较小，但接受异体输血组的感染率为32%，自体输血组的感染率为3%[20]。

血液保护策略

血液保护策略应基于患者特有的手术难度、失血量及相关的医学合并疾病进行个性化制订。无论是使用单种策略还是联合使用多种策略，都能减少关节置换术患者对异体输血的需求。Liu等强调了患者特异性、个体化的多模式方法，并以术后异体输血率"0"为目标[21]。需要在术前、术中和术后阶段采用多模式方法，以优化患者术前状况，最大限度减少全关节置换术期间和术后的失血。

血液保护技术

根据现有的科学证据及优缺点，血液保护技术主要分为以下几类。

- 术前
  - 术前储存式自体输血（preoperative autologous donation，PAD）
  - 重组促红细胞生成素
- 术中/围手术期
  - 硬膜外麻醉控制性降压（hypotensive epidural anesthesia，HEA）
  - 急性等容性血液稀释（acute normovolemic hemodilution，ANH）
  - 止血带
  - 富血小板血浆分离术
  - 组织止血
  - 血液回收
  - 抗纤溶药物
- 术后
  - 自体血回输引流或无引流

术前技术

术前储存式自体输血

接受择期手术的患者可以在术前6周以内捐献自己的血液，献血量取决于所需的单位数，这部分血液可以在术中或术后使用。虽然术前储存式自体输血（PAD）的费用与同种异体输血几乎相同，但许多与同种异体输血相关的并发症可以最小化。采血可以每周进行2次，最晚在术前72小时进行。最初，它被认为是减少异体血液暴露的"金标准"[22]。然而，后来的许多研究证明，这并不是一种理想的血液保护策略[23~26]。

它存在几个局限性及不利影响。首先需要注意的是，术前贫血越严重的患者术后输血的需求越大。这些患者通常不能进行PAD。实际上，PAD可能会降低术前血红蛋白水平，从而增加患者后续的输血需求。可采集的血液单位数量也受年龄、性别、身体健康状况和其他伴随疾病的限制。而如果手术因任何原因推迟，这部分血液就很可能被浪费[27~30]。

储存血液也存在一些问题，最常见的是被来自供者皮肤中的共栖菌丛或处理血液的护理人员污染。此外，因人为错误导致输血不匹配的可能性很小，但总是存在的。Cabibbo等证实，术前血红蛋白水平较高的患者很可能会出现自体血浪费[31]。在本研究中，术前血红蛋白水平高于14 g/dL是不需要术后输血的有力预测因素。在这一亚组患者中，自体血浪费的比例大于90%。即使在术前血红蛋白水平在13~14 g/dL的患者亚组中，自体血浪费率仍超过50%。Green等的一项研究表明，在356名患者中，自体血浪费率为38%。单独观察TKA时，自体血浪费率为51%[32]。这些发现与Bierbaum等的研究结果相似，他们在9 482例患者的大型前瞻性系列研究中发现自体血浪费率为45%[3]。

现今，由于自身的浪费以及患者的年龄、性别、身体健康状况和其他伴随疾病的影响，PAD已不再广泛应用。

重组促红细胞生成素

重组促红细胞生成素是利用重组DNA技术合成的一种激素。它模拟了人类的造血激素促红细胞生成素的作用，主要用于慢性肾功能衰竭和癌症化疗期间治疗贫血的患者。如今，它常被用于提高择期骨科手术患者的术前血红蛋白水平。重组促红细胞生成素在术前10天、手术当天、术后4天按每千克体重300 IU给药。补充激素的同时也建议补铁。

Santoro等和Faris等进行的研究支持在骨科患者中使用促红细胞生成素[33, 34]。促红细胞生成素注射在关节翻修术中也被发现是有效的。在感染关节全关节置换术的两阶段治疗中使用促红细胞生成素，异体输血率从88%下降到33%[35]。

然而，由于红细胞数量迅速增加，高血压患者有血压升高的风险。血压难以控制的高血压患者应避免使用促红细胞生成素。其他不良反应如脑惊厥、高血压脑病、血栓栓塞和心肌梗死只在长期治疗中发生。因此，对于接受择期骨科手术的严重贫血患者而言，这是一种安全有效的解决方法。

围手术期/术中技术

硬膜外麻醉控制性降压

硬膜外麻醉控制性降压（HEA）是通过引起血管扩张或心脏抑制来降低血压以减少失血的一种最新发展技术。通过阻滞交感神经，导致血管扩张和心肌抑制，引起低血压。采用这种技术进行的几项研究表明，失血量和输血需求显著减少，同时患者深静脉血栓（DVT）的风险也降低[36~39]。

HEA对充血性心力衰竭、缺血性心脏病、高血压、脊柱疾病等的高危患者和老年患者都是安全的[36]。Juelsgaard等进行的一项研究比较了平均动脉压保持在70 mmHg的脊椎麻醉和平均动脉压在50~60 mmHg的HEA在30例THA手术中的效果，发现降压组术中失血量由900 mL下降至400 mL，围手术期总失血量下降45%，明显降低了输血单位数量[37]。

Thompson等的一项研究报告发现，吸入麻醉和控制性降压麻醉在THA中可显著减少术中失血。在他们的研究中，降压组的围手术期总失血量减少了近800 mL，需要输血的患者减少了38%，每次输血的血液量减少了75%[38]。Ranawat等观察到，HEA为骨水泥填充提供了一个干燥的手术区域，从而更好地固定假体[39]。

这项技术最主要的并发症是高位硬膜外麻醉造成颈神经麻痹导致呼吸衰竭。HEA的禁忌证包括重度主动脉瓣或二尖瓣狭窄、颈动脉或椎动脉重度狭窄及心脏传导阻滞患者。

急性等容性血液稀释

急性等容性血液稀释（ANH）是一种从患者体内采集全血，同时用胶体液或等渗晶体液替代维持循环容量的技术。它是在麻醉诱导之前或之后不久进行。这一过程由经验丰富的团队在手术室内完成，通常需要20~35分钟。从患者身上抽取的血液储存在含有枸橼酸-磷酸-葡萄糖-腺嘌呤（citrate-phosphate-dextrose-adenine，CPDA）溶液的普通血袋中，标记为"仅供自体使用"。血液被分离成富血小板血浆（platelet-rich plasma，PRP）和贫血小板血浆（platelet-poor plasma，PPP），用于治疗由血液稀释或替代液引起的凝血障碍。采集的血液只能在手术室中使用，不能在手术室外使用。假设所有的血液都将被输回，这些血袋将按照它们被抽取时的相反顺序输回患者体内。

通常情况下，取血可在血细胞比容降至20%前或患者达到取血阈值前进行。心动过速是一项关键的监测指标，提示患者已达到取血的阈值。一旦出现心动过速就应停止抽血。根据患者的术前血红蛋白、年龄和一般健康状况，可以安全地从患者体内采集总计不超过2 L的全血。该技术的主要优点是提供具有充足血小板、凝血因子、2,3-二磷酸甘油酸（2,3-diphosphoglycerate，2,3-DPG)的经济且可用于急诊手术的新鲜自体血液制品。与自体献血不同，储存的血液永远不会离开手术室，因此不会出现由记录错误导致的输血不匹配。一些关于髋关节和膝关节置换术[40, 41]、脊柱手术[42]和其他非骨科手术[43-47]的研究已经证明了它的有效性。

为了保证ANH发挥最大功效，手术失血量应超过患者血容量的70%[44, 48]。当失血量超过患者血容量的90%时，单靠ANH可能不能防止异体输血，但它可以减少异体输血的数量[49]。

由于手术时间相对较短，失血量较少，所以在大多数全关节置换术中，ANH通常是不实际的[7]。禁忌证包括严重贫血、肾功能受损、未经治疗的高血压、心功能障碍、凝血功能障碍、菌血症、严重肺部疾病，以及需要增加心排血量的情况，如冠状动脉疾病和主动脉瓣狭窄。

止血带

自引入止血带以来，它在骨科下肢手术中的应用已经有了相当大的发展[50]。在TKA手术中，是否应该使用止血带一直是外科医生关注的争议性问题。虽然止血带的作用存在争议，但它也被骨科医生广泛使用。止血带可以控制术中出血，但不能阻止术后出血。使用止血带的主要好处是能在无血的环境中进行手术，其次是更利于骨水泥界面固定[51]。

止血带用于TKA的缺点包括局部和全身风险：神经损伤，肢体驱血导致血流动力学改变，松止血带导致反应性充血，肌肉或神经功能恢复延迟，直接损伤血管壁导致DVT风险增加，以及凝血酶-抗凝血酶复合物水平增加。血栓栓塞是骨科最严重的术后并发症之一。临床上，气囊止血带的使用被认为是有症状的血栓栓塞最重要的危险因素之一[52, 53]。在早期的研究中，使用止血带进行TKA手术后DVT的发生率高达72%~84%，但随着血栓栓塞预防的研究进展，这一发生率已经降低[54~56]。

松开止血带也会改变血流动力学状态，使大量栓子从下肢进入右心房、右心室和肺动脉[57, 58]。

这种现象可能预示着进一步的临床肺栓塞事件。文献报道的其他止血带相关并发症包括神经麻痹[59]、血管损伤[60]、横纹肌溶解[61]和大腿皮下脂肪坏死[62]。止血带也束缚了股四头肌结构，从而改变了术中髌股关节的运动轨迹[7, 63, 64]。这种改变可能会影响外科医生对软组织平衡和侧方松解的判断。此外，新的止血带设计允许根据患者的需要改变压力，这可能会提高止血带的使用效益并减少不良反应。虽然文献支持止血带能有效减少术中出血，但止血带在控制术后出血方面的作用仍存在争议[65-76]。

富血小板血浆分离术

富血小板血浆分离术主要用于心胸旁路手术，但也可以用于骨科手术控制术后出血。凝血功能异常和出血在心脏及骨科手术后尤为常见。因此，术后输注富含血小板的浓缩液非常有益。几项心脏手术的研究证明，这种技术可以减少异体输血[77~80]。

Safwat等通过富血小板血浆分离术和硬膜外麻醉控制性降压对4名拒绝输血治疗的患者进行了脊柱侧弯矫正手术[81]。同样的，Ekbäck等在40名接受THA的患者中避免了异体输血[82]。他们发现这项技术与术前储存式自体输血一样有效。

血浆分离术通常在术前24小时或麻醉诱导后进行。应用大口径导管，将患者体内的血液采集输送至血浆分离机中。在一个循环中，200~300 mL的血液将被抽取并进行离心处理，将血液分成3种成分，即红细胞、血浆和血小板浓缩液。红细胞和血浆同时被重新输入患者体内。为了弥补因血小板采集造成的容量丢失，可使用晶体液和胶体液替代。这个循环重复几次以获得所需的血小板数量。采集的血小板为血容量的20%~30%，这些血小板将被储存起来，并在手术结束时输注。

血浆分离术最主要的并发症是由容量丢失引起的低血压，如果需要，应通过补液和正性肌力药物来进行有效管理。在一项关于心胸外科手术的研究中报道了输注血小板期间出现低血压，这是由在储存成分中使用枸橼酸盐引起的低钙血症所致[83]。然而，输注的血小板质量是一个值得关注的问题。基于流式细胞术的研究表明，血浆分离术获得的血小板质量没有变化[84]。

组织止血

组织止血是一种直接用于术区以减少术中出血量的方法。局部使用活性药物，包括凝血酶、胶原蛋白和纤维蛋白胶，能有效减少术后失血和围手术期异体输血。在皮肤缝合前将纤维蛋白组织黏合剂［fibrin tissue adhesive，又称纤维蛋白胶（fibrin glue，FG）、纤维蛋白黏合剂（fibrin sealant，FS）、纤维蛋白封闭剂］喷洒到术区内。除了直接作用外，纤维蛋白黏合剂还含有多种抗纤溶药物，从而提高了止血功效[85]。

在几项随机对照试验中，纤维蛋白黏合剂可降低54%的异体红细胞输血[86]。在一项对58名接受TKA的患者进行的研究中发现，纤维蛋白黏合剂的使用显著降低了术后平均失血量，从800 mL降到360 mL[85]。Molloy等在150名TKA患者的随机对照试验中比较了3组患者。一组术中局部喷洒纤维蛋白黏合剂，一组给予氨甲环酸（tranexamic acid，TXA），最后一组为对照组。与对照组相比，TXA和喷洒纤维蛋白黏合剂都被证明可有效减少失血，但TXA组与喷洒纤维蛋白黏合剂组无显著性差异[87]。

Everts等对165名单侧接受TKA的患者进行了研究，局部使用自体血小板凝胶及纤维蛋白黏合剂与对照组进行比较。自体血小板凝胶组及纤维蛋白黏合剂组患者出院后血红蛋白水平为11.3 g/dL，对照组为8.9 g/dL。使用血小板凝胶和纤维蛋白黏合剂后，异体输血率降低，伤口并发症减少，住院时间缩短1.4天[88, 89]。Gardner等回顾了98例TKA手术，报告称与对照组相比，使用血小板凝胶的患者麻醉药使用更少，关节活动范围更大，住院时间更短。血小板凝胶组血红蛋白下降2.7 g/dL，而对照组下降3.2 g/dL[90]。

另一种选择是使用专业电灼装置提高术中止血效果。Aquamantys系统（Salient Surgical Technologies公司双极射频止血系统）通过胶原蛋白在更低的温度下对更广泛的范围进行收缩来更好地止血，比标准的电灼设备破坏更少的组织[91]。使用双极射频能量结合生理盐水，可对出血高危部位如膝后外侧角、后囊及膝动脉分支进行凝血，止血时对组织损伤较小。Rosenberg回顾了骨科文献，并推荐使用它来减少术后出血并发症、疼痛和肿胀，同时能提高术野清晰度[92]。

Isabell和Weeden最近比较了单侧TKA患者使用传统电灼和双极射频止血系统的效果。与对照组相比，双极射频止血系统组患者的平均血红蛋白水平下降显著低于对照组（3.3 ± 1.1 g/dL vs 3.9 ± 1.2 g/dL；P=0.0085）。与对照组相比，双极射频止血系统组自体输血的发生率显著降低（16% vs 44%；P<0.001）。同样，双极射频组异体输血的发生率也显著低于对照组（8% vs 22%；P<0.001）[93]。

同样，Pierson等报道，在单侧TKA患者中，与常规治疗相比，双极射频止血系统组的平均血红蛋白下降显著低于传统治疗组（3.3 ± 1.0 g/dL vs 3.8 ± 1.5 g/dL；P=0.01）[94]。

血液回收

血液回收需要回收术中患者的自体失血。由于TKA通常是在止血带的作用下进行，因此，在大部分失血发生的术后期间，这些设备用于回输引流。术中血液回收在全髋关节置换术和翻修术中，以及在有止血带使用禁忌的膝关节置换术患者中更有用。在最近一项对80名髋关节置换术翻修患者的研究中发现，术中血液回收让每名患者的异体输血减少了4个单位（2个单位比6个单位）[7]。

血液回收是一种通过收集容器收集术中及术后引流中的失血，利用患者自身血液作为自体输血的技术。红细胞经过清洗并重新输入患者体内。通常使用双引流导管系统，分别连接血袋和血液回收装置。通常，只有术后6小时内引流出的血液才会被回输。有研究支持血液回收技术，认为其可以减少异体输血需求[95~97]。成本是该技术的一个主要限制因素，因此，成本效益限制了它的普及。

抗纤溶药物

这些药物可以通过改变凝血和纤溶之间的微妙平衡来实现术中和术后止血。在手术过程中，会激活凝血机制。为了抑制不受控制的血栓形成，纤溶机制也被同时激活。用于减少失血的药物会抑制纤溶机制。抑肽酶、6-氨基己酸（epsilon-aminocaproic acid，EACA）和TXA是这类药物中的3种。

抑肽酶

抑肽酶是一种牛胰蛋白酶抑制剂，可抑制胰蛋白酶和相关的蛋白水解酶，如糜蛋白酶、纤溶酶和激肽释放酶。它通过作用于纤溶酶来抑制纤溶。此前，这种药物被用于许多骨科和心脏手术中以减少失血。后来，因为其会增加急性肾功能衰竭、心肌梗死、心力衰竭、脑梗死和脑病变的风险而被禁用。Gill和Rosenstein对13项THA的抗纤溶药物试验进行荟萃分析，结果也显示抑肽酶显著降低了失血量和输血率，同时不增加血栓栓塞并发症[98]。关于TKA术后的近期数据很少。在一项双侧膝关节置换的研究中，使用抑肽酶的早期失血量［323 mL，标准差（standard deviation，SD）为320］低于未治疗组（1033 mL，SD为539，P<0.0005）[99]。

6-氨基己酸

6-氨基己酸（EACA）是一种合成的抗纤溶药物，它与纤溶酶的纤维蛋白结合位点结合，阻断纤溶酶对纤维蛋白的作用，从而防止纤溶。与抑肽酶不同，它是一种安全的药物，研究已经证明它和抑肽酶一样有效[100]。虽然从理论上讲，它可以导致深静脉血栓，但在任何已进行的研究中都没有观察到风险增加。

氨甲环酸

氨甲环酸（TXA）是一种合成赖氨酸类似物，具有与EACA相同的作用机制，具有相当的疗效和安全性，且成本较低。常规剂量为静脉滴注每千克体重10 mg，4小时后可重复1~2次。也有口服剂型，剂量为每千克体重15~25 mg。一些较早的研究已经证明TXA在减少TKA和THA后失血量和输血需求方面具有有效性，数据显示失血量可减少25%~50%[101~105]。

文献还支持局部使用TXA[106~108]。Panteli等的一项荟萃分析比较了TXA局部应用组与对照组，结果显示术后引流量（平均差值＝－268.36 mL）、总失血量（平均差值＝－220.08 mL）、血红蛋白（平均差值＝－0.94 g/dL）显著下降，输血需求风险降低（风险比＝0.47），但没有增加血栓栓塞事件的风险[106]。Wong等进行的另一项研究表明，将TXA直接局部应用于手术伤口时，术后出血量可减少20%~25%或300~400 mL，与安慰剂组相比，术后血红蛋白水平提高16%~17%[107]。

多项临床研究表明，术前、止血带放气时及术后等不同时间给予TXA均有疗效[109, 110]。在这些研究中，追加给药和持续输注的时间选择和持续时间各不相同。一般剂量为10~20 mg/kg。Camarasa等进行了一项双盲随机研究，120名患者在TKA期间接受了TXA治疗。研究组的输血率为7.5%，而未接受TXA的对照组为38.3%。出院时血红蛋白水平下降在研究组为2.5 g/dL，而对照组为3.4 g/dL[111]。

虽然安全，但对于有深静脉血栓的患者和有发生深静脉血栓风险的患者而言，最好避免使用这些药物，尽管出现这种并发症的可能性很小。其他少见的不良反应报道有腹部不适、胸痛、心肌梗死、呼吸困难、肺栓塞和过敏反应。

术后技术

引流使用

TKA手术的大部分失血发生在术后阶段，目前已经开发出了再利用这些出血的技术。引流管类型很多，它们的主要区别在于是否洗涤细胞，以及红细胞是否用于回输。美国髋膝关节外科医师协会的一项调查发现，大多数受访者在术后使用引流管；62%的受访者总是使用引流管，而24%的受访者从不使用引流管。偶尔使用引流管也有报道。调查发现，47%的受访者使用了自体血回输引流管，并在24~36小时内拔除[112]。

Jones等评估了自体血回输引流管在髋关节和膝关节置换术患者中的应用，并得出结论，自体血回输引流似乎是一种经济而有效的降低髋关节和膝关节置换术中异体血液需求的方法。在这项研究中，用自体血回输引流的患者中有21%需要输异体血，而传统负压引流的患者中有45.7%需要输异体血[113]。

Mont等在一项研究中推荐了另一种方法，旨在评估术中外科医生决定使用回输引流管的有效性。在TKA组中，标准组84%的患者有回输，与回输引流组85%的患者有回输相似。这清楚地表明，外科医生无法在术中预测患者是否需要回输引流管。然而，在超过94%的病例中，术后90分钟内可以决定是否有必要进行回输引流。该研究认为，可以先放置引流管，并根据术后早期出血情况再更换为回输引流管[114]。

如果要使用回输，必须决定是否使用洗涤或未洗涤的细胞。Ortho PAT系统（Zimmer）是一种洗涤细胞的设备，可以提高回输患者的血液质量[115]。正如Holt等和Niskanen等的研究所描述的那样，使用术后引流可能有额外的好处[116, 117]。在没有引流管的情况下，伤口会出现更大的瘀斑和更多的渗出。尽管根据目前的文献，这一做法可能存在争议，但TKA研究显示，当术后使用自体血回输引流时，输血率显著下降。需要进一步的研究来评估这些新的洗涤细胞系统的有效性。

结论

由于同种异体输血存在诸多缺点，以及现今有多种可供选择的替代方法，同种异体输血在骨科手术中的地位正逐渐丧失。必须根据患者的情况、手术性质和现有的专业知识选择合适的方法。在涉及严重失血的择期手术中，可以使用术前储存式自体输血和术前注射促红细胞生成素。在紧急情况下，可以使用抗纤溶药物、急性等容性血液稀释和纤维蛋白黏合剂。

在有相应设备的三级医院，富血小板血浆分离术或血液回收技术可单独使用，也可与上述任何一种技术结合使用。有时，需要使用多种技术。没有一种技术适用于所有情况。逐渐提高对这些技术的认识和更新发展，在不久的将来肯定会减少异体输血的广泛使用。

提示和技巧

- 尽管假体的设计和固定有了很大的进步，但对于晚期髋关节和膝关节炎的全关节置换术，失血一直是一个重要的问题
- 输血相关疾病和死亡的主要风险包括不当的血液成分输血（70%）和免疫风险（28%），而输血传播感染（2%）的风险较小
- 在印度等发展中国家，包括疟疾和弓形虫病在内的原虫感染仍然是最常见的输血传播感染
- 术前、围手术期、术后可采用多种血液保护策略
- 术前储存式自体输血由于其易浪费而不能普及
- 使用重组促红细胞生成素对于接受择期骨科手术的严重贫血患者是一种安全有效的解决方法
- 主动脉瓣或二尖瓣重度狭窄、颈动脉或椎动脉重度狭窄及心脏传导阻滞的患者，硬膜外麻醉控制性降压是禁忌
- 急性等容性血液稀释与储存式自体输血不同的是，由于储存的血液永远不会离开手术室，所以不会发生因记录错误导致输血不匹配的风险
- 为了使急性等容性血液稀释最大限度有效，应用于手术失血量超过自身血容量70%的患者
- 使用止血带手术的主要好处是提供清晰的术野，其次是更利于骨水泥界面固定
- 富血小板血浆分离术主要用于心胸旁路手术，但也可用于骨科手术控制术后出血
- 组织止血是一种直接用于手术减少术中出血量的方法，它的普及度受限于其高昂的成本
- 通过改变凝血和纤溶之间的微妙平衡，抗纤溶药物可以在术中和术后用于止血。尽管安全，但最好避免在深静脉血栓患者中使用这些药物

参考文献

1. Visser AW, de Mutsert R, Bloem JL, et al. Do knee osteoarthritis and fat-free mass interact in their impact on health-related quality of life in men? Results from a population-based cohort. Arthritis Care Res (Hoboken) 2015;67(7):981–988

2. Alkan BM, Fidan F, Tosun A, Ardıçoğlu O. Quality of life and self-reported disability in patients with knee osteoarthritis. Mod Rheumatol 2014;24(1):166–171

3. Bierbaum BE, Callaghan JJ, Galante JO, Rubash HE, Tooms RE, Welch RB. An analysis of blood management in patients

having a total hip or knee arthroplasty. J Bone Joint Surg Am 1999;81(1):2–10

4. Parvizi J, Chaudhry S, Rasouli MR, et al. Who needs autologous blood donation in joint replacement? J Knee Surg 2011;24(1):25–31

5. Cankaya D, Della Valle CJ. Blood loss and transfusion rates in the revision of unicompartmental knee arthroplasty to total knee arthroplasty are similar to those of primary total knee arthroplasty but are lower compared with the revision total knee arthroplasty. J Arthroplasty 2016;31(1):339–341

6. Yang ZG, Chen WP, Wu LD. Effectiveness and safety of tranexamic acid in reducing blood loss in total knee arthroplasty: a meta-analysis. J Bone Joint Surg Am 2012;94(13):1153–1159

7. Keating EM, Meding JB. Perioperative blood management practices in elective orthopaedic surgery. J Am Acad Orthop Surg 2002;10(6):393–400

8. Sehat KR, Evans RL, Newman JH. Hidden blood loss following hip and knee arthroplasty. Correct management of blood loss should take hidden loss into account. J Bone Joint Surg Br 2004;86(4):561–565

9. Brunson ME, Alexander JW. Mechanisms of transfusioninduced immunosuppression. Transfusion 1990;30(7): 651–658

10. Cascinu S, Fedeli A, Del Ferro E, Luzi Fedeli S, Catalano G. Recombinant human erythropoietin treatment in cisplatin-associated anemia: a randomized, double-blind trial with placebo. J Clin Oncol 1994;12(5):1058–1062

11. Dodd RY. The risk of transfusion-transmitted infection. N Engl J Med 1992;327(6):419–421

12. Buddeberg F, Schimmer BB, Spahn DR. Transfusiontransmissible infections and transfusion-related immunomodulation. Best Pract Res Clin Anaesthesiol 2008;22(3):503–517

13. Biggerstaff BJ, Petersen LR. Estimated risk of West Nile virus transmission through blood transfusion during an epidemic in Queens, New York City. Transfusion 2002;42(8):1019–1026

14. Alter HJ, Nakatsuji Y, Melpolder J, et al. The incidence of transfusion-associated hepatitis G virus infection and its relation to liver disease. N Engl J Med 1997;336(11): 747–754

15. Alter HJ, Purcell RH, Shih JW, et al. Detection of antibody to hepatitis C virus in prospectively followed transfusion recipients with acute and chronic non-A, non-B hepatitis. N Engl J Med 1989;321(22):1494–1500

16. Ammann AJ, Cowan MJ, Wara DW, et al. Acquired immunodeficiency in an infant: possible transmission by means of blood products. Lancet 1983;1(8331):956–958

17. Kleinman S, Busch MP, Korelitz JJ, Schreiber GB. The incidence/window period model and its use to assess the risk of transfusion-transmitted human immunodeficiency virus and hepatitis C virus infection. Transfus Med Rev 1997;11(3):155–172

18. Kendall SJ, Weir J, Aspinall R, Henderson D, Rosson J. Erythrocyte transfusion causes immunosuppression after total hip replacement. Clin Orthop Relat Res 2000;(381):145–155

19. Pulido L, Ghanem E, Joshi A, Purtill JJ, Parvizi J. Periprosthetic joint infection: the incidence, timing, and predisposing factors. Clin Orthop Relat Res 2008;466(7):1710–1715

20. Murphy P, Heal JM, Blumberg N. Infection or suspected infection after hip replacement surgery with autologous or homologous blood transfusions. Transfusion 1991;31(3):212–217

21. Liu D, Dan M, Martinez Martos S, Beller E. Blood Management Strategies in Total Knee Arthroplasty. Knee Surg Relat Res 2016;28(3):179–187

22. Goodnough LT, Shafron D, Marcus RE. The impact of preoperative autologous blood donation on orthopaedic surgical practice. Vox Sang 1990;59(2):65–69

23. Billote DB, Glisson SN, Green D, Wixson RL. Efficacy of preoperative autologous blood donation: analysis of blood loss and transfusion practice in total hip replacement. J Clin Anesth 2000;12(7):537–542

24. Goldman M, Savard R, Long A, Gélinas S, Germain M. Declining value of preoperative autologous donation. Transfusion 2002;42(7):819–823

25. Cohen JA, Brecher ME. Preoperative autologous blood donation: benefit or detriment? A mathematical analysis. Transfusion 1995;35(8):640–644

26. Regis D, Corallo F, Franchini M, Rosa R, Ricci M, Bartolozzi P. Preoperative autologous blood donation in primary total knee arthroplasty: critical review of current indications. Chir Organi Mov 2008;91(1): 41–44

27. Billote DB, Glisson SN, Green D, Wixson RL. A prospective, randomized study of preoperative autologous donation for hip replacement surgery. J Bone Joint Surg Am 2002;84-A(8):1299–1304

28. Cushner FD, Scott WN. Evolution of blood transfusion management for a busy knee practice. Orthopedics 1999;22(1, Suppl):s145–s147

29. Lee GC, Cushner FD. The effects of preoperative autologous donations on perioperative blood levels. J Knee Surg 2007;20(3):205–209

30. Stowell CP, Chandler H, Jové M, Guilfoyle M, Wacholtz MC. An open-label, randomized study to compare the safety and efficacy of perioperative epoetin alfa with preoperative autologous blood donation in total joint arthroplasty.

Orthopedics 1999;22(1, Suppl):s105–s112

31. Cabibbo S, Garozzo G, Antolino A, et al. Continuous improvement of our autologous blood donation program carried out during 10 years in 1198 orthopaedic patients. Transfus Apheresis Sci 2009;40(1):13–17

32. Green WS, Toy P, Bozic KJ. Cost minimization analysis of preoperative erythropoietin vs autologous and allogeneic blood donation in total joint arthroplasty. J Arthroplasty 2010;25(1):93–96

33. Santoro JE, Eastlack RK, Mirocha JM, Bugbee WD. Impact of erythropoietin on allogenic blood exposure in orthopedic surgery. Am J Orthop 2007;36(11):600–604

34. Faris PM, Ritter MA, Abels RI; The American Erythropoietin Study Group. The effects of recombinant human erythropoietin on perioperative transfusion requirements in patients having a major orthopaedic operation. J Bone Joint Surg Am 1996;78(1):62–72

35. Pagnano M, Cushner FD, Hansen A, Scuderi GR, Scott WN. Blood management in two-stage revision knee arthroplasty for deep prosthetic infection. Clin Orthop Relat Res 1999;(367):238–242

36. Sharrock NE, Salvati EA. Hypotensive epidural anesthesia for total hip arthroplasty: a review. Acta Orthop Scand 1996;67(1):91–107

37. Juelsgaard P, Larsen UT, Sørensen JV, Madsen F, Søballe K. Hypotensive epidural anesthesia in total knee replacement without tourniquet: reduced blood loss and transfusion. Reg Anesth Pain Med 2001;26(2):105–110

38. Thompson GE, Miller RD, Stevens WC, Murray WR. Hypotensive anesthesia for total hip arthroplasty: a study of blood loss and organ function (brain, heart, liver, and kidney). Anesthesiology 1978;48(2):91–96

39. Ranawat CS, Beaver WB, Sharrock NE, Maynard MJ, Urquhart B, Schneider R. Effect of hypotensive epidural anaesthesia on acetabular cement-bone fixation in total hip arthroplasty. J Bone Joint Surg Br 1991;73(5): 779–782

40. Oishi CS, D'Lima DD, Morris BA, Hardwick ME, Berkowitz SD, Colwell CW Jr. Hemodilution with other blood reinfusion techniques in total hip arthroplasty. Clin Orthop Relat Res 1997;(339):132–139

41. Schmied H, Schiferer A, Sessler DI, Meznik C. The effects of red-cell scavenging, hemodilution, and active warming on allogenic blood requirements in patients undergoing hip or knee arthroplasty. Anesth Analg 1998;86(2):387–391

42. Lim YJ, Kim CS, Bahk JH, Ham BM, Do SH. Clinical trial of esmolol-induced controlled hypotension with or without acute normovolemic hemodilution in spinal surgery. Acta Anaesthesiol Scand 2003;47(1):74–78

43. Monk TG, Goodnough LT, Brecher ME, Colberg JW, Andriole GL, Catalona WJ. A prospective randomized comparison of three blood conservation strategies for radical prostatectomy. Anesthesiology 1999;91(1): 24–33

44. Monk TG, Goodnough LT, Brecher ME, et al. Acute normovolemic hemodilution can replace preoperative autologous blood donation as a standard of care for autologous blood procurement in radical prostatectomy. Anesth Analg 1997;85(5):953–958

45. Spahn DR, Zollinger A, Schlumpf RB, et al. Hemodilution tolerance in elderly patients without known cardiac disease. Anesth Analg 1996;82(4):681–686

46. Spahn DR, Schmid ER, Seifert B, Pasch T. Hemodilution tolerance in patients with coronary artery disease who are receiving chronic beta-adrenergic blocker therapy. Anesth Analg 1996;82(4):687–694

47. Torella F, Haynes SL, Kirwan CC, Bhatt AN, McCollum CN. Acute normovolemic hemodilution and intraoperative cell salvage in aortic surgery. J Vasc Surg 2002;36(1): 31–34

48. Bryson GL, Laupacis A, Wells GA; The International Study of Perioperative Transfusion. Does acute normovolemic hemodilution reduce perioperative allogeneic transfusion? A meta-analysis. Anesth Analg 1998;86(1):9–15

49. Matot I, Scheinin O, Jurim O, Eid A. Effectiveness of acute normovolemic hemodilution to minimize allogeneic blood transfusion in major liver resections. Anesthesiology 2002;97(4):794–800

50. Fitzgibbons PG, Digiovanni C, Hares S, Akelman E. Safe tourniquet use: a review of the evidence. J Am Acad Orthop Surg 2012;20(5):310–319

51. Larsson J, Lewis DH, Liljedahl SO, Löfström JB. Early biochemical and hemodynamic changes after operation in a bloodless field. Eur Surg Res 1977;9(5):311–320

52. Katsumata S, Nagashima M, Kato K, et al. Changes in coagulation-fibrinolysis marker and neutrophil elastase following the use of tourniquet during total knee arthroplasty and the influence of neutrophil elastase on thromboembolism. Acta Anaesthesiol Scand 2005;49(4):510–516

53. Wauke K, Nagashima M, Kato N, Ogawa R, Yoshino S. Comparative study between thromboembolism and total knee arthroplasty with or without tourniquet in rheumatoid arthritis patients. Arch Orthop Trauma Surg 2002;122(8):442–446

54. Lotke PA, Faralli VJ, Orenstein EM, Ecker ML. Blood loss after total knee replacement. Effects of tourniquet release and continuous passive motion. J Bone Joint Surg Am 1991;73(7):1037–1040

55. Stulberg BN, Insall JN, Williams GW, Ghelman B. Deepvein thrombosis following total knee replacement. An analysis of six

hundred and thirty-eight arthroplasties. J Bone Joint Surg Am 1984;66(2):194–201

56. Reikerås O, Clementsen T. Time course of thrombosis and fibrinolysis in total knee arthroplasty with tourniquet application. Local versus systemic activations. J Thromb Thrombolysis 2009;28(4):425–428

57. Berman AT, Parmet JL, Harding SP, et al. Emboli observed with use of transesophageal echocardiography immediately after tourniquet release during total knee arthroplasty with cement. J Bone Joint Surg Am 1998;80(3):389–396

58. Horlocker TT, Hebl JR, Gali B, et al. Anesthetic, patient, and surgical risk factors for neurologic complications after prolonged total tourniquet time during total knee arthroplasty. Anesth Analg 2006;102(3):950–955

59. Kumar SN, Chapman JA, Rawlins I. Vascular injuries in total knee arthroplasty. A review of the problem with special reference to the possible effects of the tourniquet. J Arthroplasty 1998;13(2):211–216

60. Palmer SH, Graham G. Tourniquet-induced rhabdomyolysis after total knee replacement. Ann R Coll Surg Engl 1994;76(6):416–417

61. Tamvakopoulos GS, Toms AP, Glasgow M. Subcutaneous thigh fat necrosis as a result of tourniquet control during total knee arthroplasty. Ann R Coll Surg Engl 2005;87(5):W11–W13

62. Husted H, Toftgaard Jensen T. Influence of the pneumatic tourniquet on patella tracking in total knee arthroplasty: a prospective randomized study in 100 patients. J Arthroplasty 2005;20(6):694–697

63. Komatsu T, Ishibashi Y, Otsuka H, Nagao A, Toh S. The effect of surgical approaches and tourniquet application on patellofemoral tracking in total knee arthroplasty. J Arthroplasty 2003;18(3):308–312

64. Lombardi AV Jr, Berend KR, Mallory TH, Dodds KL, Adams JB. The relationship of lateral release and tourniquet deflation in total knee arthroplasty. J Knee Surg 2003;16(4):209–214

65. Ishii Y, Matsuda Y. Effect of the timing of tourniquet release on perioperative blood loss associated with cementless total knee arthroplasty: a prospective randomized study. J Arthroplasty 2005;20(8):977–983

66. Rama KR, Apsingi S, Poovali S, Jetti A. Timing of tourniquet release in knee arthroplasty. Meta-analysis of randomized, controlled trials. J Bone Joint Surg Am 2007;89(4):699–705

67. Li B, Wen Y, Wu H, Qian Q, Lin X, Zhao H. The effect of tourniquet use on hidden blood loss in total knee arthroplasty. Int Orthop 2009;33(5):1263–1268

68. Smith TO, Hing CB. Is a tourniquet beneficial in total knee replacement surgery? A meta-analysis and systematic review. Knee 2010;17(2):141–147

69. Tai TW, Chang CW, Lai KA, Lin CJ, Yang CY. Effects of tourniquet use on blood loss and soft-tissue damage in total knee arthroplasty: a randomized controlled trial. J Bone Joint Surg Am 2012;94(24):2209–2215

70. Alcelik I, Pollock RD, Sukeik M, Bettany-Saltikov J, Armstrong PM, Fismer P. A comparison of outcomes with and without a tourniquet in total knee arthroplasty: a systematic review and meta-analysis of randomized controlled trials. J Arthroplasty 2012;27(3):331–340

71. Ledin H, Aspenberg P, Good L. Tourniquet use in total knee replacement does not improve fixation, but appears to reduce final range of motion. Acta Orthop 2012;83(5):499–503

72. Mittal R, Ko V, Adie S, et al. Tourniquet application only during cement fixation in total knee arthroplasty: a double-blind, randomized controlled trial. ANZ J Surg 2012;82(6):428–433

73. Olivecrona C, Ponzer S, Hamberg P, Blomfeldt R. Lower tourniquet cuff pressure reduces postoperative wound complications after total knee arthroplasty: a randomized controlled study of 164 patients. J Bone Joint Surg Am 2012;94(24):2216–2221

74. Li X, Yin L, Chen ZY, et al. The effect of tourniquet use in total knee arthroplasty: Grading the evidence through an updated meta-analysis of randomized, controlled trials. Eur J Orthop Surg Traumatol 2014;24(6):973–986

75. Tarwala R, Dorr LD, Gilbert PK, Wan Z, Long WT. Tourniquet use during cementation only during total knee arthroplasty: a randomized trial. Clin Orthop Relat Res 2014;472(1):169–174

76. Molt M, Harsten A, Toksvig-Larsen S. The effect of tourniquet use on fixation quality in cemented total knee arthroplasty a prospective randomized clinical controlled RSA trial. Knee 2014;21(2):396–401

77. Ferrari M, Zia S, Valbonesi M, et al. A new technique for hemodilution, preparation of autologous plateletrich plasma and intraoperative blood salvage in cardiac surgery. Int J Artif Organs 1987;10(1):47–50

78. Giordano GF, Rivers SL, Chung GK, et al. Autologous platelet-rich plasma in cardiac surgery: effect on intraoperative and postoperative transfusion requirements. Ann Thorac Surg 1988;46(4):416–419

79. Giordano GF Sr, Giordano GF Jr, Rivers SL, et al. Determinants of homologous blood usage utilizing autologous platelet-rich plasma in cardiac operations. Ann Thorac Surg 1989;47(6):897–902

80. DelRossi AJ, Cernaianu AC, Vertrees RA, et al. Plateletrich plasma reduces postoperative blood loss after cardiopulmonary bypass. J Thorac Cardiovasc Surg 1990;100(2):281–286

81. Safwat AM, Reitan JA, Benson D. Management of Jehovah's

Witness patients for scoliosis surgery: the use of platelet and plasmapheresis. J Clin Anesth 1997;9(6): 510–513

82. Ekbäck G, Ryttberg L, Axelsson K, et al. Preoperative platelet-rich plasmapheresis and hemodilution with an autotransfusion device in total hip replacement surgery. J Clin Apher 2000;15(4):256–261

83. Shore-Lesserson L, Reich DL, DePerio M, Silvay G. Autologous platelet-rich plasmapheresis: risk versus benefit in repeat cardiac operations. Anesth Analg 1995; 81(2):229–235

84. Ekbäck G, Edlund B, Smolowicz A, et al. The effects of platelet apheresis in total hip replacement surgery on platelet activation. Acta Anaesthesiol Scand 2002;46(1): 68–73

85. Levy O, Martinowitz U, Oran A, Tauber C, Horoszowski H. The use of fibrin tissue adhesive to reduce blood loss and the need for blood transfusion after total knee arthroplasty. A prospective, randomized, multicenter study. J Bone Joint Surg Am 1999;81(11):1580–1588

86. Carless PA, Henry DA, Anthony DM. Fibrin sealant use for minimising peri-operative allogeneic blood transfusion. Cochrane Database Syst Rev 2003; (2):CD004171

87. Molloy DO, Archbold HAP, Ogonda L, McConway J, Wilson RK, Beverland DE. Comparison of topical fibrin spray and tranexamic acid on blood loss after total knee replacement: a prospective, randomised controlled trial. J Bone Joint Surg Br 2007;89(3):306–309

88. Everts PA, Devilee RJ, Brown Mahoney C, et al. Platelet gel and fibrin sealant reduce allogeneic blood transfusions in total knee arthroplasty. Acta Anaesthesiol Scand 2006;50(5):593–599

89. Everts PA, Devilee RJ, Oosterbos CJ, et al. Autologous platelet gel and fibrin sealant enhance the efficacy of total knee arthroplasty: improved range of motion, decreased length of stay and a reduced incidence of arthrofibrosis. Knee Surg Sports Traumatol Arthrosc 2007;15(7):888–894

90. Gardner MJ, Demetrakopoulos D, Klepchick PR, Mooar PA. The efficacy of autologous platelet gel in pain control and blood loss in total knee arthroplasty. An analysis of the haemoglobin, narcotic requirement and range of motion. Int Orthop 2007;31(3):309–313

91. Aquamantys System. Salient Surgical Technologies Inc. Portsmouth, NH. http://www.salientsurgical.com/applications/procedure_detail/hip_procedure/index. Html

92. Rosenberg AG. Reducing blood loss in total joint surgery with a saline-coupled bipolar sealing technology. J Arthroplasty 2007;22(4, Suppl 1):82–85

93. Isabell G, Weeden S. Hemodynamic efficacy of a bipolar sealing device in primary total knee arthroplasty [abstract]. Presented at the Annual Meeting of the Texas Orthopaedic Association, Houston, TX, May 4–6, 2006

94. Pierson JL, Hellman EJ, Earles DR. Randomized, prospective trial to examine the hemostatic efficacy of a bipolar sealing device in TKA [abstract]. Presented at the American Academy of Orthopaedic Surgeons Annual Meeting, Chicago, IL, March 22–26, 2006

95. Wong JC, Torella F, Haynes SL, Dalrymple K, Mortimer AJ, McCollum CN; ATIS Investigators. Autologous versus allogeneic transfusion in aortic surgery: a multicenter randomized clinical trial. Ann Surg 2002;235(1): 145–151

96. Simpson MB, Murphy KP, Chambers HG, Bucknell AL. The effect of postoperative wound drainage reinfusion in reducing the need for blood transfusions in elective total joint arthroplasty: a prospective, randomized study. Orthopedics 1994;17(2):133–137

97. Slagis SV, Benjamin JB, Volz RG, Giordano GF. Postoperative blood salvage in total hip and knee arthroplasty. A randomised controlled trial. J Bone Joint Surg Br 1991;73(4):591–594

98. Gill JB, Rosenstein A. The use of antifibrinolytic agents in total hip arthroplasty: a meta-analysis. J Arthroplasty 2006;21(6):869–873

99. Kinzel V, Shakespeare D, Derbyshire D. The effect of aprotinin on blood loss in bilateral total knee arthroplasty. Knee 2005;12(2):107–111

100. Munoz JJ, Birkmeyer NJO, Birkmeyer JD, O'Connor GT, Dacey LJ. Is epsilon-aminocaproic acid as effective as aprotinin in reducing bleeding with cardiac surgery?: a meta-analysis. Circulation 1999;99(1):81–89

101. Benoni G, Fredin H. Fibrinolytic inhibition with tranexamic acid reduces blood loss and blood transfusion after knee arthroplasty: a prospective, randomised, double-blind study of 86 patients. J Bone Joint Surg Br 1996;78(3):434–440

102. Benoni G, Fredin H, Knebel R, Nilsson P. Blood conservation with tranexamic acid in total hip arthroplasty: a randomized, double-blind study in 40 primary operations. Acta Orthop Scand 2001;72(5): 442–448

103. Hiippala, Strid, Wennerstrand, et al.Tranexamic acid reduces blood loss in total hip replacement surgery. Anesth Analg 2000; 91:1124

104. Hiippala ST, Strid LJ, Wennerstrand MI, et al. Tranexamic acid radically decreases blood loss and transfusions associated with total knee arthroplasty. Anesth Analg 1997;84(4):839–844

105. Veien M, Sørensen JV, Madsen F, Juelsgaard P. Tranexamic acid given intraoperatively reduces blood loss after total knee replacement: a randomized, controlled study. Acta Anaesthesiol Scand 2002;46(10): 1206–1211

106. Michalis Panteli a , Costas Papakostidis b , Ziad Dahabreh c , Peter V. Giannoudis; Topical tranexamic acid in total knee replacement: A systematic review and meta-analysis.The Knee

2013;20:300–309

107. Wong J, Abrishami A, El Beheiry H, et al. Topical application of tranexamic acid reduces postoperative blood loss in total knee arthroplasty: a randomized, controlled trial. J Bone Joint Surg Am 2010;92(15):2503–2513

108. Alshryda S, Mason J, Vaghela M, et al. Topical (intraarticular) tranexamic acid reduces blood loss and transfusion rates following total knee replacement: a randomized controlled trial (TRANX-K). J Bone Joint Surg Am 2013;95(21):1961–1968

109. Zohar E, Fredman B, Ellis M, Luban I, Stern A, Jedeikin R. A comparative study of the postoperative allogeneic blood-sparing effect of tranexamic acid versus acute normovolemic hemodilution after total knee replacement. Anesth Analg 1999;89(6):1382–1387

110. Henry DA, Moxey AJ, Carless PA, et al. Anti-fibrinolytic use for minimising perioperative allogeneic blood transfusion. Cochrane Database Syst Rev 2001;(1): CD001886

111. Camarasa MA, Ollé G, Serra-Prat M, et al. Efficacy of aminocaproic, tranexamic acids in the control of bleeding during total knee replacement: a randomized clinical trial. Br J Anaesth 2006;96(5):576–582

112. Cushner FD, et al. Presented at the 2003 AAOS Meeting, San Francisco

113. Jones HW, Savage L, White C, et al. Postoperative autologous blood salvage drains—are they useful in primary uncemented hip and knee arthroplasty? A prospective study of 186 cases. Acta Orthop Belg 2004;70(5):466–473

114. Mont MA, Low K, LaPorte DM, Hostin E, Jones LC, Hungerford DS. Reinfusion drains after primary total hip and total knee arthroplasty. J South Orthop Assoc 2000;9(3):193–201

115. Clark CR, Spratt KF, Blondin M, Craig S, Fink L. Perioperative autotransfusion in total hip and knee arthroplasty. J Arthroplasty 2006;21(1):23–35

116. Holt BT, Parks NL, Engh GA, Lawrence JM. Comparison of closed-suction drainage and no drainage after primary total knee arthroplasty. Orthopedics 1997;20(12):1121–1124, discussion 1124–1125

117. Niskanen RO, Korkala OL, Haapala J, Kuokkanen HO, Kaukonen JP, Salo SA. Drainage is of no use in primary uncomplicated cemented hip and knee arthroplasty for osteoarthritis: a prospective randomized study. J Arthroplasty 2000;15(5):567–569

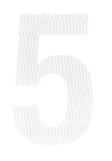

复杂全膝关节置换术中无韧带松解的软组织平衡

作者　Ravikant Pagoti，David Beverland
译者　冯辉　审校　蔡宏

引言

　　全膝关节置换术（TKA）的成功总体上取决于适当的软组织平衡、关节线重建及伸膝装置的恰当处理[1]。关于软组织平衡，John Insall推广了间隙块的使用及屈伸间隙平衡的概念[2]，他还主张同时切除前、后交叉韧带。作者认为，前、后交叉韧带是一个整体，除非二者同时保留，否则单纯保留其中一个并没有任何优势。一项Cochrane综述[3]表明，即使未使用后交叉韧带（posterior cruciate ligament，PCL）稳定的膝关节，保留或切除PCL的临床结果也并没有差异。

　　TKA涉及复杂的生物力学。正常膝关节有一个倾斜的关节面，因此胫骨关节面相对于其机械轴具有可变的内翻倾斜度及后倾斜度。内侧胫股关节的机制近似球窝关节，前后（anteroposterior，AP）运动相对较小；而股骨外侧髁在膝关节屈曲时相对胫骨后滚，这种后滚由交叉韧带复合体控制[4]。这种形式的股骨胫骨相对运动为髌股关节创造了理想的负荷模式。根据目前所了解的，正常膝关节在屈曲时并不平衡，其内侧更紧[5]，因此，屈曲间隙平衡在TKA中可能并不可取。此外，并非所有正常膝关节都有理想的机械轴（髋关节、膝关节和踝关节中心共线）。骨科医生经常尝试重建一个理想机械轴，并使重建的关节面与机械轴垂直，但效果往往并不理想。他们有时切除前交叉韧带或同时切除前、后交叉韧带，重建胫股关节面，造成髌股关节反常运动及不理想的关节环境。尽管临床结果有时很好，但对于高需求患者来说可能并不够适合，并非所有患者都能对此满意[6]。

鉴于当代TKA设计的局限性，外科医生需要确保尽可能减少对关节的进一步损害。作者认为，无论膝关节畸形是否严重，对内侧副韧带浅层（superficial medial collateral ligament，SMCL）和外侧副韧带（lateral collateral ligament，LCL）都应予以保留而非进行无差别松解。传统观念则与作者理念相反，主张对这些韧带进行松解以实现冠状面平衡。在严重膝关节内翻畸形时，对韧带的松解常常较为广泛，涉及SMCL、鹅足及半膜肌[7]。在膝关节外翻畸形中，松解范围可以包括髂胫束、LCL、腘肌、腓肠肌外侧头（股骨外侧髁止点），甚至切除腓骨头或延长股二头肌[8~10]。但在进行广泛的软组织松解后，术后不稳定[10]、伤口愈合不良[11]、神经血管并发症和不良预后的发生率显著提升[10~14]。本章作者认为，即使膝关节存在严重畸形也不应松解上述结构。此外，作者认为SMCL和LCL并未参与关节炎的疾病进程，没有发生短缩，因此不会导致膝关节内翻、外翻畸形。在II型膝外翻中[15]，作者认为，尽管膝关节在伸直时存在内侧松弛，但膝关节屈曲时其内侧张力正常，SMCL前部产生张力并后移，同时后部松弛[16, 17]。因此，在原发性膝外翻中，屈曲时内侧间隙保持正常张力，而术中由于软组织过度松解，常导致屈曲时医源性外侧松弛风险。

因此，在所有初次关节置换患者中，作者的软组织处理非常保守。除了切除交叉韧带外，切除或松解的唯一结构是病理性紧张的后关节囊。严重的外翻畸形患者通常需要处理该结构以矫正冠状面和矢状面上的畸形，但内翻患者即使术前有明显的固定屈曲畸形，这种处理也很少用到。作者在本章中介绍的手术技术涉及通过改变股骨远端截骨的角度，并在必要时选择性松解后关节囊来重建膝关节的平衡。这可能无法恢复下肢机械轴，但在他们看来，它可以恢复该个体下肢力线于适当位置。最近的研究[18, 19]支持这一观点，即恢复机械轴并不总是能提高假体的使用寿命，但也有其他作者不同意这一观点[20~22]。

全膝关节置换术的目的

从生物力学角度来看，TKA的目标是矫正畸形、恢复力线和软组织平衡，并确保关节假体牢固固定。流程图5.1总结了通常遇到的畸形情况。

作者将首先描述基本技术，然后依次讨论每种畸形，从严重内翻开始，到固定屈曲畸形、严重膝外翻、反张，最后是髌股关节轨迹不

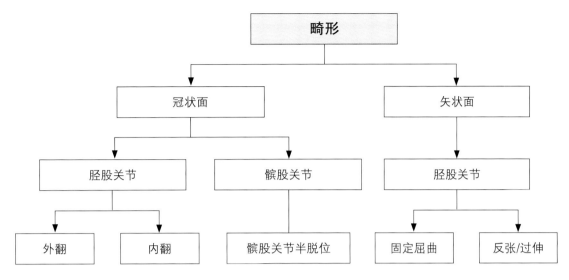

流程图5.1　矢状面和冠状面畸形总结

良。后者通常是由髌股关节炎（patellofemoral osteoarthritis，PFOA）引起的，正常胫股关节也可能发生PFOA。在这种情况下进行TKA时，首先保持膝关节平衡，恢复功能力线。因此，在这种情况下，当胫骨近端和股骨远端完成截骨后，伸直间隙应已获得平衡。过去，当关节间隙不平衡时，作者总认为武断地采用股骨远端5° 外翻角截骨，并没有恢复膝关节的正确功能力线。正是在这种临床情况下，作者首先开始以不同角度（大于或小于5°）行股骨远端截骨，平衡软组织，而不是"松解"软组织以平衡骨骼截骨面。这可以通过在股骨远端常规进行"预截骨"或保守截骨来实现，这个方法稍后将讨论。随后，从2001年左右开始，对所有膝关节进行"预截骨"，必要时以不同角度进行股骨远端截骨，以平衡关节间隙。作者认为，这可以恢复不同个体下肢的适当功能力线，但不一定是中位机械轴。

基本外科技术

作者在所有病例中使用的膝关节假体都是LCS（Depuy Orthopedics，Inc，Wausaw，IN）全骨水泥旋转平台。无论是初次置换[23, 24]或二次翻修手术[25]，都不置换髌骨。使用标准中线

切口和改良Insall法切开关节[2]，沿着股四头肌腱内侧近端边缘经过髌骨上极，然后沿着髌韧带内侧边缘向远端延伸（换句话说，不是髌骨旁）。

作者采用胫骨优先技术，步骤如图5.1和图5.2所示。即使存在严重的内翻畸形——沿冠状面中间低于关节线一把手术刀的深度，胫骨近端的暴露也是最小的。打开髌下囊，切除脂肪垫，尤其是胫骨前外侧角区域的脂肪垫。然后用窄骨刀清除髁间窝的骨赘，以暴露交叉韧带。然后绘制Whiteside线，从PCL的侧边开始，一直到滑车沟的中心。随后的髓内孔恰好在Whiteside线的内侧边缘并与股骨轴线对齐。然后将交叉韧带股骨侧止点切断。在股骨远端髁间窝中放置一把拉钩，使胫骨向前脱位，然后在胫骨内侧髁表面放置第二把拉钩，帮助其向前脱位。然后切除外侧半月板和交叉韧带，从而暴露胫骨近端。

胫骨的机械轴由髓外定位器确定，该定位器用销钉固定在近端，在外翻膝中，远端踝关节位于中间，注意避免胫骨外翻。然而，在内翻膝中，尤其是在有严重内翻畸形的情况下，作者将一些内翻的胫骨做最大达到3°（踝关节处定位器内侧或外侧位移10 mm会改变胫骨

切割角度约1°）的内翻截骨。作者还试图匹配自身的胫骨后倾角，目的是从内翻膝的外侧胫骨平台截骨至少11 mm，这是为了匹配胫骨假体的厚度，当使用LCS 10 mm聚乙烯垫片时，胫骨假体的厚度从10.8 mm到11.5 mm不等。胫骨截骨的厚度可在截骨前使用测深尺确认，或在内翻膝中，在截骨后使用卡尺测量胫骨外侧髁截骨的厚度。锯片厚度约1.5 mm，切除的胫骨外侧髁的厚度应至少为10 mm。在外翻膝中，正常胫骨内侧髁的10 mm截骨厚度通常过大。在内翻膝中，如果存在严重畸形，可能会在胫骨内侧髁上留下缺损，这将在后面讨论，如图5.3所示。在任何情况下都必须小心使用锯片，以避免损伤内侧SMCL前束和后外侧角的腘肌腱。作者认为，

最常见的意外损伤SMCL的时间是在胫骨截骨期间。这通常涉及SMCL前束，会导致屈膝时内侧松弛，将需要更厚的垫片，从而抬高胫骨上的关节线。此外，在使用LCS等的外科技术中，股骨外旋和由此进行的股骨前后截骨通常都基于胫骨的机械轴，由内侧韧带损伤松弛而导致的股骨外旋增加，意味着股骨假体的相对内旋位安装，这通常导致髌骨轨迹不良，并被认为是关节纤维化的原因之一[26]。外科医生往往没有意识到这种并发症，因为完整的SMCL后束可以防止伸直时的松弛。

胫骨近端截骨后，使用股骨导向定位器进行股骨前后截骨，如图5.4所示，该定位器设置了股骨外旋角度。当股骨后髁上的所有骨赘、

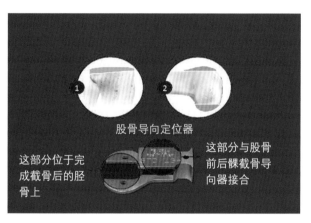

图5.1 手术技术的步骤1和步骤2

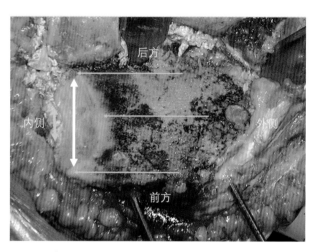

图5.3 膝内翻伴显著胫骨内侧缺损。胫骨假体就位后，唯一未支撑的区域位于白线所在的内侧

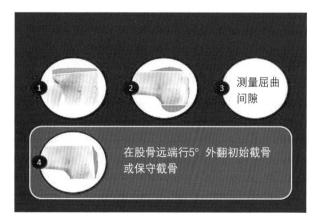

图5.2 手术技术的步骤3和步骤4

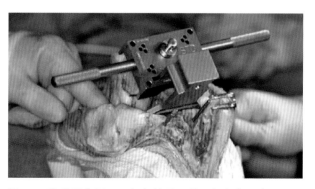

图5.4 这张图片显示了如何使用股骨导向定位器来设置股骨旋转轴，以准备前后截骨并实现平衡的屈曲间隙

半月板残余物、游离体和股骨上的任何残余交叉韧带附着物都去除后，定位器可以轻松进入膝关节的后部。在此步操作时，可以使用间隙块测量屈曲间隙，如图5.5所示。屈曲间隙不应太紧，应比能容纳的尺寸大一号。此外，间隙不应完全平衡，内侧应稍微紧张[5]。这可以通过从左向右移动间隙块的手柄来确认。当进行此操作时，间隙块应向内侧轴向移动。

测量屈曲间隙后，使用髓内定位器进行保守的股骨远端"预截骨"，该定位器设置为相对于解剖轴行5°外翻的股骨远端初始截骨。完成此操作后，截骨面应刚好触及Whiteside线，从而形成图5.6a所示的外观。

该截骨厚度比预计的恢复股骨远端关节线的厚度少5 mm。完成此预截骨后，股骨髁内侧和外侧的所有剩余骨赘被移除，这也为移除髌骨的骨赘提供了一个很好的机会。随后使用间隙块评估保守伸直间隙，如图5.7所示。如果屈曲间隙为10 mm，则为了测试保守伸直间隙，间隙块必须为5 mm或更小。测试伸直间隙有3个目的：首先，为确保插入间隙块后无残余固定屈曲，腿部自身的重力即能完全闭合伸直间隙，因此，间隙块的平面、股骨远端和胫骨近端完全接触；第二个目标是评估伸直间隙的大小；第三个目标是评估伸直间隙的稳定性。后者通过对伸直间隙施加轻微的内翻和外翻应力进行评估，间隙块插入后膝关节完全伸直。

一旦确定膝关节完全伸直后，有3种可能的情况。

- 伸直间隙是平衡的，并且比屈曲间隙小5 mm：下一步是再次切除股骨远端5 mm，从而使屈伸间隙相等

- 伸直间隙内侧紧张，外侧松弛：这表明最初的5°截骨对于该膝关节来说外翻过多，因此，根据这种情况，股骨远端再次截骨时角度应该小于5°。这样做不会抬高关节线，但会从内侧去除更多的骨量，

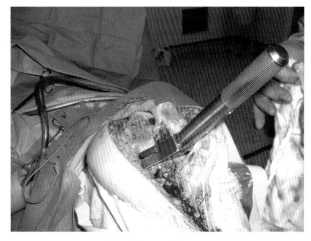

图5.5　用于测量屈曲间隙的间隙块

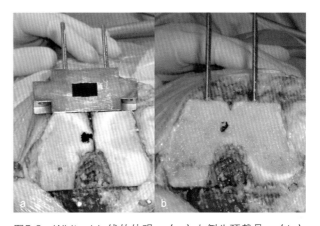

图5.6　Whiteside线的外观。（a）左侧为预截骨。（b）右侧为最终截骨后的外观

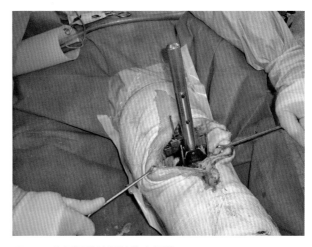

图5.7　使用间隙块评估伸直间隙

从而达到平衡屈伸间隙的目的

- 伸直间隙外侧紧张，内侧松弛：如果胫骨已经内翻截骨，这在内翻膝中并不少见。解决方案与上述场景中的相同，只是重复截骨的角度大于5°

在此阶段，完成最终的股骨远端截骨之后其外观应如图5.6b所示。可以看到，Whiteside线只在其前端可见。如果Whiteside线消失了，意味着截骨过于激进，股骨远端关节线已经抬高。如果仍部分可见，则说明股骨远端截骨过于保守。有时，必须接受其中的任何一种情况，以保持伸直间隙适当的张力。此时，可以完成股骨远端四合一截骨并置入假体。作者不使用假体试模，而是依靠间隙块代替试模。他们认为，与试模或实际假体相比，间隙块是确定膝关节是否完全伸直的更好方法（如前所述）。正如前文所述，无论是在初次还是翻修膝关节手术中，都不对髌骨进行置换[23~25]。

严重膝内翻伴屈曲畸形

作者现在将讨论他们如何处理严重畸形，从膝内翻开始。典型示例如图5.8所示。正如可以理解的那样，由于内侧骨赘形成，畸形不能在术前被动纠正。

即使在严重内翻畸形的情况下，后关节囊紧张也并不常见，但如图5.9所示，如果后关节囊变紧，作者认为也仅位于内侧。

对于严重内翻的膝关节，切开和暴露方法与常规技术相同。当胫骨向前脱位时，通常会出现明显的胫骨近端外旋畸形，这是由一个大的前内侧骨赘引起的，通常用锯可以简单地去除。在此阶段，膝关节完全屈曲并外旋，暴露后内侧角，如图5.10所示，使用锐利的骨凿和咬骨钳去除骨赘。通常在严重内翻的膝关节中会有孤立的骨赘没有附着在骨骼上，必须去除（这需要时间）。仅去除骨赘，不需要松解半膜肌。胫骨截骨并去除所有骨赘，然后进行股

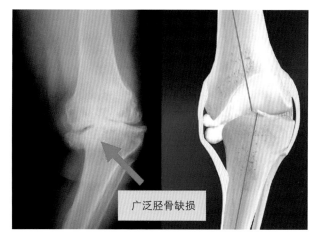

图5.8　严重膝内翻伴严重胫骨缺损

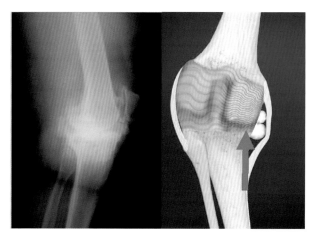

图5.9　伴有后内侧关节囊紧张的屈曲畸形

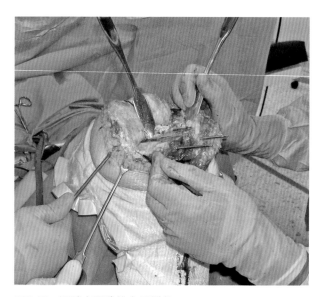

图5.10　严重内翻膝的内后侧角

骨前后截骨。在此阶段，重要的是使用锯或骨刀去除所有股骨后方骨赘，以及任何游离体、半月板或交叉韧带的残端。

与常规技术一样，如图5.5所示，现在使用间隙块测量屈曲间隙，然后在与股骨解剖轴成5°外翻角的位置进行保守的股骨远端切除。Whiteside线的外观如图5.6a所示。然后如前所述使用间隙块评估伸直间隙。通常，如果最初的胫骨截骨有些内翻，那么最终的股骨远端截骨可能会出现更多的外翻，即大于5°，这可能有点违反直觉。根据作者的经验，即使在严重内翻的情况下，后内侧关节囊紧张也很少见。在罕见的紧张情况下，松解后内侧关节囊，膝关节完全伸直，在关节内侧放置撑开器，然后触摸后关节囊，如果太紧，感觉有张力，挛缩的囊壁被松解后，紧绷的后关节囊会得到释放，从而纠正屈曲和内翻畸形。当股骨远端最后一次截骨完成时，Whiteside线应该在股骨截面的前部仍然可见，如图5.6b所示。如果看不见，则切除的范围过大，至少2 mm。即使术前有严重的屈曲，这也并不寻常。在这种情况下，应接受一些残余的固定屈曲，而不是冒着半屈曲不稳定的风险抬高股骨远端关节线。一旦间隙达到平衡，就可以在股骨和插入的四合一截骨板上进行最终的截骨。

膝内翻伴胫骨缺损

如图5.3所示，在胫骨大面积缺损的情况下应仔细检查，通常显示缺损为新月形，有前角和后角。这个新月形的骨骼区域非常硬化和坚固，因此，白线内侧的无支撑骨骼区域非常小，如图5.3所示。这是因为胫骨托桥接了前角和后角之间的缺损。因此，作者使用了标准的生物固定胫骨假体，没有螺钉，没有长柄，也没有使用植骨或骨水泥。

固定屈曲挛缩和关节线恢复

固定屈曲畸形（fixed flexion deformity,

FFD）很常见，常伴有内翻或外翻畸形。通常通过抬高股骨远端关节线来实现完全伸直，从而导致关节线错误。作者认为，在这种情况下，伸直紧张是因为胫骨上的关节线抬高了，而不是因为FFD。重要的是要记住，每一次截骨都有它自己的关节线。因此，胫骨近端截骨、股骨前后截骨和股骨远端截骨都有单独的关节线。另一个常见错误是抬高胫骨上的关节线，这对于固定屈曲来说是一个问题，因为如果胫骨关节线升高，会使膝关节在伸展时更加紧绷。如下所述，有5种常见原因。

- 股骨前后截骨太靠前：在这种情况下，股骨后髁上切除了过多的骨，这使得屈曲间隙变大。因此，必须使用较厚的聚乙烯（poly）垫片来恢复屈曲间隙中的适宜张力，这导致胫骨关节线升高

- 使用较小的股骨假体：大多数膝关节系统参考股骨前部皮质进行截骨。因此，如果股骨假体太小，就会从股骨后髁上切除过多的骨，与前述一样，这意味着将使用更厚的聚乙烯垫片来恢复屈曲间隙张力。在这两种情况下，不仅提高了胫骨上的关节线，而且股骨后髁的过度截骨也改变了股骨后方关节线，降低了后髁偏心距。在保留PCL的膝关节置换中，这已被证明会导致屈曲间隙松弛[27, 28]；然而，在交叉韧带切除的设计中似乎并非如此[28, 29]

- SMCL或LCL的松解会导致屈曲松弛，从而增加屈曲间隙：这必须通过使用较厚的聚乙烯垫片来补偿，从而抬高胫骨关节线。这在具有固定屈曲和内翻或外翻畸形的膝关节中尤为常见。在这些病例中，股骨后髁偏心距可以是正常的

- 使用过厚的垫片会使屈曲间隙过紧：这也会抬高胫骨关节线。如前所述，屈曲间隙不应太紧

- 胫骨截骨不足：在大多数膝关节置换系统

中，胫骨假体和垫片的厚度为10 mm或以上。因此，这就要求最低程度的胫骨截骨，以避免抬高胫骨关节线

伴或不伴固定屈曲的膝外翻软组织平衡

对于严重的膝外翻，作者使用标准内侧入路，而不考虑其畸形。如图5.11所示，严重的膝外翻畸形通常会得到显著纠正。后外侧关节囊紧张使关节不能完全被动矫正和完全伸直。

在膝外翻中，胫骨的准备往往比膝内翻更简单。胫骨缺损往往较小，并且包含在皮质边缘趋于完整的区域。从正常内侧测量的胫骨截骨厚度通常应小于10 mm。膝外翻的情况并不少见，胫骨截骨通常比膝内翻更为保守。与膝内翻一样，一旦胫骨截骨完成且清除所有骨赘，则进行股骨前后截骨。同样，与严重膝内翻相比，股骨后髁骨赘通常较少，但任何骨赘及游离体和半月板或交叉韧带的残端都需要被去除。然后，与所有膝关节一样，作者进行初始5°股骨远端外翻预截骨，这意味着Whiteside线保持完整，如图5.6a所示。伸直间隙的评估方法与膝内翻完全相同。然而，与膝内翻不同的是，如果术前外翻畸形为10°或以上，2/3的病例需要松解后关节囊[30]。在外翻膝中，使用流程图5.2所示的策略评估伸直间隙。如果内侧和外侧间隙之间的差值≥6 mm，如图5.12所示，则进行后外侧关节囊切开术。

根据作者的经验，腘肌腱从不紧张，也没有被刻意切开过，但其外侧位于紧张的后外侧关节囊边缘，如图5.13所示。使用尖刀将宽度约为10 mm的紧张的纤维分开，此时可以明显看到关节的外侧打开了。这同时矫正了固定屈曲畸形和外翻畸形。外翻畸形的矫正如图5.13所示。作者不认为髂胫束松解有助于固定外翻畸形，很少（5.8%）被松解[30]。

如果内侧和外侧间隙之间的差距为2~5 mm或更小，则如流程图5.2中的策略所示，通过在6°或更大的外翻角度下进行截骨来平衡间隙。

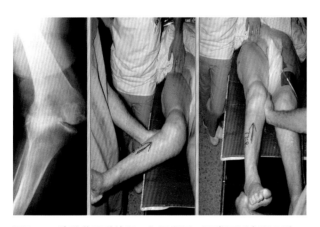

图5.11 膝关节严重外翻。如图所示，通常可以实现几乎完全的被动矫正

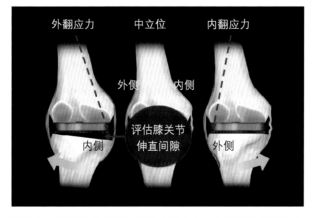

图5.12 膝关节伸直的外翻和内翻应力。如果施加外翻应力时，内侧和外侧间隙之间的差值为6 mm或以上，则需要松解后外侧关节囊

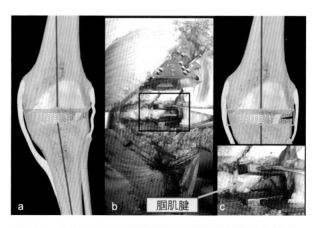

图5.13 （a）显示了后外侧关节囊松解前的膝关节外观。（b）显示了后外侧关节囊紧张的位置，紧张部位在腘肌腱的外侧。（c）显示了松解后的外观

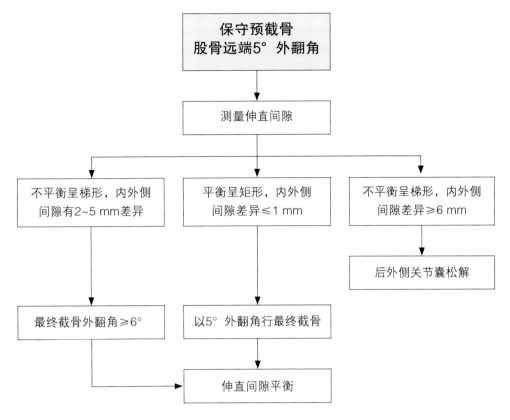

流程图5.2　平衡外翻膝关节伸直间隙的策略。它基于内侧和外侧伸直间隙之间的差异

这不会抬高关节线，但会从较紧的外侧截除更多的骨。即使在后外侧关节囊松解后，也常常需要在更大的角度下进行外翻截骨。

对于II型膝外翻，如果SMCL已经被拉伸或强度减弱，则需要谨慎处理。在这种情况下，膝关节在伸直时不应完全追求平衡，但在间隙块插入后，伸直间隙应保持内侧闭合。换句话说，除非施加外翻应力，否则内侧不应有间隙。II型膝外翻往往发生在对行走需求不大的老年女性患者中，由于SMCL的前束正常，膝关节在屈曲时保持稳定，这些患者不会抱怨膝关节不稳定。而后可以进行最终的股骨远端截骨，股骨应如图5.6b所示，继而可以进行最终四合一截骨。

膝关节反屈畸形

从本质上讲，膝关节反屈畸形与固定屈曲畸形相反。在固定屈曲畸形中，伸直间隙小于屈曲间隙，而在反屈畸形中则相反，因此，抬高胫骨上的关节线是有益的。此外，抬高股骨后关节线或减少股骨后髁偏心距是有益的。与固定屈曲不同，我们需要使屈曲间隙变大，然后通过保守的股骨远端截骨来保持伸直间隙，同时，关键是不要松解软组织。

髌股关节轨迹不良或半脱位

作者在最终置入假体后评估髌股关节轨迹。基本上有2种情况。首先，由软组织失衡导致正常形态的髌骨出现轨迹不良；其次，髌骨股骨外侧关节面发生髌股关节骨关节炎（patellofemoral osteoarthritis，PFOA）导致髌骨畸形引起轨迹不良。这种情况经常与胫股关节退行性变合并发生，但也可以单独发生。对于如何通过手术治疗孤立性PFOA存在争议，许多外科医生选择髌骨表面置换。然而，在这种情况下，作者仍然坚持从不置换髌骨[23、24]。他们将适宜的髌骨轨迹定义为在没有缝合线或拇指按压的情况下，当膝关节弯曲超过90°时，髌骨的内侧关节面与股骨内侧髁贴合，如图5.14中的"松解后"图片所示。

软组织失衡导致髌股轨迹不良

在这种情况下，重要的是松开止血带重新检查髌骨轨迹。通常，随着止血带的松开，股四头肌的限制减少，髌骨将有正常轨迹。如果髌骨仍不能正确活动则进行完全松解。止血带仍保持松开，助手将膝关节完全伸直，使得伸膝装置放松。然后，外科医生将一手手指放在髌骨下，向前和横向拉动髌骨，从而使外侧支持带处于紧张状态。然后用尖刀从髌骨下方到髌骨上方从内侧切开外侧支持带，有一束清晰的股外侧肌腱需要切除。此时膝上外侧动脉被切断，需要进行止血。作者从未置换过髌骨，也从未见过髌骨缺血性坏死的病例。一旦松解，外科医生应能感觉到外侧支持带的松弛，髌骨获得正确的轨迹，如图5.14b所示。如果髌骨没有正确的轨迹，应将残

留的支持带松解。一旦髌骨轨迹适宜，确保在开始缝合伤口之前止血。

髌骨畸形导致髌股轨迹不良

这通常发生在髌骨Sperner 4级畸形的PFOA中[31]，在这种情况下，作者会进行"髌骨成形术"（去除异常骨赘），如图5.15所示，该图显示了如何去除骨赘。在这样做的时候，缺乏经验的外科医生经常认为切除了太多的侧面，因此有一句话是"如果你不认为你切除的太多，那就是切除的不够"。根据作者的经验，在髌骨成形后，髌骨始终保持正确的轨迹，而无须松解外侧支持带。因此，这是一个非常令人满意的操作步骤。

如图5.15所示，成形术分3个步骤进行。首先，膝关节完全伸直，助手用巾钳将髌骨外翻并保持在该位置。其次，用锯在髌骨外侧关节面上进行截骨，这种截骨需要激进一些。最后，一旦进行了截骨术，就要用锐器切除骨碎片。图5.15（d附加图）显示了骨碎片切除后的外观及术后的X线片。

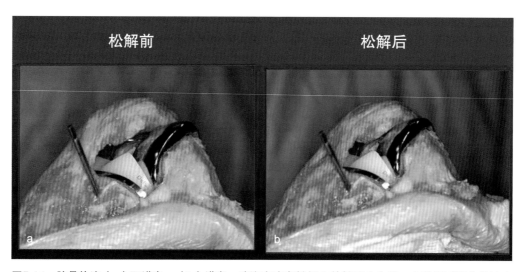

图5.14　髌骨轨迹（a）不满意，（b）满意。建议在决定松解之前松开止血带，在松解过程中保持止血带松开

术后处理

伤口用Vicryl分层缝合。作者使用布比卡因局部浸润辅助术后镇痛。皮肤缝合线为未染色的vicryl 2-0（Ethicon®），使用连续水平缝合技术。作者不使用皮肤夹。伤口用Aquacel®和DuoDERM®（ConvaTec，Greensboro，NC）包扎。然后，作者使用专门设计的支具将膝关节固定在90°屈曲位，最多6小时。他们认为这可以降低腓总神经损伤的风险，也可以减少失血[32]。患者在与物理治疗师完成上下楼梯练习后被认为适合出院，75%以上的患者在术后第三天出院，他们不需要常规进行术后物理治疗[33]。静脉血栓栓塞预防用药为每天150 mg阿司匹林，持续6周，约10%的高危患者使用依诺肝素治疗4周。出院后，所有患者都会接到5天的电话随访，然后分别在3个月和1年时进行门诊复查。如果1年后没有问题，则手术时年龄在75岁或以上的患者将不再随访，其余患者计划在15年后复查。

结论

作者的软组织平衡理论基于这样一个假设，即内侧和外侧副韧带不挛缩，因此无论膝关节是否畸形，都不应松解。作者还认为，应该尝试恢复术前状态，而不一定是中位机械轴。这一理念确实与传统的理论背道而驰，因为传统的理论坚定地指出，没有正常力线的膝关节会增加早期失败的风险[20-22]。尽管现在有一些证据表明，与机械轴相比，膝关节内翻或外翻超过3°并不一定有更高的失败率[18, 19]。

在股骨远端进行外翻5°的初始"预截骨"，然后根据需要来测定最终需要截除的骨量，以实现完全伸直，并调整角度以平衡软组织。这项技术还取决于彻底地去除骨赘，必要时松解后内侧或后外侧关节囊，膝内翻很少需要前一种方法，但膝外翻经常用到后一种方法。从本质上讲，作者提出在TKA中以截骨来平衡软组织，而不是用传统方法，即松解软组织以平衡截骨。

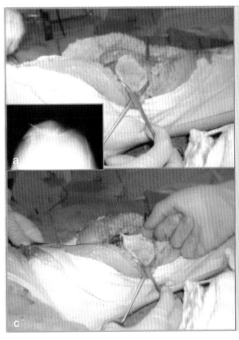
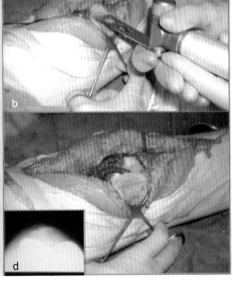

图5.15 髌骨成形术（a和d附加X线片）

提示和技巧

- 作者的假设是，侧副韧带不参与关节炎疾病进程，因此不会导致膝内翻或外翻的挛缩畸形。作者的目标并不是恢复中位机械轴力线，而是考虑患者个体的下肢力线并进行适当调整
- 作者认为，在膝外翻中，即使存在严重畸形，也不应松解侧副韧带、髂胫束、腘肌腱和腓肠肌外侧头
- 在所有的初次全膝关节置换术中，作者遵循保守的软组织处理方法。除了切除交叉韧带外，他们切除或松解的唯一其他结构是因病理因素导致紧张的后关节囊
- 作者认为，通过改变股骨远端截骨的外翻角度，并在必要时选择性松解后关节囊来实现伸膝状态下的膝关节间隙平衡

参考文献

1. Bottros J, Gad B, Krebs V, Barsoum WK. Gap balancing in total knee arthroplasty. J Arthroplasty 2006;21(4, Suppl 1):11–15

2. Insall J. A midline approach to the knee. J Bone Joint Surg Am 1971;53(8):1584–1586

3. Jacobs WCH, Clement DJ, Wymenga AB. Retention versus removal of the posterior cruciate ligament in total knee replacement: a systematic literature review within the Cochrane framework. Acta Orthop 2005;76(6):757–768

4. Logan MC, Williams A, Lavelle J, Gedroyc W, Freeman M. What really happens during the Lachman test? A dynamic MRI analysis of tibiofemoral motion. Am J Sports Med 2004;32(2):369–375

5. Tokuhara Y, Kadoya Y, Nakagawa S, Kobayashi A, Takaoka K. The flexion gap in normal knees. An MRI study. J Bone Joint Surg Br 2004;86(8):1133–1136

6. Wylde V, Hewlett S, Learmonth ID, Dieppe P. Persistent pain after joint replacement: prevalence, sensory qualities, and postoperative determinants. Pain 2011; 152(3):566–572

7. Whiteside LA. Ligament release and bone grafting in total arthroplasty of the varus knee. Orthopedics 1995;18(2):117–123

8. Whiteside LA. Correction of ligament and bone defects in total arthroplasty of the severely valgus knee. Clin Orthop Relat Res 1993;(288):234–245

9. Scuderi GR, Insall JN. Fixed varus and valgus deformities. In: Lotke P, editor. Knee Arthroplasty. New York, NY: Raven Press, Ltd; 1995

10. Miyasaka KC, Ranawat CS, Mullaji A. 10- to 20-year followup of total knee arthroplasty for valgus deformities. Clin Orthop Relat Res 1997;(345):29–37

11. Stehlík J, Musil D, Held M, Stárek M. [Z-plasty for valgus deformity in total knee arthroplasty]. Acta Chir Orthop Traumatol Cech 2006;73(3):169–175

12. Galinat BJ, Vernace JV, Booth RE Jr, Rothman RH. Dislocation of the posterior stabilized total knee arthroplasty. A report of two cases. J Arthroplasty 1988; 3(4):363–367

13. Karachalios T, Sarangi PP, Newman JH. Severe varus and valgus deformities treated by total knee arthroplasty. J Bone Joint Surg Br 1994;76(6):938–942

14. Stern SH, Moeckel BH, Insall JN. Total knee arthroplasty in valgus knees. Clin Orthop Relat Res 1991;(273):5–8

15. Krackow KA, Jones MM, Teeny SM, Hungerford DS. Primary total knee arthroplasty in patients with fixed valgus deformity. Clin Orthop Relat Res 1991;(273):9–18

16. Clarke HD, Scott WN, Insall JN, Pederson H, Math K. Section I basic science: Anatomy. In: Insall & Scott's Surgery of the Knee. 4th ed. New York, NY: Churchill Livingstone; 2006. pp. 61–63

17. Whiteside LA. Soft tissue balancing: the knee. J Arthroplasty 2002;17(4, Suppl 1):23–27

18. Bonner TJ, Eardley WGP, Patterson P, Gregg PJ. The effect of post-operative mechanical axis alignment on the survival of primary total knee replacements after a follow-up of 15 years. J Bone Joint Surg Br 2011;93(9): 1217–1222

19. Parratte S, Pagnano MW, Trousdale RT, Berry DJ. Effect of postoperative mechanical axis alignment on the fifteen-year survival of modern, cemented total knee replacements. J Bone Joint Surg Am 2010;92(12): 2143–2149

20. Mullaji A, Kanna R, Marawar S, Kohli A, Sharma A. Comparison of limb and component alignment using computer-assisted navigation versus image intensifierguided conventional total knee arthroplasty: a prospective,

randomized, single-surgeon study of 467 knees. J Arthroplasty 2007;22(7):953–959

21. Ritter MA, Faris PM, Keating EM, Meding JB. Postoperative alignment of total knee replacement. Its effect on survival. Clin Orthop Relat Res 1994;(299):153–156

22. Windsor RE, Scuderi GR, Moran MC, Insall JN. Mechanisms of failure of the femoral and tibial components in total knee arthroplasty. Clin Orthop Relat Res 1989;(248):15–19, discussion 19–20

23. Burnett RS, Haydon CM, Rorabeck CH, Bourne RB. Patella resurfacing versus nonresurfacing in total knee arthroplasty: results of a randomized controlled clinical trial at a minimum of 10 years' follow-up. Clin Orthop Relat Res 2004;(428):12–25

24. Thompson NW, Ruiz AL, Breslin E, Beverland DE. Total knee arthroplasty without patellar resurfacing in isolated patellofemoral osteoarthritis. J Arthroplasty 2001;16(5):607–612

25. Mockford BJ, Beverland DE. Secondary resurfacing of the patella in mobile-bearing total knee arthroplasty. J Arthroplasty 2005;20(7):898–902

26. Boldt JG, Stiehl JB, Hodler J, Zanetti M, Munzinger U. Femoral component rotation and arthrofibrosis following mobile-bearing total knee arthroplasty. Int Orthop 2006;30(5):420–425

27. Bellemans J, Banks S, Victor J, Vandenneucker H, Moemans A. Fluoroscopic analysis of the kinematics of deep flexion in total knee arthroplasty. Influence of posterior condylar offset. J Bone Joint Surg Br 2002; 84(1):50–53

28. Araborí M, Matsui N, Kuroda R, et al. Posterior condylar offset and flexion in posterior cruciate-retaining and posterior stabilized TKA. J Orthop Sci 2008;13(1): 46–50

29. Hanratty BM, Thompson NW, Wilson RK, Beverland DE. The influence of posterior condylar offset on knee flexion after total knee replacement using a cruciatesacrificing mobile-bearing implant. J Bone Joint Surg Br 2007;89(7):915–918

30. Pagoti R, O'Brien S, Doran E, Beverland D. Unconstrained total knee arthroplasty in significant valgus deformity: a modified surgical technique to balance the knee and avoid instability. Knee Surg Sports Traumatol Arthrosc 2015

31. Sperner G, Wanitschek P, Benedetto KP, Glötzer W. [Late results in patellar fracture]. Aktuelle Traumatol 1990;20(1):24–28

32. Napier RJ, Bennett D, McConway J, et al. The influence of immediate knee flexion on blood loss and other parameters following total knee replacement. Bone Joint J 2014;96-B(2):201–209

33. Mockford BJ, Thompson NW, Humphreys P, Beverland DE. Does a standard outpatient physiotherapy regime improve the range of knee motion after primary total knee arthroplasty? J Arthroplasty 2008;23(8):1110–1114

膝内翻全膝关节置换术

作者　K. J. Reddy，S. R. K. Deekshith

译者　冯　辉　　审校　蔡　宏

引言

  膝关节内翻畸形的定义是指胫骨相对于股骨内翻（图6.1）。机械轴从膝关节中心向内侧偏移，内侧间室负荷过重。内翻畸形比外翻畸形更常见，在性别上没有明显差异。膝内翻也可以说是胫骨相对于股骨的外侧半脱位。膝内翻畸形源于胫骨侧，与之相对，外翻畸形则源于股骨侧。膝内翻全膝关节置换（TKA）的目的不仅是置换受损的关节面，而且要保持良好的软组织平衡及纠正力线。

术前评价

大多数膝关节内翻畸形是由骨关节炎引起的，畸形出现在关节内，逐渐进展，最后导致严重残疾。关节外内翻畸形由发育不良、佝偻病或骨折畸形愈合引起。

术前应该仔细检查膝关节。需评估膝关节负重下的力线、步态、压痛、活动范围、内翻畸形程度、屈曲挛缩和不稳定。这种长期的力线改变会导致内侧软组织挛缩或伴有外侧软组织松弛，畸形会逐渐加重[1, 2]。

外翻应力试验

该试验应在屈曲30°时进行。如果畸形可以通过外翻应力纠正，这说明内翻主要是由骨和软骨磨损引起的。严重的膝内翻时内侧韧带挛缩，畸形则无法矫正。

内翻应力试验

该试验也在屈曲30°时进行。它被用来评估外侧副韧带（LCL）的松弛程度。

影像学

需要进行膝关节前后位（AP）和侧位X线

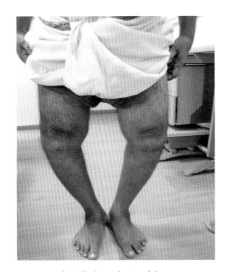

图6.1　膝关节内翻畸形一例

摄片，包括全负重AP视图和髋–踝全长站立位视图[3]。髋–踝全长正位视图可以显示下肢力线和机械轴（图6.2）。

髋关节中心、股骨切迹和踝关节形成髋–膝–踝（hip–knee–ankle，HKA）角。内翻程度可以通过机械轴与HKA角来计算（图6.3）。也

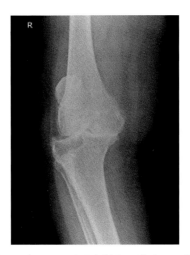

图6.2　膝内翻有胫骨平台内侧缺损且常出现胫骨外侧半脱位

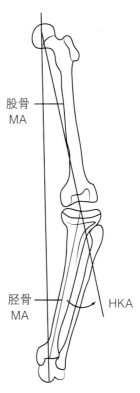

图6.3　髋关节中心、股骨切迹和踝关节形成髋–膝–踝（HKA）角。内翻的程度可以通过机械轴（mechanical axis，MA）和HKA角来评估

可以用机械胫骨角（mechanical tibial angle，MTA）和机械股骨角（mechanical femoral angle，MFA）来计算。

机械胫骨角是胫骨机械轴与胫骨平台水平线之间的夹角。机械股骨角是股骨机械轴与股骨髁远端切线之间的内角。

内翻膝的解剖

术前应了解膝关节内侧结构的基本解剖（图6.4）。

内侧副韧带和后斜韧带

内侧副韧带浅层（SMCL）起于股骨内上髁，止于胫骨近端的内侧，是限制膝关节外翻的主要结构，它在屈曲90°时最紧张。后斜韧带（posterior oblique ligament，POL）是SMCL的一部分，其纤维从胫骨近端上部斜形走行，膝关节完全伸展时张力最大。

半膜肌腱

半膜肌（semimembranosus，SM）腱走行于胫骨后内侧，并与POL和后关节囊形成复合

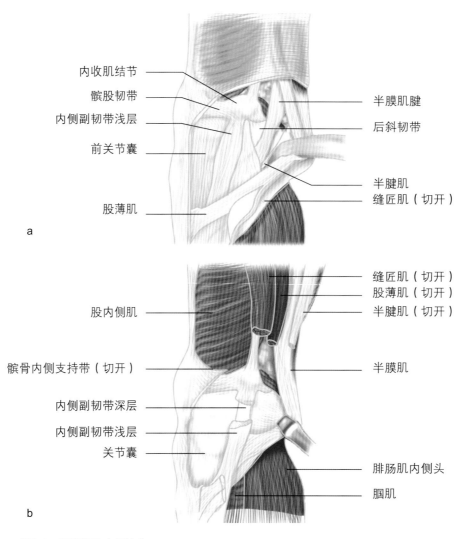

内收肌结节
髌股韧带
内侧副韧带浅层
前关节囊
股薄肌
半膜肌腱
后斜韧带
半腱肌
缝匠肌（切开）
a

股内侧肌
髌骨内侧支持带（切开）
内侧副韧带深层
内侧副韧带浅层
关节囊
缝匠肌（切开）
股薄肌（切开）
半腱肌（切开）
半膜肌
腓肠肌内侧头
腘肌
b

图6.4　膝关节的内侧结构

体。它主要影响伸直间隙，只有在严重的内翻和屈曲畸形时才需要松解。

鹅足肌腱

鹅足肌腱由缝匠肌、股薄肌和半腱肌的肌腱组成，从上到下依次排列，位于胫骨近端前嵴内侧。这些肌腱也会影响伸直间隙。一般情况下，这些肌腱不需要被松解，除非其他结构被松解后仍然存在明显的内翻。

后交叉韧带

后交叉韧带（PCL）是膝关节的后内侧结构。它的主要功能是稳定膝关节。在极度屈曲时韧带最为紧张。膝内翻时常伴有PCL挛缩。

外科手术技术

方法

取标准的膝关节正中切口切开皮肤，然后行内侧髌旁关节切口暴露膝关节。应注意尽量减少伸膝装置的张力，并防止髌腱从胫骨结节处撕裂。

初步内侧暴露

去除内侧半月板前角可暴露内侧胫骨平台和内侧副韧带远端（distal medial collateral ligament，DMCL）之间的区域。DMCL可以用弯曲的骨刀进行松解，骨刀从平台和韧带之间向后方剥离，然后切除前交叉韧带。接下来通过使用手术刀或电刀进行骨膜下剥离胫骨前内侧软组织袖套，使其松解到关节线下方1~2 cm处[4~6]（图6.5）。然后将胫骨放置于屈曲和外旋位，并使其脱位于股骨前方。去除所有股骨和胫骨周围骨赘（图6.6），去除这些骨赘有助于进一步松解内侧结构。与膝外翻不同，膝内翻需在伸直位时保持平衡，然后通过适当的股骨侧旋转使其在弯曲时保持平衡。对于许多内翻膝而言，这种初步的内侧软组织松解和骨赘去除足以实现膝关节伸直时的内外侧平衡[7]。然而，对于严重内翻的膝关节，需要进一步的额外松解。

胫骨截骨

正常情况下，使用测量截骨法进行胫骨和

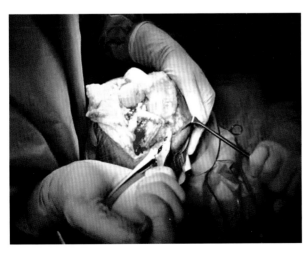

图6.5 初步内侧松解

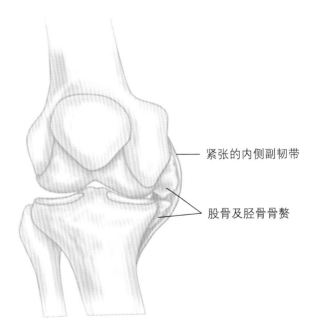

紧张的内侧副韧带

股骨及胫骨骨赘

图6.6 去除骨赘有助于进一步松解内侧结构

股骨截骨。胫骨前脱位后进行初始胫骨截骨。截骨量以完整的外侧平台为参照。应用髓外或者髓内导向器，胫骨截骨面垂直于胫骨机械轴，截除8~10 mm的外侧胫骨平台[8]，截除时应保持3°~5°的后倾角度。截骨后可能出现内侧骨缺损，不应试图通过额外的外侧截骨来消除现有的内侧骨缺损[8, 9]，这些内侧骨缺损可以通过骨水泥、金属垫块或者植骨来修复[10, 11]。然后测量胫骨平台面大小，对于需要额外松解的严重膝内翻，通常采用胫骨平台假体外置和内侧缩容技术以实现充分的平衡。

胫骨平台假体外置和内侧缩容技术[12]

在这种技术中，选择比测量的胫骨平台小一个尺寸的假体（图6.7）。然后，将胫骨试体横向移动到外侧胫骨平台的边缘，试体必须与胫骨旋转方向正确对齐。用笔标记胫骨平台内侧部分的增生骨，用骨刀仔细去除增生骨赘（图6.8）。附着在骨赘上的内侧副韧带必须在骨赘移除前剥离，并小心保护。可以用咬骨钳、锯或骨刀去除骨赘，对于胫骨的硬化表面，必须钻孔以便固定骨水泥。

股骨截骨

常规方式进行股骨远端截骨。相对于股骨解剖轴进行5°~7°的外翻截骨，术前模板有助于评估股骨内侧髁和股骨外侧髁的骨量。股骨远端截骨的骨量与假体的厚度有关，如果屈曲挛缩超过15°，可增加股骨远端截骨量。

股骨侧假体外旋

股骨侧假体适当外旋对于平衡屈曲间隙以最大限度地提高屈曲稳定性是必要的，这是在膝关节伸直平衡后进行的。大多数全膝关节系统都有不同大小的股骨截骨导向器，前后截骨导向器定位时有相应的孔道以确保假体有3°的外旋。严重膝内翻的患者股骨内侧髁常增生，因此，严重

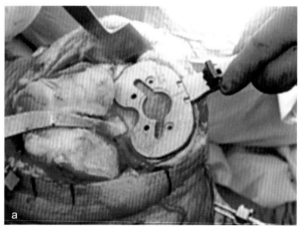

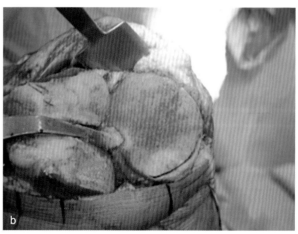

图6.8 没有被胫骨试体覆盖的胫骨被标记出来并切除

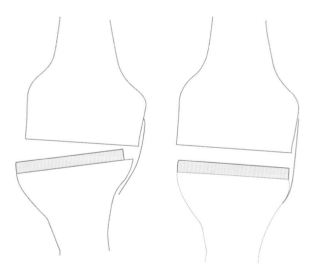

图6.7 胫骨假体外置和内侧缩容技术（此图由Dixon等提供[12]）

的膝内翻患者股骨侧截骨时需要增加股骨侧的外旋。调整AP截骨导向器上的孔道时，内侧孔道相对于外侧孔道向上抬起，直到孔道平行于胫骨截骨面（图6.9）。外侧孔道必须保持解剖位置，只有内侧孔道向上抬起时，可以增加所需的

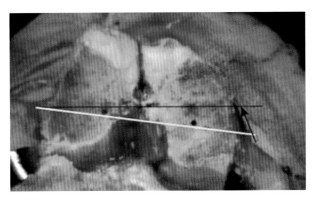

图6.9　严重膝内翻通常需要更多的外旋角度（箭头）来平衡屈曲间隙

外旋，并增加内侧的屈曲间隙。由此，内侧间隙的挛缩得到解决。

膝关节严重畸形的软组织松解

前面提到的初步内侧松解和截骨足以实现大多数膝内翻关节的适当平衡。然而，严重膝内翻通常需要额外的内侧松解[13, 14]（图6.10～6.12）。

内侧软组织松解是膝内翻TKA的主要步骤之一。这种松解的目的是在股骨和胫骨的截骨面之间形成一个矩形间隙，创造相等的屈曲和伸直间隙。松解不彻底会导致残余畸形、活动范围受限、聚乙烯磨损加速甚至过早松动。相反，过度松解会导致关节不稳定。

最初的松解包括内侧副韧带远端、后内侧

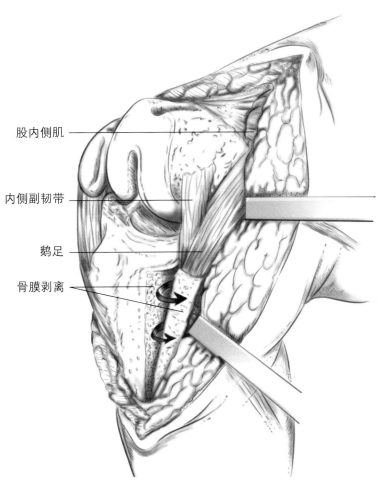

股内侧肌

内侧副韧带

鹅足

骨膜剥离

图6.10　骨膜下剥离松解深层内侧副韧带

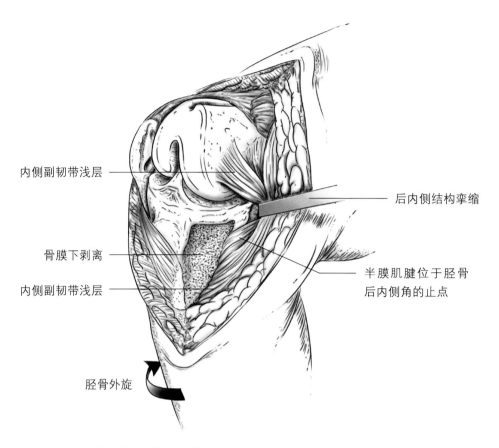

图6.11 严重畸形时,半膜肌腱可能必须松解

内侧副韧带浅层

后内侧结构挛缩

骨膜下剥离

内侧副韧带浅层

半膜肌腱位于胫骨
后内侧角的止点

胫骨外旋

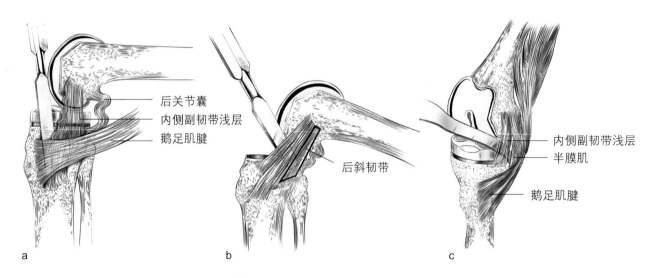

后关节囊
内侧副韧带浅层
鹅足肌腱

后斜韧带

内侧副韧带浅层
半膜肌

鹅足肌腱

a   b   c

图6.12 鹅足肌腱、后斜韧带、半膜肌腱应按顺序松解,以处理严重内翻畸形

角，并切除所有骨赘，这通常在标准手术过程中进行。屈曲内翻畸形可能需要进一步松解后斜韧带（POL）和后内侧关节囊，这可以通过弯曲的骨刀或骨膜剥离器实现。注意不要损伤后方结构，包括血管。

如果仍有内侧紧张和屈曲挛缩导致的不平衡，则需要对半膜肌腱进行松解，半膜肌腱的松解对伸直间隙的影响大于对屈曲间隙的影响。把膝关节摆成"4"字有利于暴露这些结构和进一步的松解。

内侧松解的最后一步是对SMCL的松解，这是很少需要的，仅针对那些不能通过前面讨论的步骤矫正的严重畸形。这个过程可以通过以下两种技术之一来完成。

第一种技术是拉花式松解术（pie-crusting）[15, 16]。它最初用于外翻膝的髂胫束松解，通过在挛缩的韧带或肌腱最紧的部分进行多次松解，从而有效地延长了韧带和肌腱的长度。使用11号刀片对内侧副韧带浅层的致密纤维进行松解，这一过程可以单独并特异性延长内侧副韧带浅层6～8 mm，松解前束可影响屈曲间隙，松解后束可影响伸直平衡。因此，拉花式松解术可以通过使用撑开器拉伸韧带从内向外或从外向内逐步完成。或者，使用19号穿刺针以垂直或略斜的方式刺穿内侧副韧带浅层中最紧张的纤维（图6.13）。

另一种技术是典型的骨膜下内侧副韧带松解术，由Insall描述[17]，这种松解分阶段向远端进行，直到获得足够的松解。它有可能在手术松解时或在术后早期活动过程中继发内侧结构损伤，进而发生灾难性后果。

内侧软组织松解的顺序已在流程图6.1中总结。

残余外侧松弛

在严重的内翻畸形中，即使在显著的内侧松

解后，残余外侧韧带松弛可能仍然存在。这种残留松弛会导致术后内翻的复发，并最终导致关节置换失败。术中残余外侧松弛的判定标准如下。

- 股骨和胫骨截骨后存在机械力线的内翻
- 当膝关节处于仰卧休息位时，外侧间隙开口
- 内翻应力试验阳性

这种残余外侧松弛可以通过3种技术来解决。第一种技术是增加内侧松解的量，并使用更厚的衬垫来收紧外侧。第二种技术是紧缩外侧副韧带，从而收紧外侧结构[18]：外侧副韧带可在股骨附着部向近端移位，用垫圈和螺钉固定。第三种技术是腓骨头移位[2]。将腓骨近端钻孔，以便以后固定，在保护腓总神经的情况下行腓骨近端横行截骨。膝关节试体就位后，腓骨近端及其附着的外侧副韧带止点向远端移位，直到外侧间隙充分收紧。切除多余的重叠骨，用内固定将腓骨头固定到剩余的腓骨上。

严重的内翻畸形常伴有胫骨内旋。它可以通过限制性假体或联合TKA和去旋转截骨术来矫正。然而，通常最好接受畸形这一结果，并预先告知患者术后畸形将持续存在。

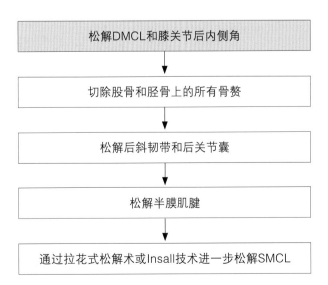

流程图6.1　显示内侧软组织松解顺序的方法。DMCL，内侧副韧带远端；SMCL，内侧副韧带浅层

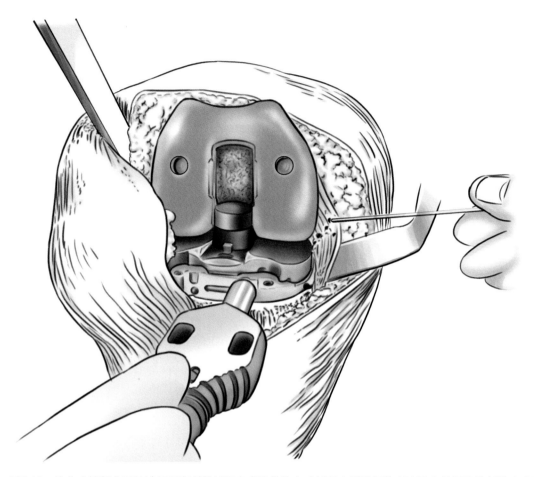

图6.13　拉花式松解术可通过19号穿刺针以垂直或略斜的方式刺穿内侧副韧带（MCL）最紧张的纤维来实现

术后康复

切口闭合及术后康复与标准TKA相同。

并发症

内翻膝关节置换术的并发症常与软组织平衡和间隙平衡相关。不充分的松解会导致间隙不平衡，导致假体不对称磨损，进一步导致全膝关节置换术早期失败。内侧软组织结构松解过度也很常见，可以通过周期性检查间隙平衡来避免这种情况的发生。在松解或拉花式松解过程中可能会出现内侧副韧带浅层和深层完全切断，这是最难处理的问题。过度松解的内侧副韧带可以通过使用带线锚钉或螺钉将其固定在胫骨前内侧进行拉紧。内侧副韧带的完全切断需要修复或可能需要使用限制性假体。

提示和技巧

- 适当的术前评估和X线检查有助于确定截骨水平和力线
- 应按顺序依次松解内侧软组织结构。松解应逐毫米进行，并间歇性地评估间隙。避免无意义的松解。前内侧软组织的骨膜下松解应谨慎进行
- 2~3 mm的外侧松弛是可以接受的，与假体匹配
- 在进一步内侧松解之前，应先去除任何骨赘
- 胫骨平台内侧骨缺损可使用骨水泥、骨水泥配合螺钉、骨移植或金属垫块（图6.14）

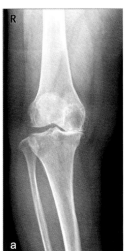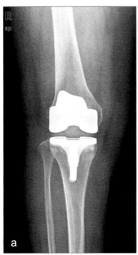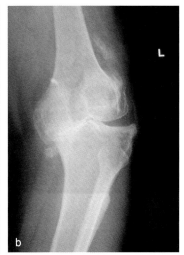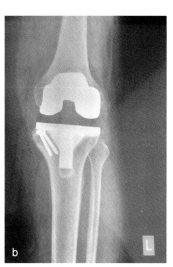

图6.14　骨缺损可能需要（a）金属垫块或（b）螺钉固定

参考文献

1. Laskin RS, Schob CJ. Medial capsular recession for severe varus deformities. J Arthroplasty 1987;2(4):313–316

2. Teeny SM, Krackow KA, Hungerford DS, Jones M. Primary total knee arthroplasty in patients with severe varus deformity. A comparative study. Clin Orthop Relat Res 1991;273(273):19–31

3. Robbins GM, Masri BA, Garbuz DS, Duncan CP. Preoperative planning to prevent instability in total knee arthroplasty. Orthop Clin North Am 2001;32(4):611–626, viii

4. Mihalko WM, Saleh KJ, Krackow KA, Whiteside LA. Softtissue balancing during total knee arthroplasty in the varus knee. J Am Acad Orthop Surg 2009;17(12):766–774

5. Saeki K, Mihalko WM, Patel V, et al. Stability after medial collateral ligament release in total knee arthroplasty. Clin Orthop Relat Res 2001;(392):184–189

6. Matsueda M, Gengerke TR, Murphy M, Lew WD, Gustilo RB. Soft tissue release in total knee arthroplasty. Cadaver study using knees without deformities. Clin Orthop Relat Res 1999;(366):264–273

7. Mihalko WM, Whiteside LA, Krackow KA. Comparison of ligament-balancing techniques during total knee arthroplasty. J Bone Joint Surg Am 2003;85-A(Suppl 4): 132–135

8. Brooks P. Seven cuts to the perfect total knee. Orthopedics 2009;32(9):680

9. Plaskos C, Hodgson AJ, Inkpen K, McGraw RW. Bone cutting errors in total knee arthroplasty. J Arthroplasty 2002;17(6):698–705

10. Dorr LD, Ranawat CS, Sculco TA, McKaskill B, Orisek BS. Bone graft for tibial defects in total knee arthroplasty. 1986. Clin Orthop Relat Res 2006;446(446):4–9

11. Cuckler JM. Bone loss in total knee arthroplasty: graft augment

and options. J Arthroplasty 2004; 19(4, Suppl 1) 56–58

12. Dixon MC, Parsch D, Brown RR, Scott RD. The correction of severe varus deformity in total knee arthroplasty by tibial component downsizing and resection of uncapped proximal medial bone. J Arthroplasty 2004; 19(1):19–22

13. Engh GA. The difficult knee: severe varus and valgus. Clin Orthop Relat Res 2003;(416):58–63

14. Whiteside LA, Saeki K, Mihalko WM. Functional medical ligament balancing in total knee arthroplasty. Clin Orthop Relat Res 2000;(380):45–57

15. Bellemans J. Multiple needle puncturing: balancing the varus

knee. Orthopedics 2011;34(9):e510–e512

16. Meneghini RM, Daluga AT, Sturgis LA, Lieberman JR. Is the pie-crusting technique safe for MCL release in varus deformity correction in total knee arthroplasty? J Arthroplasty 2013;28(8):1306–1309

17. Insall JN. Surgical approaches to the knee joint. In Insall JN, editor. Surgery of Knee. New York, NY; 1988, Churchill-Livingstone, pp 41–54

18. Krackow KA, Philips MJ, Mihalko WM. Ligament advancement techniques in primary and revision total knee arthroplasty. Tech Knee Surg 2003;3:138–143

7

严重膝外翻畸形的初次全膝关节置换术

作者　Jaroslaw Czekaj，Timothy Lording，Sébastien Lustig

译者　冯　辉　　审校　蔡　宏

引言

　　膝外翻关节炎比膝内翻关节炎少见，其发病率在接受初次全膝关节置换术（TKA）的人群中为10%～15%[1]。膝外翻时，外科医生会使用相同的技术设备，然而，其在手术入路和手术操作流程等方面与膝内翻时相比有很大差异。与后者相比，膝外翻在手术入路的选择、软组织平衡策略、韧带松解的顺序、植入物的位置及它们的限制程度上都有很大的不同。这些问题，以及磨损所引起骨缺损的处理，必须在术前准备期间充分考虑，可能需要根据术中情况调整手术方案。作者强调了术前计划的重要地位，该计划基于放射学数据评估和体格检查，允许对畸形进行分期并采用合适的手术策略。

　　膝关节外翻畸形最主要的难点在于正确的屈伸间隙平衡，以保持膝关节的稳定性，实现良好的髌骨轨迹，并确保骨–植入物界面的充分覆盖。

　　在本章中，作者将讨论上述问题，并重点关注膝外翻TKA的特殊性。

回顾膝外翻畸形

正常髋-膝-踝（HKA）角的平均值为（178.8°±2.2°），当该值大于181°时，考虑膝外翻[2]。正常的膝关节力线是稍微偏向膝关节中心内侧的。在步行的单腿站立阶段，膝关节必须承受超过体重4～6倍的重量的变化，内侧间室和外侧间室承受的比例分别为3/4和1/4[3]。在外翻膝中，股骨胫骨外侧间室的严重超负荷导致其软骨和骨在冠状面并渐进性地在矢状面出现磨损，主要影响胫骨、股骨接触面的后外侧部分。

在早期阶段，由于外侧结构逐渐挛缩，外翻畸形发展到僵硬状态，并且伴随着外侧控制胫骨和股骨稳定的肌群的收缩，外侧肌群对胫骨具有外旋作用。在前几章描述的晚期阶段，这些变化伴随着关节内侧松弛和功能不全，尤其是内侧副韧带（MCL）（图7.1）。

胫骨相对于股骨的外旋对髌股关节有重要影响，它增加了髌骨上的Q角和侧向位移力，使髌骨外侧过载，对髌骨轨迹产生负面影响，甚至导致髌骨脱位。在截骨、韧带平衡和植入物旋转定位时必须考虑到前几章描述的结构变化，以避免不满意的下肢力线、髌骨轨迹不良或术后膝关节不稳定（图7.2）。

外翻畸形可以是先天性的，也可以是后天性的。

先天性外翻畸形主要为双侧，畸形源于关节外，大部分位于股骨侧，较少位于胫骨侧。如果胫骨或股骨在膝外翻中起重要作用，对屈伸间隙有不同的侧向影响，则必须考虑截骨矫

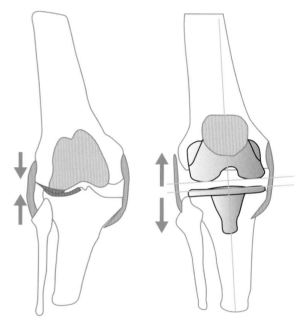

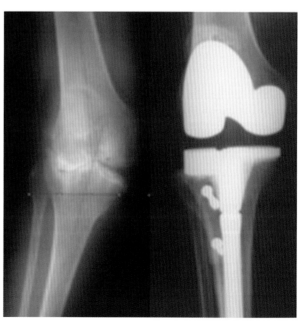

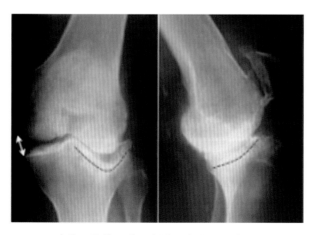

图7.1　膝外翻的前后位和侧位X线片显示外侧胫骨平台（红色虚线）的双平面（冠状面和矢状面）骨磨损，并在内侧有牵张应力（黄色上下箭头）

图7.2　一位女性患者患有严重膝外翻，施行外侧胫骨平台重建术、胫骨结节截骨术、外侧松解术以实现软组织平衡，同时使用限制性较小的假体

正术。

后天性膝外翻可继发于原发性骨关节炎、类风湿关节炎和代谢紊乱（如佝偻病和肾性骨营养不良），以及胫骨近端截骨术后过度矫正。此外，也有一些创伤病例主要由胫骨平台骨折引起的骨坏死或畸形愈合等导致。

回顾膝外侧间室的解剖学

韧带、关节囊和肌肉保证了膝关节外侧间室的稳定性。韧带关节囊结构由外侧副韧带（LCL）和后外侧角复合体构成。膝关节外侧的肌肉可分为前外侧组［髂胫束（iliotibial band，ITB）］和后外侧组（腘肌、股二头肌和腓肠肌外侧头）（图7.3）。ITB主要附着在Gerdy结节上，但其部分作为髂髌束向髌骨延伸，也附着在大腿、腓骨和股二头肌的外侧肌间隔上。ITB是膝关节屈曲前30°的侧向稳定器，对抗内翻应力，在膝关节屈曲期间起到胫骨内旋稳定的作用[4]。

LCL从股骨远端外上髁延伸至腓骨头的前外

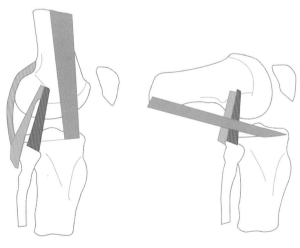

■ 髂胫束

■ 外侧副韧带

■ 腘肌腱

■ 后外侧关节囊

图7.3 膝关节外侧解剖示意图

侧表面，在膝关节0°～90°屈曲期间起作用。

后外侧角复合体是肌肉韧带复合体，由腘肌腱（popliteal tendon，POP）和膝关节后外侧关节囊（posterolateral capsule，PLC）构成：腘斜韧带（oblique popliteal ligament，OPL）、弓状韧带、腘腓韧带。这些都能保持膝关节0°～30°屈曲时的稳定性。

POP斜行，穿过LCL下方，向前止于股骨外侧髁。它在膝关节60°～90°屈曲期间起作用，其收缩导致胫骨内旋[5]。

股二头肌是腓总神经的一个重要标志，如果出现广泛的外侧松解[6, 7]或股二头肌从腓骨近端松解，腓总神经就有受损风险。

后关节囊在关节伸直时起作用，位于腓肠肌外侧前方。如果是屈曲挛缩，可以通过骨膜下的方式进行松解。

简单一点说，外侧结构可分为两组：止点靠近通髁线（LCL和POP），在伸直和屈曲时均起作用；止点远离通髁线（ITB、PLC、股二头肌和腓肠肌外侧头），仅在伸直时起作用[8]。

上述结构之一的部分损伤不会破坏膝关节外侧间室的稳定性，并且观察到外侧间室的不同开口，在LCL损伤之后最为突出。然而，如果牺牲了后交叉韧带（PCL），通过破坏上述结构的完整性，进行广泛松解，会导致膝外侧间隙显著扩大[8~11]。这种效应在屈曲中比在伸直中更为显著，从而使不对称间隙的平衡变得复杂。

股骨外侧髁发育不良是一个有争议的话题。Brilhault等[12]证实了股骨外翻对发育不良的重要影响。然而，股骨外侧髁尺寸的减小意味着需要用更大的假体和过度填充来填充外侧空间。因此，这意味着外侧入路时关节囊平面的闭合是存在问题的（图7.4）。

膝外翻性关节炎的放射学评估

膝外翻的放射学诊断基于伸直和侧屈30°

的负重前后位X线片、评估股骨胫骨间隙的Rosenberg（Schuss）视图，以及允许HKA角评估的负重全长X线片。后者还可以确定股骨和胫骨的机械轴，并精确了解外翻畸形的起源。严重的膝关节屈曲或下肢旋转畸形可能是HKA角测量误差的来源。然而，研究表明，高达20°的旋转对HKA几乎没有影响[13]。应进行应力性外翻-内翻X线检查，以评估畸形的可复性，并判断韧带松弛的相关程度。侧位X线片显示胫骨后倾。在屈曲30°的髌骨轴位（Merchant）片上评估共存的髌股关节炎（图7.5）。在骨关节炎的终末期，常见髌骨外侧半脱位及其厚度减小，这最终会影响是否进行髌骨表面置换的决定。

此外，放射学评估有助于了解骨赘、游离体的分布和数量，关节外畸形或病理性病变的存在及骨质情况。

膝外翻全膝关节置换术的注意事项

在计划膝外翻TKA手术时，外科医生必须考虑以下几点。

- 内侧或外侧入路，以及最终需要胫骨结节前移（tibial tuberosity advancement，TTA）截骨术
- 软组织松解和股骨髁截骨的重要性和顺序
- 假体的限制程度

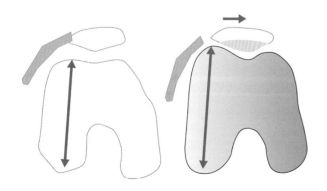

图7.4 对伴发育不良或磨损的外翻膝行股骨外侧髁修复术，以及它在股骨假体置入过程中的影响

- 关节外畸形矫正，同步或分两阶段进行

影响这些决定的几个因素是畸形程度和位置、僵直程度、内侧松弛的存在、骨质疏松/骨缺损情况、先前存在的膝屈曲挛缩及髌股关节的状况。

根据Krackow等[10]的术前规划，至少可以看到3种情况（图7.6）。

- 股骨胫骨外侧间室的单独受累，无论是否可复位，内侧结构有效
- 外侧磨损伴有内侧松弛
- 股骨或胫骨侧外侧磨损合并关节外畸形（既往截骨术或创伤后畸形愈合）

入路的选择

入路的选择仍然存在争议。手术可以通过外侧或内侧入路来完成。

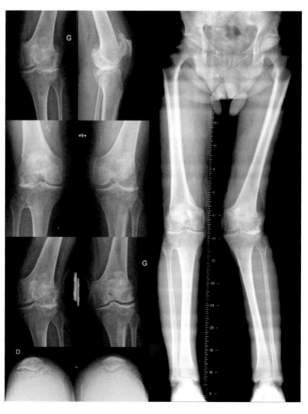

图7.5 评估和规划膝外翻全膝关节置换术所需X线片

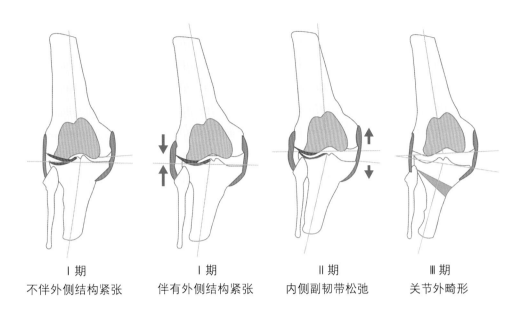

Ⅰ期	Ⅰ期	Ⅱ期	Ⅲ期
不伴外侧结构紧张	伴有外侧结构紧张	内侧副韧带松弛	关节外畸形

图7.6 关节炎性膝外翻的分期。Ⅰ期：外侧磨损伴或不伴外侧结构紧张。Ⅱ期：外侧磨损，内侧副韧带松弛。Ⅲ期：关节外畸形（如外翻截骨术后）

膝外翻内侧入路

内侧入路在膝关节手术中被广泛使用。在外翻膝关节中，如果没有外侧挛缩或屈曲挛缩，手术很容易。通过关节内"由内向外"技术松解外侧结构，提高了其治疗膝外翻的可行性。

Ranawat等[1]对这种方法进行了详细的描述。使用髌旁内侧入路，然后对内侧结构进行骨膜下最低程度的松解，以便暴露膝关节，切除交叉韧带和半月板。

移除骨赘，并进行垂直于其解剖轴的胫骨截骨。未受影响的内侧部分截骨厚度不应超过6～8 mm。

股骨远端截骨使用髓内导向器完成。股骨外翻角从通常的6°减小到3°，使股骨远端内翻。股骨内侧髁截骨厚度不应超过10 mm，外侧髁截骨厚度会很薄或几乎截不到。

韧带的平衡首先在伸展时进行，如果需要的话，通过"由内向外"技术逐步松解外侧结构。不同的文献及作者，松解软组织的顺序和程度可能会有所不同[1, 9～11, 14～16]。Ranawat等[1]提出的松解顺序是最常用的。

胫股关节间隙用Meary撑开器撑开。这允许触摸和识别紧密结构：后外侧角、髂胫束和外侧副韧带。

松解通常从膝关节后外侧角开始，膝关节后外侧角在髂胫束后缘和腘肌腱之间的胫骨截骨水平处，然后对关节囊进行拉花式松解（图7.7）。根据Elkus等的说法，此时外侧副韧带可能会被拉长。腘肌腱应受到保护，除非它太紧。髂胫束通过拉花技术延长，或根据需要从Gerdy结节进行松解。

至少应保留1个外侧结构，以保持外侧稳定性。如果在膝关节伸直时存在超过5 mm的内外侧间隙差异，则应使用更具限制性的假体。

通过调整股骨后髁截骨厚度和股骨假体的旋转来平衡屈曲间隙。膝关节屈曲90°并撑开，股骨截骨导板的放置方式应确保其后缘平行于胫骨截骨面。屈曲间隙的平衡常可观察到后髁截骨量的不对称。为了实现适当的股骨旋转，除Whiteside线作为参考外，还应利用通髁线和内外侧间室屈曲时的张力作为参考[16]。使用后髁连线作为参考将会导致股骨假体内旋风险。

股骨假体型号的调整有助于获得间隙平衡。当在不同程度的屈曲角度下实现内外侧稳定性，并且确认不会发生股骨前方皮质切迹，就可以固定截骨导板，并进行最终截骨。

内侧入路的优点是可以选择松解结构和顺序。不便之处则与内侧结构菲薄以及由伸膝装置的外侧脱位趋势导致进入后外侧受限，同时增加了胫骨的外旋。然而，通过这种方法可以进行外侧髁滑移截骨术（sliding lateral condyle osteotomy，SLCO）[17]。如果决定施行内侧髁截骨或紧缩内侧副韧带张力，那么内侧入路是便捷的。

膝外翻外侧入路

由于解剖标志及对软组织和髌骨的不同处理，外侧入路比较困难。它可以直接暴露挛缩的外侧结构，并保护内侧结构。它不允许进行内侧副韧带的紧缩[18]。另一方面，它有助于诸如

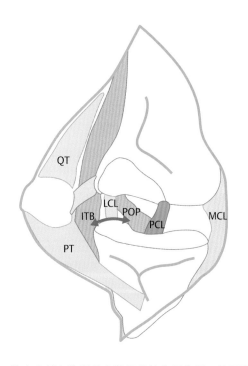

图7.7 髌旁内侧入路所见右膝部分结构示意图，显示股骨和胫骨截骨后外侧结构的截面水平（红色箭头）。ITB，髂胫束；LCL，外侧副韧带；MCL，内侧副韧带；PCL，后交叉韧带；POP，腘肌腱；PT，髌腱；QT，股四头肌腱

SLCO等手术[12]。

这种方法由Keblish[19]和Buechel[7]进行推广，沿髌腱（patellar tendon，PT）远端的外侧缘入路。Keblish提出外侧髌旁入路，包括股骨髌骨外侧支持带成形术，并在闭合过程中使用髌下脂肪垫。Mertl等[20]指出了胫骨结节前移（TTA）截骨术的实用性。

皮肤切口位于正中，以髌骨为中心，或稍偏于外侧边缘。经股四头肌切开，从股外侧肌和股直肌之间的近端开始，向远端进行，直至髌骨上外侧角。外侧支持带切口以"Z"形进行，将支持带和关节囊分离。支持带在距髌骨边缘约3 cm处横向切开，而关节囊则在其旁边切开[19]。

从髌腱上切除髌下脂肪垫，并确保髌腱不与外侧皮瓣分离。这可使外侧皮瓣松弛及易于关闭切口[7, 19]。从关节囊远端切开到Gerdy结节。髂胫束与之分离，保护前腓肠肌腱膜的连续性，从软组织骨膜下剥离直到胫腓关节近端。特别注意不要损伤腓总神经。通过这种方式，可使髂胫束松弛，根据外侧副韧带、腘肌腱和后外侧关节囊松紧程度松解这些结构（图7.8）。应避免同时松解外侧副韧带和腘肌腱，因为这有可能会导致膝关节过度松动。而对于有明显膝屈曲挛缩的患者，这有时是不可或缺的。

一般来说，髌骨是倒置的，并且很少会发生脱位。如果有低位髌骨或伸膝装置远端撕裂的危险，应考虑TTA截骨术或采用"股四头肌斜切"技术进行肌腱松解。与髌腱剥离相比，TTA截骨术更好，前者预后不确定。

在髌外侧入路中，假体的安放位置必须适应解剖位置的变化。例如，胫骨假体的中心应正好位于腘肌腱的后面，避免其过度外旋，在评估股骨外旋时也应同样谨慎。

综上所述，内侧入路适用于轻微畸形且无内侧软组织松弛的患者；而在外翻畸形＞10°或内侧松弛同时存在的情况下，使用外侧入路（流程图7.1）。

膝外翻的截骨方法

传统上，伸直间隙主要由胫骨近端和股骨远端截骨形成。然后，根据测量截骨或间隙平衡技术建立屈曲间隙。

为了通过截骨垂直于机械轴来矫正冠状面外翻畸形，必须在内侧多截骨，但这里仅作为参考。内侧截骨相对于外侧的过度截骨会导致股骨胫骨内侧间隙变宽，并形成或增加内侧松弛，称为"截骨松弛"，为了避免这种情况，对于初次置换，内侧截骨要保守。在胫骨平台上，截骨不应超过6~8 mm。在股骨远端，使用髓内导向器进行截骨；设置股骨远端截骨外翻角从通常

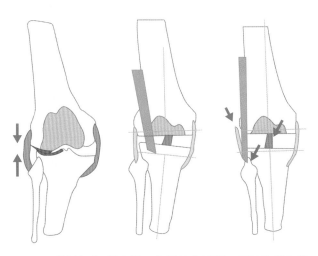

图7.8 外侧间室Ⅰ期磨损，外侧结构过紧，通过外侧入路从ITB开始松解，随后松解后外侧结构LCL和（或）POP，最后切除PCL。LCL，外侧副韧带；PCL，后交叉韧带；POP，腘肌腱

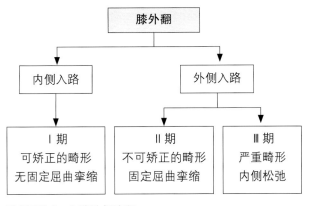

流程图7.1 入路选择流程

的6°~7°降低到3°~4°。这会使内侧截骨较少，股骨内侧髁截骨厚度减少，股骨内侧髁截骨厚度不超过10 mm（图7.9）。保持内侧骨量会导致外侧很少截骨，甚至不需要截骨，在股骨外侧髁有明显磨损的情况下，最终会发生骨缺损，需要用垫块或骨移植重建。

在测量截骨时，股骨前后方通过导板截骨，根据Whiteside线、通髁线、后髁连线等解剖标志调整外旋。另外，由于外侧骨磨损、常见的外侧髁发育不良和滑车异常，它们并不一定可靠。最后，用垫片来判断在屈伸时内侧和外侧间隙的平衡，如果有必要，就进行韧带的松解。

在间隙平衡法中，首先进行胫骨近端截骨，然后用撑开器验证"屈曲优先"时屈曲间隙的对称性或"伸直优先"时伸直间隙的对称性。在以上两种情况下，都需要进行屈伸间隙的软组织平衡。当所有间隙对称时，固定相应的股骨截骨导板进行截骨。撑开器有助于明确股骨假体的适当外旋，尽管精确度尚不确定[21]。与膝内翻不同，外侧髁发育不良最终常导致下肢扭转，所以股骨假体的旋转没有固定的值。旋转平衡是通过在屈膝90°时韧带的牵拉来实现的，并适用于各种情况[22]。

髌骨的处理

术前髌骨的分析在前面的章节中已叙述。股骨滑车发育不良和髌骨侧方滑移均伴有髌骨外侧支持带的紧张[23]。当股骨假体旋转不足以获得正确的髌股轨迹时，这可能会影响伸膝装置的功能。

在选择内侧入路的情况下，通常需要松解外侧支持带以获得更好的髌骨轨迹[16, 24, 25]。这是此入路过程中处理内侧支持带部分的补充。因此，除非进行股内收肌下方入路，否则髌骨血供破坏的可能性就会增加。而外侧入路就没有这种风险。

髌股关节前方间隙发生改变，如过度填充、

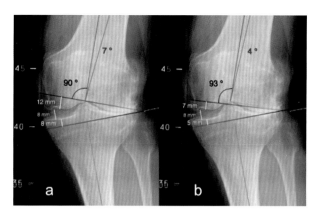

图7.9 （a）冠状面股骨和胫骨截骨厚度，有7°的外翻，导致内侧间隙明显扩张。（b）最大限度减少截骨并使外翻角减少3°，使内侧间隙变小

关节线位置的改变，会影响髌骨支持带张力和等长性。置入较厚的聚乙烯垫片会使髌骨下移，而股骨假体的远端会使髌骨抬高，导致髌骨支持带张力增加，从而产生疼痛[21]。

如前所述，髌骨轨迹不仅受到股骨假体旋转的影响，而且还受到胫骨假体与自身胫骨平台相对应的位置的影响。

如果髌骨处理得很薄，又不常规进行髌骨表面置换，就会增加骨折的风险。髌骨成形术需要切除髌骨的外侧部分。

软组织平衡与截骨

软组织平衡的目的是在伸直和屈曲90°时达到相同大小的间隙，恢复正常的下肢力线和髌骨轨迹。这两个参考位置提供了股骨截骨（远端和后髁）和胫骨近端截骨之间的关系。值得指出是，在初次置换时，除非使用患者个性化导板（patient-specific instrumentation，PSI），否则在手术的软组织平衡之前要从内侧、外侧和后侧去除所有骨赘。

在正常情况下，膝关节的平衡是由侧副韧带等结构和中心轴移来保证的。如果保留后交叉韧带，会影响外侧的松解效率，如果松弛的话，可能还需要内侧副韧带的紧缩[9, 10]。保

留后交叉韧带的指征：没有明显的外翻畸形情况，屈曲挛缩不大于10°，没有严重的外侧间室骨磨损，也没有内侧松弛[26, 27]。然而，由于存在内侧松弛，后交叉韧带的保留可能会导致更高的翻修率[28, 29]。在其他情况下，后交叉韧带切除在一定程度上使屈曲时间隙扩大更明显。因此，在处理其他软组织之前切除后交叉韧带可使软组织平衡更加容易。

韧带太紧会引起疼痛，它们可能会断裂。松解紧张的软组织比缩紧松弛的软组织要好，但它们容易发生再次松弛[28]。松解软组织的顺序取决于人们预期的目标，通常是在恢复正常下肢力线和膝关节稳定性之间的妥协。

在大多数采用外侧入路的病例中，在显露过程中去除骨赘就足以获得间隙的平衡。在内侧入路的情况下，通过由内而外的方式主动松解外侧结构来达到平衡。除了特殊情况外，还避免了大范围的松解，每个部分都必须识别并部分松解。然后，在进一步进行松解之前要考虑过度松解的后果。

松解涉及髂胫束、外侧副韧带、腘肌腱和外侧关节囊，很少涉及股二头肌腱远端或腓肠肌外侧近端。髂胫束松解可以在关节外或关节内进行[1, 30]。在Gerdy结节处定位，或在更近端以拉花或"Z"字成形术的方式进行[16, 24]。侧面松解更充分，而与周围结构连接的部分可以有选择性地松解。

与内侧入路刚好相反，在外侧入路中，髂胫束松解是此入路的一部分，而正如Ranawat等[1]和Elkus等[16]提出的，拉花式松解是独立的手术步骤。

在大多数病例中，采用髂胫束松解的外侧关节入路足以平衡膝关节，并获得良好的显露。

当外侧间隙不够大时，应松解外侧和后外侧结构。一些外科医生开始先松解腘肌腱并保护外侧副韧带的止点[31]。其他人，如Lootvoet等[32]，则松解外侧副韧带，保留腘肌腱。Kanamiya等[33]认为，外侧副韧带在屈曲全程范

围内都发挥作用，而腘肌腱切除对屈曲的影响大于对伸直间隙的影响。在矫正僵硬的膝外翻畸形时，可以先松解腘肌腱。

通过关节内矫正的能力是有限的。如果内侧副韧带松弛，即使完全松解外侧副韧带也很难保持良好的软组织平衡。如矫正20°需要松解3 cm[7, 18]，走行在外侧的血管神经有被拉伸的风险。其他随之而来的问题是这些重要的韧带松解后导致低位髌骨和肢体延长。

Brilhault等[34]提出，外侧副韧带松解的替代方法是外侧髁滑移截骨术（SLCO）。紧张的侧副韧带会使截骨侧髁向下和向后滑动约1 cm，屈曲时矫正效果更明显（图7.10）。这种技术应用于伴有明显外翻的畸形。在外侧副韧带和腘肌腱松解之前评估韧带松解需求，以决定是否有必要进行SLCO。

总之，在韧带平衡过程中，松解比紧缩更可靠。循序渐进，在可控的程度内松解并且避免过松，消除不确定的因素或改成限制性假体。软组织的松解也会受到所选入路的影响。在外侧入路中，可以从前往后持续进行松解[19, 20]，而在内

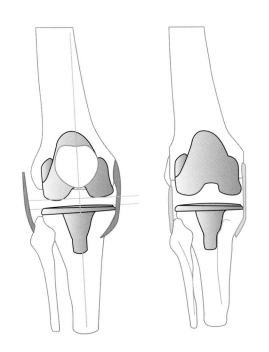

图7.10 通过股骨髁外侧结构骨膜下剥离或股骨外侧髁滑移截骨术（SLCO）实现软组织平衡

侧入路中，松解顺序更多样[1, 10, 11, 15, 16, 35]。

软组织松解的替代方法是SLCO，它有助于保护外侧副韧带–腘肌腱复合体的止点。

大多数的关节系统都考虑了截骨和软组织平衡所形成的屈伸间隙。间隙应该是矩形的，并在膝关节活动范围内保持间隙平衡。

在没有侧副韧带挛缩的情况下，无论使用何种方法都很容易获得软组织平衡，并可保留后交叉韧带。

对于有骨缺损的外翻合并外侧结构挛缩或外翻大于20°时，首先应确定伸直间隙的韧带平衡，然后才是屈曲间隙，由内而外松解外侧副韧带，然后是腘肌腱、髂胫束和（或）后关节囊。然而，在内侧入路中，松解从髂胫束开始，然后是外侧副韧带和（或）腘肌腱，如果外翻持续存在，最后是后关节囊。后交叉韧带在开始时即予以切除。在没有内侧松弛的情况下，不需要对内侧进行处理，但可以判断多高程度的假体限制性（内外侧髁限制性）是可接受的。SLCO几乎可以保持伸直和屈曲同时平衡。

对于内侧松弛的膝外翻患者，外侧松解是一样的。作者常规在软组织平衡前使用外侧入路切除后交叉韧带。在年轻、健康且预期寿命较长的患者中，优先考虑使用限制性较少的假体，而在健康状况不佳的患者中，铰链假体可确保更快恢复（图7.11）。

关于内侧副韧带的紧缩技术，Williot等[8]和Healy等[36]描述应尽量避免内侧副韧带在胫骨或股骨止点处的紧缩。

在膝外翻伴有关节外畸形的情况下，截骨矫正可能是不可避免的，特别是如果畸形位于骨干或干骺端，或者既往有创伤或外翻截骨矫正术后病史。

复杂外翻畸形全膝关节置换术中使用的假体类型

这些复杂的病例主要与外翻程度，以及是否

合并内侧松弛或已存在的骨畸形有关。膝外翻行关节置换的结果显示[37]，前向松弛超过5°，或术前外翻畸形超过10°，很可能在初次置换中需要使用限制性假体。

严重膝外翻全膝关节置换术

在严重畸形的病例中，应该从病因上解决问题。如果是关节内畸形，需要有足够的截骨和韧带平衡，而对于关节外畸形，要进行胫骨或股骨的截骨[23]。截骨可以与置换同时进行，也可以分期手术，这取决于患者因素（年龄和健康状况）。

分期手术，由于截骨增加卧床时间并延迟负重，不太适用于老年患者。

一期手术要根据病情决定，同时要调整手术技术。例如，依据作者的感觉，骨科医生更喜欢在置入假体之前先实现截骨和固定。

面对年轻、活动量大的膝外翻患者，首先要保持软组织完整性及其平衡，可以使用低限制性假体。

对于年龄大于75岁、健康状况一般、自理性差的患者，建议进行一期手术，能尽快完全负重和快速康复。如果后交叉韧带切除，广泛

的外侧松解可能需要置入带有垫块的限制性假体，甚至需要铰链假体（流程图7.2）。

胫骨高位截骨后的全膝关节置换术

胫骨高位截骨造成一些膝关节的改变，需要考虑这些因素：术后瘢痕、侧副韧带粘连、近端骨骺结构改变，以及内固定材料的存在。外翻过度通常是由于术中过度矫正，有时随着时间的推移会加重。

需要特别注意过度外翻截骨或继发畸形的膝关节置换，风险取决于截骨类型的不同。在所有情况下，截骨必须保守，以免引起外侧或内侧松弛。

在内侧加截之后，手术期间内侧副韧带断裂的风险不可忽视，因此必须准备更高限制性假体以备不测。在年轻患者中，可以考虑胫骨内翻截骨，而在老年患者中，限制性假体是首选。

外侧闭合截骨后，胫骨干骺端相对于骨干的变形可能导致假体与外侧皮质不匹配；此时，推荐使用带偏心距的假体。如前所述，韧带的状况决定了假体的类型，韧带松弛需要使用高限制性假体。

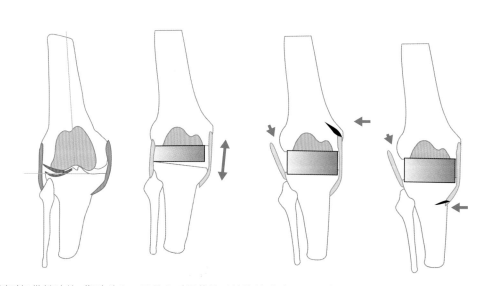

图7.11　内侧副韧带松弛的Ⅱ期膝外翻，股骨和胫骨截骨后持续性膝外翻，通过外侧副韧带松解或内侧副韧带紧缩（内侧副韧带胫骨或股骨侧止点的紧缩）来平衡间隙

结论

外侧和内侧入路都可以使用，在严重复杂外翻畸形病例中作者选择外侧入路。

在仅由骨磨损而引起的外翻畸形中，外侧结构不会过紧，内侧和外侧入路是一样的。髂胫束部分松解后，适当松解后交叉韧带、外侧副韧带或腘肌腱就足够了。股骨外侧髁骨缺损可能需要使用植骨或填充块补充。

对于外侧结构过紧的外翻畸形，最好采用外侧入路，直接松解髂胫束，然后是外侧副韧带，按需松解腘肌腱和切除后交叉韧带。如果髂胫束松解后，仍存在超过5°的外翻畸形，则可行SLCO。在这种情况下，建议使用限制性假体。

如果膝关节外翻且内侧松弛，建议采用外侧入路。韧带获得平衡后选用限制性假体，否则需使用铰链假体。内侧韧带紧缩可能是有用的，即使可靠性不确定。如果关节外畸形对外翻影响超过5°，则需要进行截骨矫正。

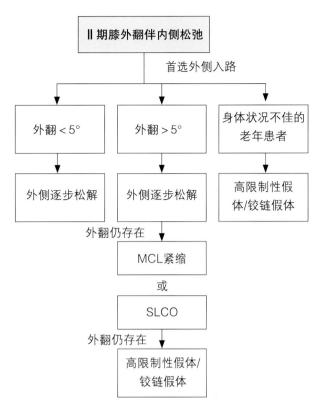

流程图7.2　治疗Ⅱ期膝外翻伴内侧松弛流程。MCL，内侧副韧带；SLCO，外侧髁滑移截骨术

提示和技巧

- 膝外翻较膝内翻少见
- 膝外翻的放射学诊断是基于伸直负重前后位X线片及屈曲30°侧位片，评估股骨胫骨间隙的Rosenberg（Schuss）视图，以及用于评估髋–膝–踝（HKA）角的负重位全长X线片
- 膝外翻全膝关节置换术时，应考虑入路、软组织松解的顺序、假体限制程度及关节外畸形矫正的必要性
- 影响上述的一些因素包括：畸形的程度和位置、关节僵硬程度、内侧松弛度、骨缺损的程度、膝关节当前屈曲功能和髌股关节的状况

参考文献

1. Ranawat AS, Ranawat CS, Elkus M, Rasquinha VJ, Rossi R, Babhulkar S. Total knee arthroplasty for severe valgus deformity. J Bone Joint Surg Am 2005;87(Pt 2, Suppl 1):271–284

2. Hsu RW, Himeno S, Coventry MB, Chao EY. Normal axial alignment of the lower extremity and loadbearing distribution at the knee. Clin Orthop Relat Res 1990;(255):215–227

3. B. P. Castaing J. 'Le genou.', in Anatomie fonctionnelle de l'appareil locomoteur. Paris, France: Vigot; 1960

4. Desmé D, Galand-Desmé S, Besse JL, Henner J, Moyen B, Lerat JL. [Axial lower limb alignment and knee geometry in patients with osteoarthritis of the knee]. Rev Chir Orthop

Repar Appar Mot 2006;92(7):673–679

5. Mihalko WM, Krackow KA. Anatomic and biomechanical aspects of pie crusting posterolateral structures for valgus deformity correction in total knee arthroplasty: a cadaveric study. J Arthroplasty 2000;15(3):347–353

6. Clarke HD, Schwartz JB, Math KR, Scuderi GR. Anatomic risk of peroneal nerve injury with the "pie crust" technique for valgus release in total knee arthroplasty. J Arthroplasty 2004;19(1):40–44

7. Buechel FF. A sequential three-step lateral release for correcting fixed valgus knee deformities during total knee arthroplasty. Clin Orthop Relat Res 1990;(260):170–175

8. Williot A, Rosset P, Favard L, Brilhault J, Burdin P. Total knee arthroplasty in valgus knee. Orthop Traumatol Surg Res 2010;96S:S37–S42

9. Whiteside LA. Correction of ligament and bone defects in total arthroplasty of the severely valgus knee. ClinOrthop Relat Res 1993;(288):234–245

10. Krackow KA, Jones MM, Teeny SM, Hungerford DS. Primary total knee arthroplasty in patients with fixed valgus deformity. Clin Orthop Relat Res 1991;(273): 9–18

11. Whiteside LA. Selective ligament release in total knee arthroplasty of the knee in valgus. Clin Orthop Relat Res 1999;(367):130–140

12. Brilhault J, Ledu C, Rousselle JJ, Burdin P. [Femoral shaft bowing in valgus knees: an anatomic study]. Rev Chir Orthop Repar Appar Mot 2006;92(2):133–139

13. Swanson KE, Stocks GW, Warren PD, Hazel MR, Janssen HF. Does axial limb rotation affect the alignment measurements in deformed limbs? Clin Orthop Relat Res 2000;(371):246–252

14. Boettner F, Renner L, Arana Narbarte D, Egidy C, Faschingbauer M. Total knee arthroplasty for valgus osteoarthritis: the results of a standardized soft-tissue release technique. Knee Surg Sports Traumatol Arthrosc 2016;24(8):2525–2531

15. Clarke HD, Fuchs R, Scuderi GR, Scott WN, Insall JN. Clinical results in valgus total knee arthroplasty with the "pie crust" technique of lateral soft tissue releases. J Arthroplasty 2005;20(8):1010–1014

16. Elkus M, Ranawat CS, Rasquinha VJ, Babhulkar S, Rossi R, Ranawat AS. Total knee arthroplasty for severe valgus deformity. Five to fourteen-year follow-up. J Bone Joint Surg Am 2004;86-A(12):2671–2676

17. Hadjicostas PT, Soucacos PN, Thielemann FW. Computerassisted osteotomy of the lateral femoral condyle with non-constrained total knee replacement in severe valgus knees. J Bone Joint Surg Br 2008;90(11):1441–1445

18. Krackow KA, Mihalko WM. Flexion-extension joint gap changes after lateral structure release for valgus deformity correction in total knee arthroplasty: a cadaveric study. J Arthroplasty 1999;14(8):994–1004

19. Keblish PA. The lateral approach to the valgus knee. Surgical technique and analysis of 53 cases with over two-year follow-up evaluation. Clin Orthop Relat Res 1991;(271):52–62

20. Mertl P, Jarde O, Blejwas D, Vives P. [Lateral approach of the knee with tibial tubercle osteotomy for prosthetic surgery]. Rev Chir Orthop Repar Appar Mot 1992;78(4): 264–267

21. Gougeon F. 'Traitement de la gonarthrose associée au genu valgum (options thérapeutiques).', in Conférences d'enseignement 2009, in Cahiers d'Enseignement de la SOFCOT 98., 2009, pp. 94–110

22. Chou WY, Siu KK, Ko JY, et al. Preoperative templating and computer-assisted total knee arthroplasty for arthritic valgus knee. J Arthroplasty 2013;28(10):1781–1787

23. Lonner JH, Siliski JM, Lotke PA. Simultaneous femoral osteotomy and total knee arthroplasty for treatment of osteoarthritis associated with severe extra-articular deformity. J Bone Joint Surg Am 2000;82(3):342–348

24. Politi J, Scott R. Balancing severe valgus deformity in total knee arthroplasty using a lateral cruciform retinacular release. J Arthroplasty 2004;19(5):553–557

25. Miyasaka KC, Ranawat CS, Mullaji A. 10- to 20-year follow-up of total knee arthroplasty for valgus deformities. Clin Orthop Relat Res 1997;(345):29–37

26. McAuley JP, Collier MB, Hamilton WG, Tabaraee E, Engh GA. Posterior cruciate-retaining total knee arthroplasty for valgus osteoarthritis. Clin Orthop Relat Res 2008; 466(11):2644–2649

27. Misra AN, Hussain MRA, Fiddian NJ, Newton G. The role of the posterior cruciate ligament in total knee replacement. J Bone Joint Surg Br 2003;85(3):389–392

28. Koskinen E, Remes V, Paavolainen P, et al. Results of total knee replacement with a cruciate-retaining model for severe valgus deformity—a study of 48 patients followed for an average of 9 years. Knee 2011;18(3):145–150

29. Kubiak P, Archibeck MJ, White RE Jr. Cruciate-retaining total knee arthroplasty in patients with at least fifteen degrees of coronal plane deformity. J Arthroplasty 2008;23(3):366–370

30. Whiteside LA, Roy ME. Anatomy, function, and surgical access of the iliotibial band in total knee arthroplasty. J Bone Joint Surg Am 2009;91(Suppl 6):101–106

31. Easley ME, Insall JN, Scuderi GR, Bullek DD. Primary constrained condylar knee arthroplasty for the arthritic valgus knee. Clin Orthop Relat Res 2000;(380):58–64

32. Lootvoet L, Blouard E, Himmer O, Ghosez JP. [Complete knee prosthesis in severe genu valgum. Retrospective review of 90

knees surgically treated through the anterio-external approach]. Acta Orthop Belg 1997; 63(4):278–286

33. Kanamiya T, Whiteside LA, Nakamura T, Mihalko WM, Steiger J, Naito M. Ranawat Award paper. Effect of selective lateral ligament release on stability in knee arthroplasty. Clin Orthop Relat Res 2002;(404):24–31

34. Brilhault J, Lautman S, Favard L, Burdin P. Lateral femoral sliding osteotomy lateral release in total knee arthroplasty for a fixed valgus deformity. J Bone Joint Surg Br 2002;84(8):1131–1137

35. Aglietti P, Lup D, Cuomo P, Baldini A, De Luca L. Total knee arthroplasty using a pie-crusting technique for valgus deformity. Clin Orthop Relat Res 2007;464(464):73–77

36. Healy WL, Iorio R, Lemos DW. Medial reconstruction during total knee arthroplasty for severe valgus deformity. Clin Orthop Relat Res 1998;(356):161–169

37. Girard J, Amzallag M, Pasquier G, et al. Total knee arthroplasty in valgus knees: predictive preoperative parameters influencing a constrained design selection. Orthop Traumatol Surg Res 2009;95(4):260–266

全膝关节置换术中固定屈曲畸形的矫正

作者　Harish Bhende，Alex Mundampalli，Purushottam Pawar
译者　冯　辉　审校　蔡　宏

引言

在治疗膝关节严重固定屈曲畸形（FFD）之前，有必要了解膝关节严重FFD的发病机制。膝关节骨关节炎会导致关节积液增加，关节囊在膝关节半屈曲位时空间最大，这使得大多数关节炎患者平时多采用屈曲姿势，因为这样的姿势对患者来说较为舒适。Eyring和Murray已经证明，有炎症的膝关节屈曲到30°~40°的位置时关节内压力最小[1]。随着关节屈曲程度的增加，关节内压力进一步增加，如Deandrade等[2]的研究所示，关节内压力增加会导致股四头肌反射性抑制，这进一步加剧了屈曲挛缩的形成。在此期间，后关节囊挛缩，膝关节屈曲固定。在这个阶段，FFD是可以被动拉伸的，可以通过麻醉下手法推拿（manipulation under anesthesia，MUA）或石膏来矫正。随着软骨退化和增生骨赘形成，股骨前部和髁间骨赘阻止了膝关节的伸直运动，股四头肌腱和膝前关节囊等前部结构得到拉伸，进而使其收缩功能减弱，这两个结构的功能退化进一步促进了FFD的进展。胫骨与股骨后髁的持续对抗导致股骨后髁磨损，它还会导致胫骨平台后方骨丢失。后方关节囊的反应性纤维化会导致其进一步挛缩，并附着在股骨后部。在严重的情况下，腘绳肌和腓肠肌可能会挛缩。在这个阶段，FFD不适合手法被动拉伸，失用性骨骼萎缩和骨质疏松加剧了这个问题。在这个阶段，试图通过手法推拿或石膏固定来改善FFD会有股骨髁上骨折或髌骨骨折的风险。在许多患者中，除FFD外，还可能存在内翻或外翻畸形，即这些患者有双平面膝关节畸形。

为什么固定屈曲畸形会影响膝关节功能？

膝关节FFD使股四头肌负荷增加。如Perry等[3]所示，患者双膝FFD为30°时，行走时股四头肌的负荷增加50%。这是因为当患者站立位膝关节屈曲时，股四头肌处于机械性负荷增加。正常膝关节步态周期中的伸直阶段，膝关节处于过度伸展位置。此时股四头肌松弛，膝关节韧带提供伸直位的锁定保护，从而获得膝关节稳定性。如果因FFD导致膝关节处于屈曲位置，则不会发生膝关节周围的韧带锁定。股四头肌需要在膝关节伸直位时稳定膝关节，这种额外的做功会导致肌肉疲劳，从而引起患者的膝关节功能下降。甚至在TKA术后，有时FFD仍未得到充分矫正，患者会感觉膝关节髌上区疼痛，对手术不满意。患者的步行能力下降，容易疲劳。

当膝关节出现FFD时，对其他关节也会产生影响。当一侧膝关节出现FFD时，患者的另外一侧膝关节会在被动处于屈曲位置的情况下行走，当然这种情况可以通过鞋垫补偿肢体长度的不一致。此外，髋关节也会处于被动屈曲姿势，如患者站立时会出现向前弯腰的姿势。这不仅会影响患者的美观，还会增加行走的关节负荷。在多关节疾病中，患者膝关节以上的关节常会出现代偿性畸形。

如何评价膝关节固定屈曲畸形的程度

信息采集包括患者医学方面详细的病史。任何多部位的关节炎都需要首先进行治疗原发疾病。仅进行膝关节置换而没有在医学上纠正原发病，可能导致术后膝关节FFD复发。

临床查体还应包括对髋关节、脊柱和踝关节等关节的详细评估。如果髋关节有相关的固定畸形，可能需要首先解决髋关节的问题。髋关节检查包括对髋关节活动度和固定畸形进行评估，并对髋关节和脊柱进行放射学评估。

膝关节检查包括皮肤和周围软组织评估。例如，之前的手术可能会留下瘢痕。由于既往炎症性疾病或全身使用类固醇治疗疾病，皮肤可能会像纸一样薄。因为股四头肌的肌力对术后康复有重要影响，术前需要评估。膝关节畸形程度和被动运动范围都需要评估。重度痉挛可能会给人一种膝关节畸形非常严重的假象，在麻醉下进行检查，疼痛相关的痉挛被消除，外科医生可以更好地了解真实的FFD程度，以便为手术做好准备。评估膝关节相关内翻或外翻畸形，放射学评估包括高质量的正侧轴位片。FFD患者的膝关节前后位（AP）X线检查可能并不容易，因为不能同时检查股骨和胫骨。如果外科医生怀疑个别部位存在某些骨性问题，则应分别进行股骨和胫骨的独立AP X线检查。

外科医生必须在膝关节X线检查（AP和侧位）中注意以下事项。

- 畸形的程度及矫正程度
- 股骨和胫骨是否存在后部骨赘
- 股骨和胫骨后部骨缺损的范围
- 骨质疏松的严重程度和皮质–髓质比例
- 髌骨的完整性和厚度及其在膝关节屈曲活动中的轨迹

全膝关节置换术中矫正固定屈曲畸形的手术方法

病例规划

严重FFD的膝关节TKA手术需要术前规划以下事项。

- 膝关节的手术入路和暴露：局部皮肤和软组织状况决定了膝关节的入路。在这种情况下，诸如微创股内侧肌下入路和股内侧肌入路这样的小切口是不可取的。最好采用简单的前正中切口，经前内侧髌旁入路。充分的暴露是必要的，以使软组织容易松解

- 假体类型［交叉韧带保留型（cruciate-retaining，CR）和后稳定型（posterior-stabilized，PS）］：对于较轻的畸形，根据外科医生的偏好，二者都可以使用。然而，PS设计提供了更多的自由度来纠正膝关节的FFD，因为紧绷的后交叉韧带（PCL）是导致畸形的因素之一

- 需要高限制性假体（如TC-3或CCK）：通常情况下，当屈曲畸形在30°～50°时，屈曲–伸直间隙失配严重，以至于常规假体无法纠正屈曲–伸直间隙失衡。外科医生可能需要使用高限制性的膝关节假体，如TC-3或CCK。当FFD超过50°时，可能还需要铰链式膝关节假体作为备用

- 需要更长的柄：骨质疏松导致胫骨和股骨髓腔直径增大。如果干骺端骨质疏松较为严重，不适合标准假体，则可能需要较长的骨水泥柄来固定假体

全膝关节置换术中固定屈曲畸形矫正的原则

FFD矫正原则上是平衡膝关节不匹配的屈伸间隙，屈曲间隙通常比伸直间隙大得多。为了平衡这一点，外科医生使用了3种方法。然而，3种策略的相对优缺点是有争议的问题。如果试图仅通过软组织松解来纠正FFD，将导致非常大的屈曲间隙。另一方面，如果试图仅通过股骨远端截骨实现足够的伸直间隙，则会将关节线抬高到不可接受的程度。这两种解决方案本身是不正确的（图8.1～8.5），正确的解决方案介于这两个极端选择之间。一些外科医生在矫正FFD时不介意额外的股骨远端截骨和随后抬高的关节线，由于担心不稳定，他们不想做过多的后方软组织松解。另外一些外科医生则希望尽可能保持关节线正常，仅仅会

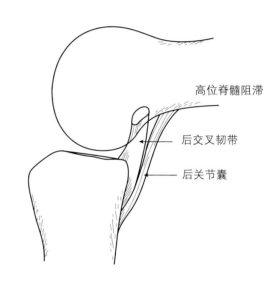

图8.1 正常膝关节显示正常的后交叉韧带和后关节囊

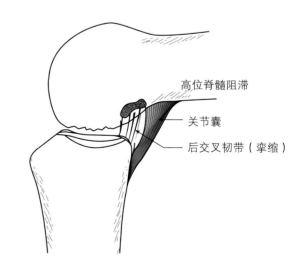

图8.2 伴有FFD、后关节囊和后交叉韧带挛缩的膝关节骨关节炎。股骨后髁磨损

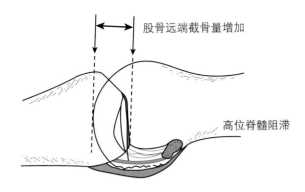

图8.3 在不松解后方软组织的情况下矫正FFD的可能性，只有当股骨远端增加截骨，导致关节线显著升高时才可能实现

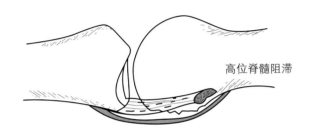

图8.4 仅通过软组织松解，而无须任何股骨远端截骨，即可矫正FFD。请注意，这将导致后方软组织明显过度松解。

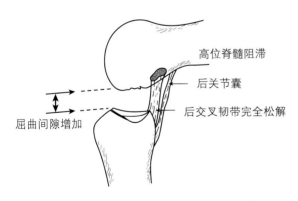

图8.5 图8.4所示膝关节再次屈曲时的图示；这将导致屈曲间隙显著扩大，屈曲不稳定

做非常有限的股骨远端截骨。他们不介意额外的后方软组织松解以及由此导致的不稳定性增加，他们使用限制性更高的膝关节假体。这些选项的选择权留给各个外科医生。

因此，在首先进行股骨远端截骨（股骨远端截骨与股骨机械轴成90°角，参考正常股骨髁标

准，截骨厚度为9 mm或10 mm；胫骨近端截骨与胫骨机械轴成90°角，基于最薄的胫骨假体标准截骨厚度为8～10 mm）之前，医生需评估屈曲和伸直间隙。通过内侧或外侧软组织松解矫正冠状面畸形。Mihalko和Whiteside认为，仅松解一侧副韧带就足以松解大部分屈曲畸形病例。他们发现只有21%的病例需要后关节囊松解，24%的病例需要PCL松解，只有2%的病例需要增加股骨远端截骨[4]。

当膝关节内外侧平衡后，外科医生需评估屈伸间隙的大小。当屈曲间隙增大时，如大多数FFD病例，有3种方法来解决这个问题。

- 松解后方软组织：在伸直位用撑开器撑开关节间隙，在胫骨截骨水平松解挛缩的关节囊（Meftah等[5]），这会打开伸直间隙。也可以从股骨远端后方进一步松解，那里是关节囊附着之处

- 加大股骨假体的型号，以填充增加的屈曲间隙：这只能在股骨远端内外径尺寸的限制范围内完成。当股骨使用前参考增加假体尺寸时，股骨假体增大的前后径会填补过多的屈曲间隙。由于严重的FFD患者股骨后髁缺损，因此可能需要后髁补块

- 采用股骨远端截骨：这样做会有选择地增加伸直间隙，以匹配已经更大的屈曲间隙，然而，这是以抬高关节线为代价的。在膝关节置换术中，抬高的关节线被认为是造成髌骨疼痛和半屈曲不稳定等许多问题的原因。许多外科医生认为，股骨远端截骨应该是平衡严重FFD膝关节屈伸失配的最后选择。Liu等试图量化股骨远端截骨后的FFD矫正量，根据他们的说法，股骨远端增加3.55 mm的截骨量可以矫正10°的FFD[6]

当屈曲畸形非常严重时，平衡间隙变得困难，因为屈曲间隙不能完全通过垫片填充。此类病例需要使用铰链式膝关节假体来获得稳定的膝关节。

关于膝关节固定屈曲畸形应讨论的几个问题

固定屈曲畸形需要矫正到什么程度？

在术后物理治疗期间，究竟应该完全矫正FFD，还是可以不矫正，使得轻度FFD进行自然矫正，这还是存在争议的。许多研究者（Cheng等和Quah等）报道，未经矫正的屈曲畸形随着术后康复时间的延长，在接下来的6个月到2年内逐渐改善[7, 8]。然而，来自纽约特种外科医院的Su提到，未矫正的FFD不会随着时间的推移而改善[9]，在TKA术后，这种未矫正的FFD导致手术预后低于预期的结果。因此，外科医生的目标应该是在手术时完全矫正FFD。

如果存在双侧固定屈曲畸形，是否必须同时进行手术？

Lee等已经证明，没有必要同时进行双侧TKA，因为严重FFD患者，分次行TKA和双侧同时行TKA在长期随访中预后没有明显的差别[10]。

严重固定屈曲畸形TKA的术后方案是什么？

术后，患者需要佩戴直膝支具以保持膝关节伸直。进行物理治疗以获得伸直能力至关重要，需要通过术后积极的物理治疗来解决术前股四头肌无力的问题。这些患者术后屈曲并不困难，因此，他们不需要持续被动活动（continuous passive motion，CPM）。在广泛松解软组织的情况下，患者也可以辅以石膏或支具，直到软组织愈合。

严重固定屈曲畸形患者行全膝关节置换术后的并发症

严重FFD患者的膝关节置换手术充满风险。术中最常见的并发症是因骨质疏松和韧带挛缩而导致操作中的韧带撕脱。在尝试安装试体前，需要首先考虑手术松解。

由于手术过程中出现的特殊情况，股骨髁外侧骨折也很常见。股骨远端截骨；股骨假体尺寸增大，导致更宽的髁间截骨；股骨假体外移以改善髌骨轨迹，导致股骨外侧皮质和髁间截骨外侧缘之间的骨量减少。如果外科医生没有意识到这一点，并用更大的力量敲打试体，股骨外侧髁上就会出现骨折线。这种术中并发症需要螺钉和钢板固定来处理。如果发生严重骨折，可能需要在股骨假体上安装一个长柄。

结论

通过膝关节置换术矫正FFD并不容易。所有关节外科医生都必须学习FFD矫正技术，因为屈曲畸形可能是独立发生的，也可能与其他畸形并发。软组织松解术、股骨远端额外截骨术和股骨假体增大相结合用于纠正FFD。为了取得好的结果，必须做好计划。术前必须准备限制性假体。手术时完全矫正FFD是手术医生的目标。

提示和技巧

- 大多数关节炎患者采用屈曲姿势，这是最舒适的姿势。这反过来导致股四头肌反射性伸缩抑制，导致屈曲挛缩的形成。在此期间，后关节囊挛缩，屈曲固定
- 股四头肌腱和膝前关节囊等结构薄弱是FFD进展的原因
- 在最初阶段，FFD可被动矫正，可以通过麻醉下手法推拿和石膏进行矫正，但在后期，当腘绳肌和腓肠肌挛缩时，FFD不适合被动推拿
- 膝关节的FFD也会对另一侧膝关节和相应的髋关节产生相关影响，它们会自动达到屈曲姿态

- 任何多关节炎性原发疾病都需要在置换之前进行治疗
- FFD的矫正原则上是平衡膝关节的屈伸间隙。屈曲间隙通常比伸直间隙大得多
- 当屈曲畸形非常严重时，使用铰链式膝关节假体，因为屈曲间隙无法使用垫片填充，因此间隙的平衡变得困难
- 软组织松解术、股骨远端额外截骨术和股骨假体增大相结合用于纠正术前FFD

参考文献

1. Eyring EJ, Murray WR. The effect of joint position on the pressure of intra-articular effusion. J Bone Joint Surg Am 1964;46:1235–1241

2. Deandrade JR, Grant C, Dixon AS. Joint distension and reflex muscle inhibition in the knee. J Bone Joint Surg Am 1965;47:313–322

3. Perry J, Antonelli D, Ford W. Analysis of knee joint forces during flexed knee stance. J Bone Joint Surg. 1975; 57A:961–967

4. Mihalko WM, Whiteside LA. Bone resection and ligament treatment for flexion contracture in knee arthroplasty. Clin Orthop Relat Res 2003;(406):141–147

5. Meftah M, Blum YC, Raja D, Ranawat AS, Ranawat CS. Correcting fixed varus deformity with flexion contracture during total knee arthroplasty: the "insideout" technique: AAOS exhibit selection. J Bone Joint Surg Am 2012;94(10):e66

6. Liu DW, Reidy JF, Beller EM. The effect of distal femoral resection on fixed flexion deformity in total knee arthroplasty. J Arthroplasty 2016;31(1):98–102 10.1016/j.arth.2015.07.033

7. Cheng K, Ridley D, Bird J, McLeod G. Patients with fixed flexion deformity after total knee arthroplasty do just as well as those without: ten-year prospective data. Int Orthop 2010;34(5):663–667 10.1007/s00264-009-0801-6

8. Quah C, Swamy G, Lewis J, Kendrew J, Badhe N. Fixed flexion deformity following total knee arthroplasty. A prospective study of the natural history. Knee 2012;19(5):519–521 10.1016/j.knee.2011.09.003

9. Su EP. Fixed flexion deformity and total knee arthroplasty. J Bone Joint Surg Br 2012; 94(11, Suppl A):112–115 10.1302/0301-620X.94B11.30512

10. Lee WC, Kwan YH, Yeo SJ. Severe bilateral fixed flexion deformitysimultaneous or staged total knee arthroplasty? J Arthroplasty 2016;31(1):128–131

膝关节反屈畸形的全膝关节置换术

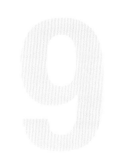

作者　Mandeep S. Dhillon，Rakesh John
译者　王　程　　审校　刘延青

引言

　　膝反屈（genu recurvatum）是全膝关节置换术（TKA）中最罕见的复杂畸形之一，其发生率为0.5%～1%（膝关节过伸>5°）[1]。与其他膝关节畸形（如屈曲畸形、内翻畸形、外翻畸形）相比，膝关节反屈畸形仍很少见。

定义

膝反屈（genu recurvatum）是一种膝关节处于过度伸展状态的畸形（图9.1）[2]。膝反屈可能是历史上最早被记录的一种膝关节畸形，早在公元前1370年就出现在一位埃及法老的画作中。

病因

膝反屈畸形通常继发于持续性的姿势调整，通过避免膝关节前脱位来实现肢体稳定。膝反屈可分为以下几类（表9.1）。

- 先天性膝反屈：通常为双侧，对称，<15°
- 后天性膝反屈：通常为单侧，>15°

后天性膝反屈畸形的原因如下。

- 类风湿性关节炎：畸形通常继发于炎症状态下韧带的过度松弛
- 神经肌肉疾病：膝反屈通常见于上运动神经元（upper motor neuron，UMN）损伤（如偏瘫）和下运动神经元（lower motor neuron，LMN）损伤（如脊髓灰质炎后遗留麻痹）
- 髂胫束挛缩：当膝关节伸直时，髂胫束位于膝关节旋转轴前方，当膝关节屈曲时，髂胫束位于旋转轴后方。因此髂胫束的挛缩将会导致膝关节的反屈畸形，并伴有固定的外翻畸形，术中可能会在胫骨平台的前外侧发现骨质的侵蚀（图9.2）
- 创伤后或胫骨高位截骨术后：由胫骨平台前倾所致
- 结缔组织疾病：马方综合征和埃勒斯−当洛综合征

表9.1 膝反屈畸形的病因分类（基于是否存在神经肌肉性无力）

无神经肌肉性无力的反屈畸形	与神经肌肉性无力相关的反屈畸形
类风湿性关节炎	脊髓灰质炎
髂胫束挛缩	偏瘫
创伤后改变	肌肉疾病
胫骨高位截骨术后	
结缔组织疾病——马方综合征和埃勒斯−当洛综合征	
先天性反屈	

膝反屈相关问题

明确反屈畸形的病因是最重要的，因为神经肌肉性无力患者的术后功能恢复可能并不令人满意。如果股四头肌功能不受影响，那么外科医生可以安全地进行TKA[3]。反屈畸形相关的常见问

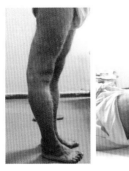
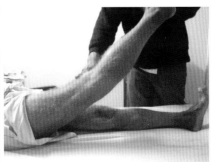

图9.1 严重右膝反屈畸形的临床照片

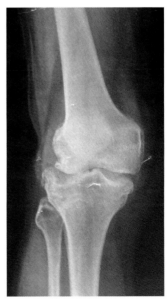

图9.2 继发于髂胫束挛缩的胫骨平台前外侧侵蚀的X线片

题如下。

- 伴有外翻或内翻畸形
- 骨质异常，如胫骨平台反向倾斜
- 侧副韧带明显不稳定
- 关节本体感觉缺失
- 下肢长度差异
- 假体的选择——限制性假体的使用及其限制程度的选择

为了避免膝反屈术后复发，应对关节进行不同程度的限制[4, 5]。膝反屈畸形中限制性假体的使用主要取决于是否存在神经肌肉性无力。

股四头肌无力的患者

如果将限制性假体用于依赖膝关节过伸来行走的患者，那么假体将承受巨大的应力，这将导致疼痛以及假体的磨损和松动，最终导致假体失效。对于这种高危患者，膝关节融合术可能是更好的选择。

没有股四头肌无力的患者

对于没有明显神经肌肉性无力的患者，仅当存在明显的相关韧带松弛或侧副韧带缺失时，才需要使用限制性假体[6]。限制性假体的选择主要取决于术中软组织平衡后残留膝关节不稳定的程度[6]。

术前规划

临床上应使用仰卧位测角仪测量畸形。膝关节负重位、前后位、侧位以及下肢全长X线检查都是必要的（图9.3）。这些有助于评估冠状面和矢状面畸形、胫骨坡度以及前侧和（或）前外侧侵蚀。

最重要的是对股四头肌、腘绳肌及腓肠肌详细的肌力评价。良好的股四头肌功能对于满意的预后至关重要。对于严重股四头肌无力的患者，他们需要利用膝关节过伸机制来进行锁定或者行走。如果TKA的进行解除了这种锁定机制，患者术后将无法舒适地行走。

应使用Wynne-Davis标准对患者进行全身性韧带松弛度评估。膝关节的韧带松弛度也应详细评估。髂胫束挛缩应通过Ober试验进行临床评估，如有必要，应在关节置换前解除挛缩。

足部和踝关节的检查也应该仔细进行。踝

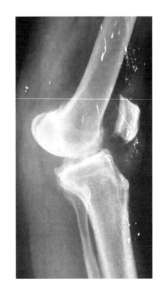
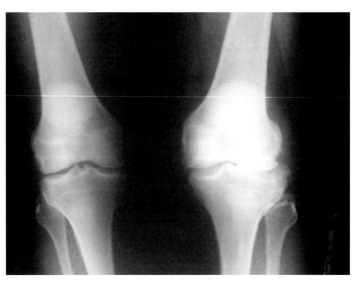

图9.3　站立前后位和侧位X线片是全膝关节置换术术前规划的重要组成部分

关节的跖屈挛缩和背伸无力使得膝关节在足跟着地时容易出现过伸。如果在TKA术前未纠正踝关节的跖屈挛缩畸形，膝关节反屈将有很高的概率复发。因此在进行TKA之前，应解决这些挛缩畸形。这也需要与髋关节和脊柱的检查相结合以完成评估。

手术

在TKA手术中，有几种技术被认为可以矫正反屈畸形[7~10]。所有这些技术都依赖于侧副韧带的完整性，以防止过伸畸形的复发。其目的主要是通过轻微的膝关节屈曲畸形（5°~10°）来防止反屈畸形的复发。

这些技术包括以下几种。

- 后关节囊折叠和侧副韧带复位——Krackow和Weiss技术[9,10]：在正常膝关节中，当膝关节完全伸直时，侧副韧带和后关节囊的张力最大。Krackow和Weiss观察到TKA术后侧副韧带过度松弛，并伴有一定程度的反屈。侧副韧带在股骨侧近端和后部重新定位，这将间接阻止膝关节的过度伸展（图9.4）
- 减少截骨量，使用更厚的假体——Patterson和Insall技术[8]：他们观察到，通过减少截骨量，使用更厚的胫骨和股骨假体，可以轻松地矫正反屈畸形

手术步骤

当后交叉韧带（PCL）在解剖和功能上完好时，与PCL替代型假体相比更推荐使用PCL保留型假体。如果需要，PCL的松解可在之后进行。

- 如果先进行股骨远端截骨
  - 在位于股骨远端的截骨导板下方使用垫片，这将减少2~4 mm的截骨量。需要切除的骨量取决于反屈畸形的严重程度
  - 或者使用可以调整截骨量的假体。首先

将截骨导板固定在−2 mm的孔中，然后逐渐移动到0 mm或2+ mm的孔中，以减少从股骨远端切除的骨量（根据反屈畸形的严重程度）
  - 放置尺寸测量夹具，并使用前面的参考来确定假体的型号

注意：如果假体尺寸介于二者之间，请始终选择较小的尺寸，以增加股骨后髁截骨量，从而增加屈曲间隙。

- 如果先进行胫骨截骨
  - 插入间隙块以测量伸直间隙。这样可以显示填补伸直间隙所需的股骨远端截骨量，从而减少股骨远端截骨量

无论先进行哪个部位的截骨，都要确保屈曲间隙不紧，并且膝关节不再处于反屈状态。置入假体后必须注意避免侧副韧带不稳定（图9.5）。

注意：选择从后向前曲率半径逐渐增大的股骨假体，以防止平衡良好的膝关节发生过伸，同时不影响弯曲。如果没有这样的假体，那么减少股骨远端的截骨量也可以获得类似的效果。

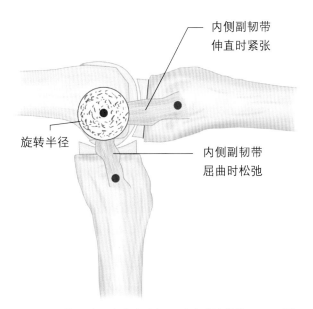

图9.4 股骨远端可变曲率半径。随着膝关节伸展，股骨远端曲率半径的增加会导致副韧带自动收紧，从而间接防止过度伸展

伴有固定外翻畸形的膝关节反屈

在这种情况下，必须按以下顺序依次松解侧方的关节囊复合体。

1.髂胫束。

2.侧方关节囊。

3.弓形复合体（包括或不包括腘肌腱）。

4.外侧副韧带（LCL）：这是最后的手段，必要时才进行。从上髁附着处开始，从远端到近端进行骨膜下松解。

记得在每一步松解后检查屈伸间隙，以评估软组织平衡情况。侧方的松解应该在受控的情况下逐步进行。始终从残余半月板"拉花式松解术"开始，并在关节线水平上逐渐向外侧进行。

膝反屈畸形全膝关节置换术的禁忌证

膝反屈畸形TKA没有绝对禁忌证。出现以下情况的神经肌肉疾病（如脊髓灰质炎后遗留麻痹）是相对禁忌证。

- 股四头肌明显无力和（或）退化
- 严重的骨性畸形
- 伴有踝关节或髂胫束的挛缩
- 术后畸形和不稳定复发的概率高

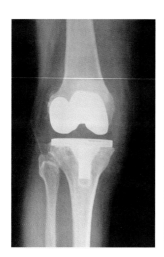
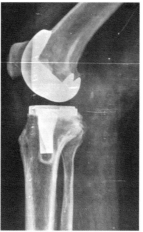

图9.5 之前插图中所示该病例的术后前后位和侧位X线片

术后处理

康复和随访方案与常规TKA患者使用的方案相同。膝关节应适度屈曲畸形。术后第二天开始进行完全负重步行训练和膝关节屈伸训练。

并发症

与没有神经肌肉性无力的患者相比，伴有反屈畸形的神经肌肉性无力患者的并发症更常见。伴有膝反屈畸形的TKA所特有的并发症如下。

- 反屈畸形复发
- 反复出现的关节不稳定，不利于疼痛的改善
- 如果股四头肌肌力不足，脊髓灰质炎患者会失去行走能力

脊髓灰质炎患者的膝反屈畸形

重要的是要认识到，当股四头肌肌力严重减弱或瘫痪时，将会出现反屈畸形，因为这样可以通过作者所说的"膝反屈步态"在行走中稳定膝关节。

脊髓灰质炎所致的膝反屈畸形可分为2种类型。

- 股四头肌复合体力量不足可导致关节和骨骼的结构性改变：矫正后预后良好。在这种情况下，腘绳肌和腓肠肌–比目鱼肌复合体通常是正常的。胫骨髁和胫骨干近端1/3的变化是由负重引起的。胫骨髁向后拉长，与后缘相比，前缘凹陷。关节面与胫骨长轴的夹角（通常为90°）变得更加尖锐。胫骨近端1/3通常向后弯曲，可能逐渐出现胫骨部分半脱位
- 膝关节后方软组织的松弛：此处腘绳肌和腓肠肌–比目鱼肌较弱。膝关节过伸常继发于这些肌肉的拉伸，通常与后关节囊韧带的拉伸有关

提示和技巧

- 完整的肌力评估是必不可少的
- 关节置换术前可能需要解除固定的踝关节跖屈挛缩和髂胫束挛缩。至少必须要实现踝关节的中立位背屈
- 膝反屈畸形伴神经肌肉性无力是TKA的相对禁忌证
- 不需要常规使用限制性假体
- 术中应避免侧副韧带不稳定，以防止反屈畸形复发

参考文献

1. Meding JB, Keating EM, Ritter MA, Faris PM, Berend ME. Genu recurvatum in total knee replacement. Clin Orthop Relat Res 2003; (416):64–67

2. Brownstein B, Noyes FR, Mangine RE, Kryger S. Anatomy and biomechanics. In: Mangine RE (ed), Physical Therapy of the Knee: pp 1–30. New York: Churchill Livingstone, 1988

3. Meding JB, Keating EM, Ritter MA, Faris PM, Berend ME. Total knee replacement in patients with genu recurvatum. Clin Orthop Relat Res 2001; (393): 244–249

4. Tigani D, Fosco M, Amendola L, Boriani L. Total knee arthroplasty in patients with poliomyelitis. Knee 2009;16(6):501–506

5. Jubelt B, Agre JC. Characteristics and management of postpolio syndrome. JAMA 2000;284(4):412–414

6. Whiteside LA, Mihalko WM. Surgical procedure for flexion contracture and recurvatum in total knee arthroplasty. Clin Orthop Relat Res 2002; (404):189–195

7. Insall JN, Haas SB. Complications of Total Knee Arthroplasty. In Insall JN, Windsor RE, Scott WN, Kelly MA, Aglietti P (eds). Surgery of the Knee. New York, Churchill Livingstone 891–934, 1993

8. Insall JN. Surgical Techniques and Instrumentation in Total Knee Arthroplasty. In Insall JN, Windsor RE, Scott WN, Kelly MA, Aglietti P (eds). Surgery of the Knee. New York, Churchill Livingstone 739–804, 1993

9. Krackow KA, Weiss AP. Recurvatum deformity complicating performance of total knee arthroplasty. A brief note. J Bone Joint Surg Am 1990;72(2):268–271

10. Krackow KA. The Technique of Total Knee Arthroplasty. St Louis, CV Mosby 1990

膝关节僵硬的全膝关节置换术

作者　Shitij Kacker，S. K. S. Marya
译者　王　程　　审校　刘延青

引言

全膝关节置换术（TKA）是一种经过充分验证的成功手术，它能够显著改善患者的生活质量。膝关节置换术的目标是减轻疼痛并保证膝关节的稳定性和灵活性。众所周知，术前膝关节活动度（ROM）是决定TKA术后活动度的主要因素之一[1~3]。膝关节僵硬或强直的定义并不明确。膝关节僵硬或关节纤维化指的是膝关节的活动度小于50°。膝关节强直指的是膝关节活动度为0°。然而，膝关节僵硬或强直有各种各样的表现，从膝关节屈曲固定（图10.1）（由于后部软组织结构挛缩、机械性骨块、胫骨高位截骨术后或关节粘连）或伸直固定（由于股四头肌挛缩、异位骨化、髌骨下关节或关节内粘连）到屈曲0°~50°。

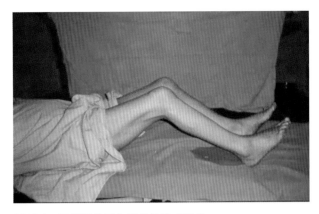

图10.1 双膝屈曲固定患者的临床照片

术前规划

膝关节僵硬或强直的TKA手术可能非常具有挑战性，因为常规的髌骨外翻和充分的膝关节暴露不容易实现[4~7]。在准备进行膝关节僵硬的TKA时，必须仔细评估僵硬的根本原因。在膝关节僵硬患者中规划TKA应采取与规划翻修TKA相似的方法。手术的成功取决于解决潜在的导致僵硬的病理学因素。骨骼畸形、关节囊挛缩、股四头肌纤维化和韧带失衡等问题可以通过手术在很大程度上得到纠正。然而，有先天性和神经肌肉性疾病的患者应谨慎处理，因为这些疾病的潜在病理学因素无法单纯通过手术纠正。感染后膝关节僵硬的患者更应进行彻底的术前评估，以排除持续的轻度感染。虽然很难确定哪些并发症与膝关节僵硬直接相关，哪些与患者的潜在疾病相关，但当有以下

情况时医生对于TKA的进行应当格外慎重，包括反射性交感神经营养不良、轻度感染以及在功能良好的部位进行膝关节融合术。最重要的是理性地看待患者术后的ROM，术后ROM为70°~80°即被认为是成功的手术。要注意告知患者，手术的目的是改善膝关节活动范围和功能，而不是使其完全恢复正常，这应当获得患者的知情同意并记录在病历中。

病因

膝关节僵硬可能是原发性或继发性的。表10.1列出了膝关节僵硬的原因。

分类

膝关节僵硬的病因分类包括以下2个方面。
- 退行性：主要是软组织相关畸形
- 创伤后：主要是骨性畸形

从功能上讲，膝关节僵硬可以分为2类。
- 屈曲僵硬或屈曲受限
- 屈曲挛缩或伸直受限

屈曲僵硬定义为无法实现完全被动屈曲。与伸直僵硬相比，这种情况不太常见。屈曲僵硬的常见原因是股四头肌挛缩、异位骨化、创伤后骨关节炎和低位髌骨。

屈曲挛缩被定义为无法实现完全被动伸直。这是一种比屈曲僵硬更常见的畸形。它是由软组

表10.1 膝关节僵硬的原因

先天性疾病	后天性疾病	创伤后
成骨不全	类风湿性关节炎	关节内骨折
软骨发育不全	银屑病关节炎	膝关节脱位
赫尔勒综合征	骨关节炎	膝关节伸膝装置损伤
亨特综合征	感染性关节炎	手术史
肌营养不良	脑性瘫痪	胫骨高位截骨/股骨远端截骨
先天性胫骨假关节病	神经系统病变/脑卒中	膝关节假体周围感染
	肿瘤	反射性交感神经营养不良

织挛缩、骨性撞击或二者结合引起的。

影像学

所有患者均应进行标准前后位（AP）（完全负重）、侧位（图10.2）和切线位X线检查。在有新骨形成或骨缺损的特殊情况下，可能需要CT检查。应该同时对髋部和脊柱进行检查。应评估远端神经血管状态，并记录膝关节周围是否存在瘢痕或挛缩。如果膝关节内或周围存在任何植入物，则应在手术时准备好取出器械。

假体的选择

外科医生还必须决定所使用的假体类型（图10.3）。有各种各样的模块化假体可供选择。只有在膝关节过大、过小或严重骨缺损时，才需要定制型假体。后稳定型假体优于后交叉韧带保留型假体，因为在大多数情况下后交叉韧带（PCL）会有缺损或严重病变。同样，在需要使用限制性假体的手术过程中，由于软组织过度松解，侧副韧带可能存在缺损或功能异常。外科医生的目标应该是使用一种能够在最低程度限制的情况下保证膝关节稳定的假体。

手术步骤

硬膜外麻醉通常是首选，因为它可以提供持续的术后镇痛，这对于术后早期膝关节无痛活动至关重要。如果膝关节没有陈旧性手术瘢痕，则采用正中纵向切口。如果之前有陈旧性手术瘢痕，新的手术切口应尽量经过陈旧性瘢痕。如果有多处瘢痕，则采用最外侧的瘢痕做切口。

髌旁内侧入路上起自股直肌和股内侧肌之间，下至胫骨结节内侧下方1 cm处。做胫骨近端内侧松解，骨膜下剥离向后方和内侧延伸。松解髌骨旁股四头肌和股骨之间的所有粘连。股骨内侧松解在骨膜下完成，松解股内侧肌、内侧关

囊和内侧副韧带浅层，保留内侧副韧带深层的完整性。在膝关节伸直位松解髌股韧带，并尝试外翻髌骨（图10.4）。

进行外侧支持带松解。如果胫骨和股骨之间存在骨融合，则在关节线水平进行截骨术（图10.5）。

同时切除半月板和前后交叉韧带。在此阶段评估膝关节屈曲活动度和髌骨外翻的程度。如果由股四头肌紧张导致膝关节屈曲角度不能超过30°～40°，应当进一步松解股四头肌。松解股四头肌有多种方法，如股四头肌切断术、股四头肌VY成形术和胫骨结节截骨术。

作者更推荐Ranawat和Flynn所描述的方法[8]，即使用11号刀片切6～8刀，对股直肌和股中间肌进行依次可控的"Z"字形延长。随着

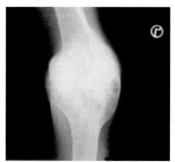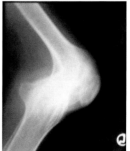

图10.2 骨性强直患者的前后位和侧位片

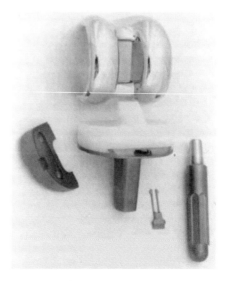

图10.3 根据需要选择特定的假体

每次"Z"字形延长，膝关节的屈曲角度都会逐渐在可控的范围内增加，直到达到80°的屈曲角度（图10.6）。

改良的VY成形术是第二种选择，即将远端的三角形带蒂皮瓣连同髌骨一起向前外侧"翻转"。然而，VY翻转会破坏股四头肌的血供，并且很难调控股四头肌的最终张力[9]。

胫骨结节截骨术是第三种选择，结节截骨会造成骨不连或固定不稳等问题，而调控股四头肌的最终张力也是个问题[10]。

完成膝关节屈曲后，将髌骨外翻，同时将胫骨外旋以避免髌腱撕裂。进一步进行内侧的骨膜下松解，同时逐渐向外旋转和屈曲胫骨。将Hohmann拉钩放置在胫骨后方，使胫骨向前半脱位。然后从内侧松解后关节囊，切除残余的半月板后角，从而完全暴露胫骨平台和股骨髁。

下一步进行侧方松解。松解股骨侧的外侧关节囊，从外侧副韧带开始至骨膜下的腘肌腱。如果外侧的结构仍然很紧，则应继续利用"拉花式松解术"对髂胫束进行松解。

然后在中立位垂直于踝关节轴线进行胫骨近端截骨，保证0°的内翻或外翻，胫骨后倾3°～5°。然后进行股骨远端5°～6°的外翻截骨，除非膝关节存在严重外翻，否则作者习惯选择3°～4°对应的外翻截骨。

使用间隙块来检查伸直间隙。如果内侧过紧，则进一步进行内侧松解。在极端情况下，如果膝关节仍处于外翻状态，可能需要松解腓肠肌外侧头。如果膝关节仍然不能完全伸直，则进一步松解股骨和胫骨后关节囊。

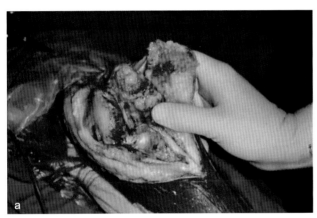
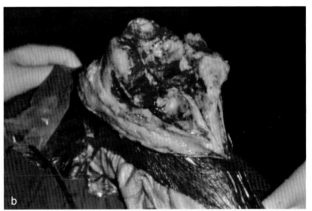

图10.4　（a）髌骨强直。（b）髌骨在松解后侧向收缩

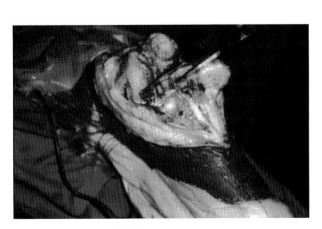

图10.5　关节面水平截骨

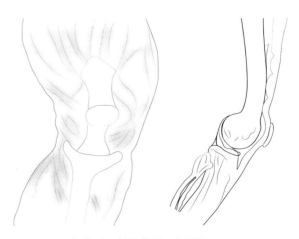

图10.6　"Z"字形延长的前视图和侧视图

进行股骨前侧和后侧的截骨，并使用间隙块检查屈曲间隙。如果伸直间隙比屈曲间隙更紧，则需要增加股骨远端的截骨量。但应注意股骨远端的截骨量不能超过4 mm，因为股骨远端的过度截骨会导致关节线抬高。一旦屈伸间隙都达到平衡，就进行股骨髁间截骨和股骨斜面截骨，并放置股骨侧试体。根据间隙块的测量结果，将适当尺寸的试体垫片安装在胫骨试体上，并将其放置在胫骨髁上。复位膝关节，评估膝关节运动及内翻或外翻时的稳定性和髌骨轨迹。如果屈曲间隙仍然很紧，可将止血带放气，对股四头肌进行"Z"字形延长。然而应当注意的是，当膝关节僵硬伴屈曲挛缩时，尽管采取了所有可能的矫正措施，膝关节屈曲间隙和伸直间隙仍有可能出现不对等的情况，这时应考虑使用限制性假体。

如果试体的稳定性和膝关节的活动情况令人满意，则将其留在原位，在髌骨夹具的帮助下进行髌骨截骨，安装髌骨试体，确保髌骨高度接近正常解剖位置。再次评估膝关节的运动情况，进行无拇指试验（图10.7）保证重建的髌骨轨迹良好且不会外翻。

取出试体，安装假体，并用骨水泥固定。假体放置后需保持膝关节完全伸直，直至骨水泥固化。用骨刀清除多余的骨水泥，用脉冲灌洗枪彻底冲洗膝关节，放置负压引流管，逐层关闭切口。

术后处理

术后第一天拔除引流管，将手术肢体置于持续被动活动（CPM）仪上，从0°到30°，每天逐渐增加10°。如果患者有明显的屈曲挛缩，建议在夜间佩戴膝关节固定器。术后第一天晚上，在物理治疗师的陪同下，患者在助行器的支持下进行全身负重活动。每天的步行量逐渐增加，患者可被允许用手杖来辅助。由物理治疗师制订的每天2小时的康复方案（包括膝关节屈曲练习和直腿抬高练习）已被证明能显著增加强直膝关节的术后活动度[6]。

并发症

框10.1中列出了膝关节僵硬TKA的并发症。

框10.1　膝关节僵硬TKA的并发症
• 胫骨结节或髌腱撕脱
• 切口愈合问题
• ROM不足
• 其他
–感染
–深静脉血栓

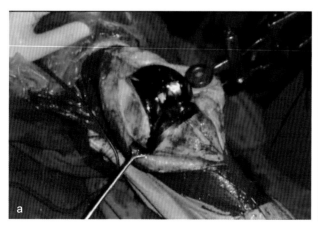
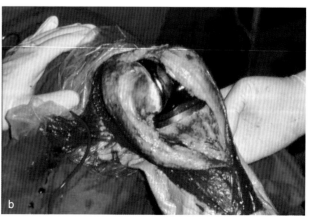

图10.7　（a）用试体检查关节的活动度和稳定性。（b）使用无拇指试验评估髌骨轨迹

胫骨结节或髌腱撕脱

这可以通过骨膜下松解、屈膝时进行胫骨外旋，以及使用伸膝装置外翻技术来避免。

切口愈合问题

任何术后或有多处切口的膝关节都可能出现切口愈合问题。切口坏死可能是浅层或全层的，通常需要皮瓣重建。仔细处理皮瓣可以降低皮肤边缘坏死的风险。

在行TKA前完善整形科会诊可能会有所帮助。所有有引流管的患者都要卧床休息，在引流管拔除之前不允许进行CPM或其他活动。在膝关节多切口的手术中，建议在TKA术前使用软组织扩张术。皮肤扩张器有助于为切口闭合提供足够的软组织，股四头肌下方的扩张器有助于伸膝装置的活动[11, 12]。

关节活动度不足

尽管术中达到了理想的活动度，但患者仍可能因疼痛等因素而难以实现足够的ROM。这样的患者应首选连续硬膜外麻醉，适当延长CPM仪的使用时间。但如果在术后6周随访时患者仍未达到60°的屈曲角度，建议在全身麻醉下进行膝关节推拿。

其他并发症，如感染和深静脉血栓，与常规TKA的处理相同。

讨论

对于术前即有膝关节ROM受限的患者，TKA对活动度的改善结果通常不够理想[13, 14]，并且有较高的并发症发生率。这些患者手术入路的困难之处在于不容易实现常规的髌骨活动和膝关节的充分暴露[5]。目前尚缺少关于膝关节术前活动度小于50°和自发性骨性强直的TKA预后的相关报道[4, 5, 15]。

如果膝关节暴露时过于僵硬，可能需要切断股直肌。伸直性骨性强直的膝关节几乎总是需要在髌骨外翻之前进行VY股四头肌成形术，以将髌腱撕脱的风险降至最低[4, 16]。

术中可能会发生骨折，特别是具有膝关节伸直性骨性强直的患者，在试图对髌骨或胫股关节进行截骨以及用力被动屈膝时可能发生骨折[16, 17]。骨质疏松也会增加术中骨折的风险[16, 17]。

Aglietti等回顾性分析了包括20例膝关节僵硬和6例膝关节强直的TKA结果，并指出强直膝关节的ROM小于僵硬膝关节的ROM[4]。

Mullen认为膝关节僵硬或强直患者术后ROM与膝关节活动良好的患者相比可能没有显著区别[6]。然而Ritter等报道，僵硬和强直膝关节的术后ROM会更差[14]。

Montgomery等回顾了71例术前屈曲角度小于50°的患者，结果显示，他们接受了TKA手术后屈曲角度平均增加了36°，膝关节评分（knee society score，KSS）从38分提高到80.7分。

McAuley等研究了27例术前屈曲活动度小于50°的患者[18]，他们发现TKA术后总体并发症发生率为41%，翻修率为18.5%。Naranja等报道，膝关节强直患者在TKA术后也出现了类似的高并发症发生率和翻修率[19]。

Bhan等研究了90例膝关节（64例僵硬膝关节与26例强直膝关节），这些膝关节术前屈曲角度均小于50°，作者对其进行了至少2年的随访，结果发现屈曲角度平均增加了25°，KSS从34.5分提高到89.5分。他们还发现，膝关节僵硬的患者在TKA术后的临床效果优于膝关节强直的患者[16]。

Debette等回顾性分析了239例僵硬膝关节，发现术后ROM增加了39°，KSS从33分增加至86分，但并发症的发生率相对较高（4.6%）[20]。

Shah等采用股内侧肌下入路手术进行了110例TKA，发现术后ROM平均增加38°，

KSS从36分改善到80分。他们认为，术前活动范围受限的膝关节通过使用股内侧肌下入路可以获得令人满意的TKA结果，并有利于患者术后膝关节的早期活动[21]。

所有文献报道表明，膝关节僵硬患者的TKA结果通常不如常规的初次TKA令人满意。TKA预后不良的发生率较高，尤其是对于那些以前就有膝关节强直的患者。

然而，对于膝关节僵硬的患者，通过对屈曲畸形和股四头肌挛缩进行矫正，患者术后ROM可以获得显著改善。外科医生需要加强术前对患者的宣教，并应指出术后8~10个月实现80°的活动度已经是一个很不错的结果。

提示和技巧

- 术前ROM是决定全膝关节置换术后ROM的主要因素之一
- 感染后膝关节僵硬的患者应进行彻底检查，以排除持续的低度感染
- 对于患者来说，稳定性最好且限制性最小的假体是最好的选择
- 在改良的VY成形术中，VY翻转会破坏股四头肌的血供，并且很难调控股四头肌的最终张力
- 通过对屈曲畸形和股四头肌挛缩进行矫正，可以显著改善僵硬膝关节的ROM

参考文献

1. Lizaur A, Marco L, Cebrian R. Preoperative factors influencing the range of movement after total knee arthroplasty for severe osteoarthritis. J Bone Joint Surg Br 1997;79(4):626–629

2. Gatha NM, Clarke HD, Fuchs R, Scuderi GR, Insall JN. Factors affecting postoperative range of motion after total knee arthroplasty. J Knee Surg 2004;17(4):196–202

3. Harvey IA, Barry K, Kirby SP, Johnson R, Elloy MA. Factors affecting the range of movement of total knee arthroplasty. J Bone Joint Surg Br 1993;75(6):950–955

4. Aglietti P, Windsor RE, Buzzi R, Insall JN. Arthroplasty for the stiff or ankylosed knee. J Arthroplasty 1989;4(1):1–5

5. Bradley GW, Freeman MA, Albrektsson BE. Total prosthetic replacement of ankylosed knees. J Arthroplasty 1987;2(3):179–183

6. Mullen JO. Range of motion following total knee arthroplasty in ankylosed joints. Clin Orthop Relat Res 1983;(179):200–203

7. Montgomery WH III, Insall JN, Haas SB, Becker MS, Windsor RE. Primary total knee arthroplasty in stiff and ankylosed knees. Am J Knee Surg 1998;11(1):20–23

8. Ranawat CS, Flynn WF Jr. The stiff knee; ankylosis and flexion. Master techniques in orthopaedic surgery. Knee Arthroplasty 2009;3:145–158

9. Trousdale RT, Hanssen AD, Rand JA, Cahalan TD. V-Y quadricepsplasty in total knee arthroplasty. Clin Orthop Relat Res 1993;(286):48–55

10. Whiteside LA. Exposure in difficult total knee arthroplasty using tibial tubercle osteotomy. Clin Orthop Relat Res 1995;(321):32–35

11. Mahomed N, McKee N, Solomon P, Lahoda L, Gross AE. Soft-tissue expansion before total knee arthroplasty in arthrodesed joints. A report of two cases. J Bone Joint Surg Br 1994;76(1):88–90

12. Manifold SG, Cushner FD, Craig-Scott S, Scott WN. Long-term results of total knee arthroplasty after the use of soft tissue expanders. Clin Orthop Relat Res 2000;(380):133–139

13. Schurman DJ, Matityahu A, Goodman SB, et al. Prediction of postoperative knee flexion in Insall-Burstein II total knee arthroplasty. Clin Orthop Relat Res 1998;(353):175–184

14. Ritter MA, Harty LD, Davis KE, Meding JB, Berend ME. Predicting range of motion after total knee arthroplasty. Clustering, log-linear regression, and regression tree analysis. J Bone Joint Surg Am 2003;85-A(7):1278–1285

15. Bae DK, Yoon KH, Kim HS, Song SJ. Total knee arthroplasty in stiff knees after previous infection. J Bone Joint Surg Br 2005;87(3):333–336

16. Bhan S, Malhotra R, Kiran EK. Comparison of total knee arthroplasty in stiff and ankylosed knees. Clin Orthop Relat

Res 2006;451(451):87–95

17. Sculco TP. Management of the stiff knee. In: Callaghan JJ, Rosenberg AG, Rubash HE, Simonian PT, Wickiewicz TL, eds. The Adult Knee. Philadelphia, PA: Lippincott Williams & Wilkins; 2003: 1333–1340.

18. McAuley JP, Harrer MF, Ammeen D, Engh GA. Outcome of knee arthroplasty in patients with poor preoperative range of motion. Clin Orthop Relat Res 2002;(404): 203–207

19. Naranja RJ Jr, Lotke PA, Pagnano MW, Hanssen AD. Total knee arthroplasty in a previously ankylosed or arthrodesed knee. Clin Orthop Relat Res 1996;(331): 234–237

20. Debette C, Lustig S, Servien E, et al. Total knee arthroplasty of the stiff knee: three hundred and four cases. Int Orthop 2014;38(2):285–289

21. Shah NA, Patil HG, Vaishnav VO, Savale A. Total knee arthroplasty using subvastus approach in stiff knee: A retrospective analysis of 110 cases. Indian J Orthop 2016;50(2):166–171

类风湿性关节炎的全膝关节置换术

作者　Chandeep Singh，S. K. S. Marya

译者　王　程　审校　刘延青

引言

    类风湿性关节炎是一种免疫介导的慢性炎症，最终可导致软骨和关节的破坏。可从轻微的关节疼痛发展至严重的关节畸形，使患者失去活动能力。对于这样的患者第一步是药物治疗。随着类风湿性关节炎生物疗法的出现，病情发展至关节破坏阶段的患者越来越少。然而，仍然有20%~25%的患者进展为晚期关节炎，其中膝关节受累在大关节病变中最常见[1]。全膝关节置换术（TKA）对类风湿患者来说可以显著缓解疼痛，矫正畸形，提高患者的活动能力。然而，在术前、术中和术后各方面，类风湿性膝关节都给骨科医生带来了一系列独特的挑战。

术前准备

系统性疾病

类风湿性关节炎是一种全身炎症性疾病，累及多个关节，最常见的是小的外周关节，但也包括大的有滑膜的关节，如膝关节、髋关节和肩关节。在对需要膝关节置换手术的患者进行术前评估时，必须牢记这一点。颈椎受累在某种程度上是很常见的，一项研究显示其比例高达88%，在另一项研究中其比例约为61%[2，3]。类风湿性关节炎常见的颈椎受累表现有寰枢椎半脱位、颅底凹陷症。如果这些受累表现有进展，可能需要在准备关节手术之前先稳定颈椎。应仔细询问患者颈部疼痛、颈部伸展受限、吞咽困难和四肢无力等的详细情况。如诊断有疑问，应进行包括屈曲位和伸直位的颈椎X线检查。Pellicci等提到，只有15%的类风湿患者需要手术干预[2]。此外，颈椎受累也会影响患者麻醉方式的选择。

根据Eberhardt和Fex的研究，髋关节受累是一个公认的事实。随着病程的进展，髋关节受累的概率从1年时的15%增加到5年时的25%[4]。因此，必须对有类风湿性关节炎的膝关节疾病患者进行髋关节临床检查。作者所工作的医院已经对所有计划进行TKA的类风湿患者常规进行双髋及骨盆的X线检查。如果膝关节和髋关节都有受累表现，那么外科医生需要决定首先对哪个关节进行手术。

上肢关节受累也是类风湿性关节炎的晚期表现之一。在行上肢关节置换术之前，需要对患者使用助行器的能力进行评估，因为助行器是膝关节置换术后所需要的。因此建议在进行上肢关节置换术之前，最好先进行下肢关节置换术，以避免在膝关节手术后使用助行器或手杖时影响上肢假体。当患者无法使用助行设备时，可以优先进行上肢手术。

皮肤与营养

治疗类风湿性关节炎的药物，尤其是糖皮质激素，会对皮肤产生不良影响。类风湿性关节炎是一种分解代谢消耗性疾病，会造成患者营养不良，这可能会导致皮肤萎缩，并影响术后的伤口愈合。

患者年龄与活动量

与骨关节炎患者相比，类风湿性关节炎患者在行膝关节置换术时的平均年龄更小。对年轻患者进行任何关节置换术都必须考虑患者的预期寿命。关于类风湿患者预期寿命的研究并不多，我们可以假设他们的预期寿命与骨关节炎患者相似。因此，外科医生需要向患者详细解释假体的使用寿命及翻修手术的必要性。Ranawat等和Dalury等已经证明，在55岁以下的类风湿患者中进行的膝关节置换术具有良好的术后生存率[5，6]。与同龄的骨关节炎患者相比，类风湿性关节炎患者对膝关节置换手术的满意度更高，因为他们往往对膝关节的活动需求较小[7]。类风湿性关节炎的多关节受累常导致患者活动水平降低，建议根据患者的生理年龄而不是实际年龄来评估膝关节功能[8]。

药物管理

类风湿性关节炎患者可通过服用各种药物来控制或缓解疾病进程，以保持患者关节的无痛及活动功能。患者病情进展时，可能需要骨科医生进一步处理。通常当患者前往骨科就诊时，往往正在服用2~3种治疗类风湿性关节炎的药物，骨科医生需要了解哪些药物需要停止，哪些需要继续服用，以及在TKA术后多久重新开始服用。

患者通常会使用以下1种或多种药物。

- 糖皮质激素
- 非甾体抗炎药（NSAID）
  - 环氧合酶（cyclooxygenase，COX）-1抑

制剂，如阿司匹林

−COX−2抑制剂，如塞来昔布

- 改善病情抗风湿药物（disease-modifying antirheumatic drug，DMARD）

 −甲氨蝶呤

 −来氟米特

 −肿瘤坏死因子（tumor necrosis factor，TNF）−α抑制剂，如依那西普和英夫利西单抗

 −白介素（interleukin，IL）−1抑制剂，如anakina

有不少类风湿性关节炎患者需要长期使用糖皮质激素，对于外科医生而言，使用糖皮质激素带来的最常见的问题是伤口愈合不良、骨质量下降和感染。此外，由于这些患者可能有继发性肾上腺功能不全的倾向，因此需要监测围手术期的糖皮质激素用量。作者的习惯是在患者术前8小时开始静脉使用100 mg氢化可的松，持续到术后第一天，然后逐渐调整为术前剂量[9, 10]。然而也有文献对围手术期补充性使用类固醇提出了质疑。Friedman等研究了28名患者，他们共接受了35例手术，在没有补充类固醇的情况下也没有发生肾上腺功能不全[11]。

阿司匹林和传统的NSAID是COX−1抑制剂，通过阻断血栓素2的形成来防止血小板聚集。阿司匹林不可逆地阻断COX−1，因此可在血小板的生命周期（7~10天）内影响血小板聚集，而传统NSAID则是可逆地阻断COX−1，其药效的停止需要等待其从循环中被清除，即约5个药物半衰期。塞来昔布等COX−2抑制剂术前不一定需要停用，因为它们不会影响血小板功能[9, 10]。

围手术期使用DMARD，尤其是甲氨蝶呤，一直是一个值得商榷的问题。甲氨蝶呤在围手术期有影响体液平衡的可能，并可能增加术后感染的风险。Perhala等和Grennan等建议在围手术期持续使用甲氨蝶呤[12, 13]。但Sreekumar等对一部分患者进行了长达10年的随访，并发现连续服用甲氨蝶呤患者的深部骨感染率并没有

增加[14]。然而，由于该药物主要通过尿液排泄，因此肾功能受损患者应当慎用。对于此类患者，建议使用甲氨蝶呤至术前1周，术后1~2周重新开始，因为手术应激可能会增加潜在的肾功能不全，并导致甲氨蝶呤毒性增加。作者所在医院患者服用甲氨蝶呤至术前1周，并在2周拆线后重新服用。

硫酸羟氯喹在类风湿患者中的使用也非常普遍，但其不会导致感染风险的增加。目前的共识建议在围手术期继续使用硫酸羟氯喹[9, 10]。而来氟米特的围手术期使用仍存在争议。在一项研究中，髋关节、膝关节和肘关节置换术患者的感染风险没有增加[15]。然而，在Fuerst等的研究中，来氟米特与术后伤口并发症风险增加有关[16]。作者通常在患者术前3~4天停用来氟米特，并在拆线时开始使用。

常用的TNF−α抑制剂，如英夫利西单抗、依那西普和阿达木单抗，会增加细菌感染和机会性感染的风险，在某些情况下还会增加结核病复发的风险。建议在围手术期、术前至少1个剂量周期（依那西普1周，英夫利西单抗6~8周，阿达木单抗2周）停用这些药物，并仅在拆线后重新开始使用[17, 18]。

作者已经提到，在类风湿性关节炎患者中，髋关节和膝关节同时受累的概率很高，并且随着疾病的进展，这一比例可能高达25%[4]。在这种情况下，需要首先解决髋关节问题，其原因如下。

- 膝关节疼痛可能来自髋关节（牵涉痛），处理髋关节疾病可能会缓解膝关节的症状，以避免膝关节手术，也可以考虑进行局部药物注射

- 解决髋关节疾病首先要解决髋关节和膝关节之间肌肉的张力，尤其是腘绳肌。在腘绳肌张力较大的情况下，髋关节和膝关节都可能会出现屈曲挛缩，如果先对膝关节进行手术，解决了该挛缩，随后再行髋关节置换，延长了髋关节周围肌肉，可能造

成腘绳肌张力再次增加，膝关节可能再次出现屈曲畸形

- 即使有明显的同侧膝关节受累，髋关节置换术后的康复也更加容易。而反之，并非如此
- 在髋关节和膝关节屈曲畸形的情况下进行髋关节手术时，如果使用硬膜外麻醉，可以同时对膝关节进行相应的处理
- 足够的髋关节活动度是实现膝关节深度屈曲所必需的，这对手术过程和膝关节手术的预后至关重要

但也有一些特例。首先，具有严重外翻畸形的类风湿性关节炎可因髋关节的内旋和内收而影响同侧髋关节的稳定性。在这种情况下，首先进行膝关节置换可能更安全。其次，具有双膝严重屈曲挛缩畸形的患者在行膝关节置换前难以实现直立，对于这样的患者在合适的情况下先进行双侧膝关节置换术可能是一个更好的选择。根据作者的经验，在这种情况下，还可考虑同时进行同侧髋关节和膝关节置换术。

假体的选择

骨水泥还是非骨水泥

文献证据支持在类风湿性关节炎患者中使用骨水泥假体。然而，由于接受膝关节置换术的类风湿患者的平均年龄较小，因此也有人支持在此类病例中使用非骨水泥假体。支持非骨水泥假体使用的文献是基于对相对较少的患者进行中期随访的研究。这些研究也的确显示出了一些担忧，如胫骨的骨水泥渗透。Schrøder等和Nielsen等在术后4~5年的随访中显示了胫骨侧假体翻修率和胫骨骨水泥渗透[19, 20]。瑞典膝关节置换登记中心分析了3 054例使用骨水泥假体的类风湿性膝关节患者的数据，发现胫骨侧假体松动率和翻修率显著低于使用非骨水泥假体的患者[21]。作者在所有类风湿性关节炎患者的膝关节置换术中都常规使用骨水泥假体，并认为非骨水泥假体的应用还需要更多的文献支持。

保留后交叉韧带还是切除后交叉韧带

这可以说是一场永无休止的争论，关节外科医生们对是切除还是保留后交叉韧带（PCL）存在分歧。保留的明显好处是可以再现股骨后滚和增加膝关节活动度。然而，对于类风湿性关节炎患者，基础研究表明其PCL发生了变化。光镜和电镜下可见PCL退变和胶原分解，导致其生物力学性能下降，抗断裂能力不如正常PCL[22]。这会增加保留PCL的患者晚期出现韧带断裂和不稳定的风险。Laskin和O'Flynn[23]在其纳入了98例使用PCL保留型假体的类风湿性关节炎患者的研究中证实了这种不稳定性。在至少6年的随访中，50%的膝关节有10 mm或以上的后方不稳定，而使用后稳定型假体治疗的80例膝关节中后方不稳定的发生率仅有1%。

也有文献支持在类风湿性关节炎患者中使用PCL保留型假体。Schai等对81例膝关节假体进行了10~13年的随访，发现其生存率为97%[24]。Archibek同样指出，在对72例类风湿性关节炎患者10.5年的随访中发现，其假体生存率为93%，共有6例患者进行了翻修手术，其中有2例是因为后方不稳定[24]。

作者习惯于对所有类风湿性关节炎患者使用PCL切除型假体，因为类风湿病情本身就会导致PCL的病变。

是否进行髌骨置换

主张进行髌骨置换的作者认为，髌骨下表面残留的关节软骨可能作为抗原性刺激导致患者术后膝前疼痛。在瑞典膝关节置换登记中心进行了一项纳入了27 000例膝关节的研究，在类风湿性关节炎组和骨关节炎组中，行髌骨置换的患者满意度都高于未进行髌骨置换的患者满意度[7]。Kajino等对26例行双侧全膝关节置换的患者进行了6年的随访，其中一侧髌骨置换，另一侧髌骨未置换。他们发现未进行髌骨置换的患者有更多

的髌股关节症状[25]。作者也有类似的体会，因此更倾向于常规进行髌骨置换，其限制因素主要是髌骨的厚度。

术中情况

皮肤切口与软组织处理

皮肤和软组织都需要小心处理。由于病情影响或类固醇的应用，患者的皮肤可能会萎缩或变薄。对于这样的患者，建议医生在手术时采用大切口而不要尝试小切口。在处理膝关节周围软组织的时候也需要动作轻柔，如果出现髌骨外翻困难，那么股四头肌切断术将是首选。作者习惯采用标准的前正中线皮肤切口，然后采用髌旁内侧入路。作者倾向于进行完整的滑膜切除术，以最大限度地减少关节置换术后复发性滑膜炎的可能，注意保留股骨前部和滑膜之间的脂肪组织以避免粘连。将髌骨外翻后，其余的膝关节暴露可按常规方式进行。

骨质量

类风湿性关节炎患者有骨质量的受损。这可能与类固醇类激素应用、疾病进展或肢体失用有

关。炎症性滑膜可释放前列腺素，其被认为具有促进软骨下骨吸收的作用。因此在手术过程中，在放置和使用拉钩时必须非常小心，用力过度可能会导致术中骨折或韧带撕脱。

畸形矫正

外翻畸形

外翻畸形常见于类风湿性关节炎的患者，这可能对软组织的平衡构成一定的挑战（图11.1，图11.2）。在外翻膝关节中，外侧软组织结构如外侧副韧带（LCL）、髂胫束（ITB）和外侧关节囊挛缩，而内侧软组织结构被拉伸。股骨外侧髁在外翻畸形中经常有发育不良，因此大部分的骨缺损常发生在股骨侧。

外翻膝的截骨是为了让膝关节力线保持中立。在内翻膝中，股骨远端通常以5°~7°的外翻角度截骨，以获得一个近乎垂直于下肢机械轴的截骨面。然而，对于外翻膝，作者建议使用较小的角度（4°~5°）进行股骨远端截骨。这样做是为了防止矫正过度，预防复发性的外翻畸形。在进行股骨下一次截骨时需要充分考虑股骨的旋转对线，因为类风湿性关节炎患者常有股骨后外侧髁的受累，必须使用Whiteside线或通髁线

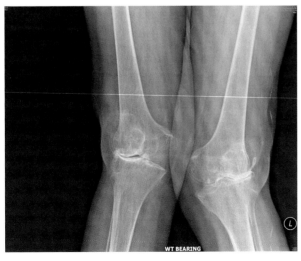

图11.1　伴有外翻畸形的双膝关节类风湿性关节炎患者的X线片

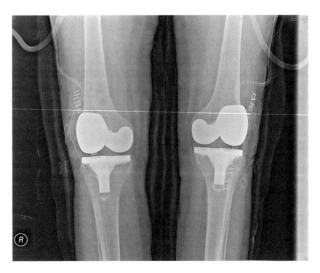

图11.2　图11.1中患者的术后X线片

作为标志。合适的股骨旋转对于确保屈曲间隙的平衡至关重要。胫骨截骨应从胫骨平台内侧（与内翻畸形以平台外侧为标志相反）进行测量，因为这是未受累的一侧（图11.3）。

文献描述了各种软组织松解方法。Lombardi等和Stern等建议轻度畸形患者可在Gerdy结节ITB止点处松解ITB，在中度至重度畸形中，股骨外侧髁可通过松解LCL、骨膜和外侧肌间隔等方式游离至近端9 cm[26, 27]。大多数作者将腘肌腱的松解作为最后的手段。Whiteside描述了一组在屈曲紧张、伸直紧张或屈伸都紧张时可选择的松解方法。作者建议在屈曲较紧时进行LCL松解，伸直较紧时进行ITB松解[28]。

过多的松解会导致股骨外侧髁后外侧不稳定或影响组织血供，因此一些作者提倡采用"拉花式松解术"。这样可以实现后外侧关节囊和ITB在关节内的逐步松解。这种技术可以保留腘肌腱，因此后外侧不稳定的发生率较低[29]。这也是作者首选的侧方松解方法。

Krackow等描述了韧带加强技术。作者本身并没有这些技术的经验，但有文献指出当内侧副韧带（MCL）松弛导致内侧韧带延长超过10 mm时可以使用这些技术[30]。

对于固定外翻畸形的患者可使用股骨外侧的

滑移截骨术，因为这种方式可以可控地对外侧结构进行松解，以平衡内外侧间隙，且滑移截骨块可通过螺钉固定实现即刻的稳定性，在术后处理上也没有特殊之处。Brilhault等对13名患者进行了6.5年的随访，结果显示这种技术可以实现良好的预后效果[31]。

对于严重畸形的患者，或内侧松解过多时，应始终考虑选择限制性假体。

内翻畸形

在所有膝关节置换术中，一定程度的内侧松解都是必要的。然而，进一步的内侧松解取决于内翻畸形的程度。内侧松解可从内侧骨膜瓣的剥离开始，如果需要的话，可以将骨膜瓣向后内侧和远端继续剥离。去除胫骨内侧和股骨内侧的骨赘也是内侧松解的一个组成部分。内侧软组织套由骨膜、内侧韧带深层、内侧韧带浅层和鹅足肌腱附着点组成。在更靠后的位置，软组织套与半膜肌附着点和后关节囊相连续。其他部分可按照正常手术流程进行。

屈曲畸形

屈曲畸形是由后关节囊和后方组织的挛缩造成的。膝骨关节炎通常伴随着膝关节后部的骨赘形成。然而在类风湿性关节炎中，其可能与股骨后髁的侵蚀有关。后髁侵蚀在需要借助轮椅或者卧床的具有严重屈曲畸形的患者中发生率较高（图11.4，图11.5）。一旦松解后关节囊，这类患者可能会出现屈曲不稳定的情况。

后方的松解是在截骨后进行的，首先是后关节囊的松解以及交叉韧带附着点和骨赘的去除（如有）。严重病例可能需要进一步松解腓肠肌的起点。单纯的屈曲畸形也可以通过增加股骨远端的截骨量来矫正。股骨远端截骨量增加2 mm可矫正约15°的屈曲畸形，但截骨量最多增加6 mm；否则会使关节线抬高，导致低位髌骨，甚至可能威胁到侧方结构的附着点[32]。

屈曲畸形的矫正程度是一个经常被讨论的话

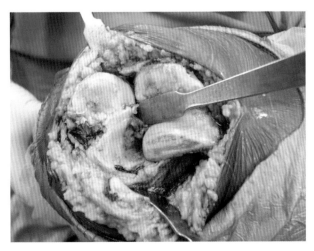

图11.3 外翻畸形患者术中的胫骨侧改变，胫骨平台外侧受累更严重

题。大家一致认为，对于骨关节炎的患者，应该进行全面的矫正。而在炎症性关节炎的情况下，外科医生应在不危及神经和周围组织结构的情况下尽可能地进行矫正（图11.6）。有研究表明，术后通过膝关节矫形支具来纠正屈曲畸形。作者认为，类风湿性关节炎患者可接受术后残留大约5°的屈曲畸形，因为有不少患者通过术后支具的佩戴也实现了完全矫正。

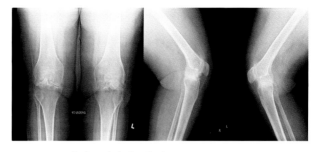

图11.4 屈曲畸形患者的X线片

并发症

与骨关节炎患者相比，类风湿性关节炎患者的手术并发症发生率更高。在一项研究中提到，其感染发生率要高出3倍[33]。这可能是因疾病本身的性质或患者服用的药物造成了皮肤和软组织的损害。由于骨质较差，类风湿性关节炎和长期使用类固醇会增加假体周围骨折的风险[34]。

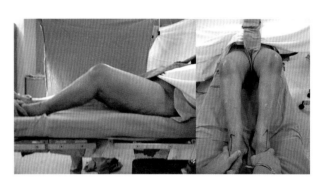

图11.5 麻醉下对屈曲畸形真实情况的评估

结论

了解类风湿性关节炎全身性累及的特点很重要，因为患者通常会有多处的肌肉骨骼问题并需要额外的治疗。为了取得治疗的成功，外科医生必须充分进行术前评估，在术中注意软组织平衡和挛缩组织结构的松解，并严密监测患者术后的病情变化。如果外科医生在诊疗过程中可以小心谨慎，做到以上几点，那么类风湿性关节炎患者的全膝关节置换术对患者和医生来说都是可以获益的。

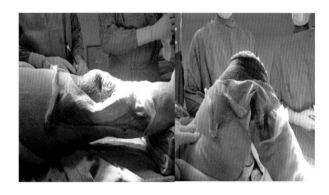

图11.6 术中实现屈曲畸形的矫正和屈曲角度的恢复

提示和技巧

- 类风湿性关节炎是一种免疫介导的慢性炎症过程，导致滑膜炎，最终可导致软骨和关节的破坏。全膝关节置换术可以缓解类风湿性关节炎患者的疼痛，矫正畸形，提高患者活动能力
- 在准备进行关节手术之前，需要注意是否有晚期的颈椎受累，如有颈椎不稳定需要先稳定颈椎再进行关节手术
- 髋关节受累是公认的事实，因此对有膝关节类风湿性关节炎的患者常规进行髋关节检查是必要的

- 当上肢关节也受累时，如在晚期病情严重的情况下，通常在上肢关节置换术前先进行下肢关节置换术，以避免膝关节手术后使用的助行器或手杖对上肢产生不良影响
- 治疗类风湿性关节炎的常用药物有糖皮质激素、NSAID和DMARD
- 文献证据支持在类风湿膝关节患者中使用骨水泥假体
- 膝关节置换术前应妥善处理不同类型的关节畸形

参考文献

1. da Silva E, Doran MF, Crowson CS, O'Fallon WM, Matteson EL. Declining use of orthopedic surgery in patients with rheumatoid arthritis? Results of a longterm, population-based assessment. Arthritis Rheum 2003;49(2):216–220

2. Pellicci PM, Ranawat CS, Tsairis P, Bryan WJ. A prospective study of the progression of rheumatoid arthritis of the cervical spine. J Bone Joint Surg Am 1981;63(3):342–350

3. Collins DN, Barnes CL, FitzRandolph RL. Cervical spine instability in rheumatoid patients having total hip or knee arthroplasty. Clin Orthop Relat Res 1991;(272): 127–135

4. Eberhardt KB, Fex E. Functional impairment and disability in early rheumatoid arthritis—development over 5 years. J Rheumatol 1995;22(6):1037–1042

5. Ranawat CS, Padgett DE, Ohashi Y. Total knee arthroplasty for patients younger than 55 years. Clin Orthop Relat Res 1989;(248):27–33

6. Dalury DF, Ewald FC, Christie MJ, Scott RD. Total knee arthroplasty in a group of patients less than 45 years of age. J Arthroplasty 1995;10(5):598–602

7. Robertsson O, Dunbar M, Pehrsson T, Knutson K, Lidgren L. Patient satisfaction after knee arthroplasty: a report on 27,372 knees operated on between 1981 and 1995 in Sweden. Acta Orthop Scand 2000;71(3):262–267

8. Bullens PH, van Loon CJ, de Waal Malefijt MC, Laan RF, Veth RP. Patient satisfaction after total knee arthroplasty: a comparison between subjective and objective outcome assessments. J Arthroplasty 2001; 16(6):740–747

9. Howe CR, Gardner GC, Kadel NJ. Perioperative medication management for the patient with rheumatoid arthritis. J Am Acad Orthop Surg 2006;14(9):544–551

10. Saag KG, Teng GG, Patkar NM, et al; American College of Rheumatology. American College of Rheumatology 2008 recommendations for the use of nonbiologic and biologic disease-modifying antirheumatic drugs in rheumatoid arthritis. Arthritis Rheum 2008;59(6):762–784

11. Friedman RJ, Schiff CF, Bromberg JS. Use of supplemental steroids in patients having orthopaedic operations. J Bone Joint Surg Am 1995;77(12):1801–1806

12. Perhala RS, Wilke WS, Clough JD, Segal AM. Local infectious complications following large joint replacement in rheumatoid arthritis patients treated with methotrexate versus those not treated with methotrexate. Arthritis Rheum 1991;34(2):146–152

13. Grennan DM, Gray J, Loudon J, Fear S. Methotrexate and early postoperative complications in patients with rheumatoid arthritis undergoing elective orthopaedic surgery. Ann Rheum Dis 2001;60(3):214–217

14. Sreekumar R, Gray J, Kay P, Grennan DM. Methotrexate and postoperative complications in patients with rheumatoid arthritis undergoing elective orthopaedic surgery—a ten year follow-up. Acta Orthop Belg 2011;77(6):823–826

15. Tanaka N, Sakahashi H, Sato E, Hirose K, Ishima T, Ishii S. Examination of the risk of continuous leflunomide treatment on the incidence of infectious complications after joint arthroplasty in patients with rheumatoid arthritis. J Clin Rheumatol 2003;9(2):115–118

16. Fuerst M, Möhl H, Baumgärtel K, Rüther W. Leflunomide increases the risk of early healing complications in patients with rheumatoid arthritis undergoing elective orthopedic surgery. Rheumatol Int 2006;26(12):1138–1142

17. Baghai M, Osmon DR, Wolk DM, Wold LE, Haidukewych GJ, Matteson EL. Fatal sepsis in a patient with rheumatoid arthritis treated with etanercept. Mayo Clin Proc 2001;76(6):653–656

18. Bibbo C, Goldberg JW. Infectious and healing complications after elective orthopaedic foot and ankle surgery during tumor necrosis factor-alpha inhibition therapy. Foot Ankle Int 2004;25(5):331–335

19. Schrøder HM, Aaen K, Hansen EB, Nielsen PT, Rechnagel K. Cementless total knee arthroplasty in rheumatoid arthritis. A report on 51 AGC knees followed for 54 months. J Arthroplasty 1996;11(1):18–23

20. Nielsen PT, Hansen EB, Rechnagel K. Cementless total knee arthroplasty in unselected cases of osteoarthritis and rheumatoid arthritis. A 3-year follow-up study of 103 cases. J

Arthroplasty 1992;7(2):137–143

21. Robertsson O, Knutson K, Lewold S, Goodman S, Lidgren L. Knee arthroplasty in rheumatoid arthritis. A report from the Swedish Knee Arthroplasty Register on 4,381 primary operations 1985-1995. Acta Orthop Scand 1997;68(6):545–553

22. Neurath MF. Detection of Luse bodies, spiralled collagen, dysplastic collagen, and intracellular collagen in rheumatoid connective tissues: an electron microscopic study. Ann Rheum Dis 1993;52(4):278–284

23. Laskin RS, O'Flynn HM. The Insall Award. Total knee replacement with posterior cruciate ligament retention in rheumatoid arthritis. Problems and complications. Clin Orthop Relat Res 1997;(345):24–28

24. Archibeck MJ, Berger RA, Barden RM, et al. Posterior cruciate ligament-retaining total knee arthroplasty in patients with rheumatoid arthritis. J Bone Joint Surg Am. 2001;83:1231–1236

25. Kajino A, Yoshino S, Kameyama S, Kohda M, Nagashima S. Comparison of the results of bilateral total knee arthroplasty with and without patellar replacement for rheumatoid arthritis. A follow-up note. J Bone Joint Surg Am 1997;79(4):570–574

26. Lombardi AV Jr, Dodds KL, Berend KR, Mallory TH, Adams JB. An algorithmic approach to total knee arthroplasty in the valgus knee. J Bone Joint Surg Am 2004;86-A(Suppl 2):62–71

27. Stern SH, Moeckel BH, Insall JN. Total knee arthroplasty in valgus knees. Clin Orthop Relat Res 1991;(273):5–8

28. Whiteside LA. Selective ligament release in total knee arthroplasty of the knee in valgus. Clin Orthop Relat Res 1999;(367):130–140

29. Ranawat AS, Ranawat CS, Elkus M, Rasquinha VJ, Rossi R, Babhulkar S. Total knee arthroplasty for severe valgus deformity. J Bone Joint Surg Am 2005;87(Pt 2, Suppl 1):271–284

30. Krackow KA, Jones MM, Teeny SM, Hungerford DS. Primary total knee arthroplasty in patients with fixed valgus deformity. Clin Orthop Relat Res 1991;(273):9–18

31. Brilhault J, Lautman S, Favard L, Burdin P. Lateral femoral sliding osteotomy lateral release in total knee arthroplasty for a fixed valgus deformity. J Bone Joint Surg Br 2002;84(8):1131–1137

32. Su EP. Fixed flexion deformity and total knee arthroplasty. J Bone Joint Surg Br 2012;94(11, Suppl A): 112–115

33. Sculco TP. The knee joint in rheumatoid arthritis. Rheum Dis Clin North Am 1998;24(1):143–156

34. Sarmah SS, Patel S, Reading G, El-Husseiny M, Douglas S, Haddad FS. Periprosthetic fractures around total knee arthroplasty. Ann R Coll Surg Engl 2012;94(5):302–307

12 胫骨高位截骨术后全膝关节置换术

作者　Ashish Jaiman，S. K. S. Marya

译者　赵　然　审校　李子剑

引言

目前，全膝关节置换术（TKA）的生物力学概念在其他任何地方都不如胫骨高位截骨术（high tibial osteotomy，HTO）后TKA那样得到广泛应用。本章作者同意一个常识性观点：HTO术后的TKA比初次置换要更为困难[1]。

欧洲人和亚洲人因存在社会文化差异，因此HTO在亚洲国家更为流行。既往手术策略以闭合楔形截骨为主，目前开放楔形截骨为HTO的主流式式。

对于关节外科医生而言，了解"HTO术后软组织和骨质变化"的病理解剖状况及与TKA的关系至关重要。HTO并不是膝关节手术的最后进程，大约1/4经过HTO且预后良好的患者会向关节置换医生就诊进行TKA。

过去10年间我们实行了闭合楔形HTO向TKA的转换；在未来10年中，我们将面对开放楔形HTO行TKA的病例。在这10年中，我们需要对一部分闭合楔形截骨、一些错误的开放楔形截骨，甚至一些开放楔形截骨适应证良好的患者行置换手术。

膝内翻进展或是医源性并发症，即畸形过度矫正，是HTO术后行TKA的常见原因。并不罕见的原因也包括良好HTO术后疾病进展。

在本章中，作者将讨论HTO向TKA转换遇到的手术技术难点，以及病史和查体要点。

病史和查体

常规TKA患者，术前要考虑年龄、合并疾病、膝关节活动度、疼痛、无感染灶及术后预期。HTO术后复杂初次TKA也需要考虑这些问题。

需要特别注意的是，术后韧带功能不良伴疼痛是患者满意度下降的常见原因。对于这些患者，行术前应力X线片、单腿负重X线片、麻醉下膝关节评估十分重要，术中可以备限制性假体。对于此类患者，年龄、ASA评分及术前运动状态是韧带成形术及应用限制性假体的重要提示指标。

查体必须排除感染及反射性交感神经营养不良性疼痛等病因，必须在TKA术前确认膝关节疼痛的原因。对膝关节及下肢功能行常规查体，对步态、下肢力线、韧带功能、运动范围、有否伸膝迟滞、髌骨位置和活动度、踝关节角度及既往切口位置进行仔细检查，是术前评估的重要组成部分。

术前计划和手术步骤

术前计划和手术步骤是术前综合步骤，为了更加深刻地理解手术的科学性，我们必须充分理解和关联这两个流程。

切口选择和植入物取出

由于膝关节前方的内侧血供，必须适当考虑切口位置。

闭合楔形截骨术，患者可以行横切口、斜切口或反曲切口，或中央偏外纵切口。开放楔形截骨术，患者可以采取直内切口或斜切口，或后内侧切口。在侧方，可以看到皮钉、侧方接骨板或带角度接骨板。在膝关节内侧，可以使用"Puddu钢板或其衍生产品"或"Tomofix钢板或其衍生产品"。在内侧还可以看到"人工骨"填补截骨术后开放骨槽。

一般来说，在原有纵切口上行横切口是安全的，两切口间角度为90°[1, 2]。如果新切口与斜切口之间的角度在60°以上，也是安全的[3]。

如果原切口为纵切口，则新切口最好与原切口一致，并确保剥离至深筋膜层。因此，可以利用先前存在的前外侧或前内侧切口。然而，对于极内侧或极外侧切口，TKA无法利用；此种情况要确保新切口与原切口间相距6～8 cm[4]。在松解外侧损伤膝上外侧动脉时，桥接皮肤可能会坏死，在此种情况下，一定要毫不犹豫地征求整形外科医生的意见，整形外科医生可能会建议使用皮瓣[3]。

对于外侧切口HTO，还可以通过髌旁外侧入路TKA来避免切口问题，暴露可联合或不联合胫骨结节截骨术[5]。

Nelson等描述了一种改良方法来解决这一问题[6]。他们建议利用原切口远端延长以取出植入物，然后与原切口成45°～60°向上延长至髌腱和髌骨（保持解剖深度至深筋膜），然后进一步延伸至大腿近端。

对于原切口为曲线切口的，可以利用远端切口，然而向近端延伸的过程中可以与其横向部分保持直角[2]。

内固定取出和新切口的位置相关。大多数情况下需要移除HTO内固定，因为其会影响胫骨假体放置。如果可行的话，TKA可与内固定取出在同一切口同期实行。然而，如果HTO内固定取出需要广泛的软组织剥离及转皮瓣，取出困难，并预计会出现较大血肿，或TKA和HTO内固定取出需要2种不同的入路，则必须分期进行。分期手术还有助于TKA术前获取关节细菌培养。

HTO内固定取出的3个要点如下。

- 只有妨碍胫骨假体置入的HTO植入物需要移除
- 胫骨假体远端要至少穿过远端钉孔2个皮质厚度，以避免假体周围骨折
- 在开放楔形HTO后，如果预计需要剥离内侧副韧带浅层或鹅足来取钢板，则应分期

行TKA，同时分期TKA需考虑增加假体限制性。此外，如果使用人工骨或内侧楔形钢板填充开放楔形截骨间隙，那么在取出钢板后，内侧髁骨折风险将会增加。胫骨假体需良好穿过截骨面，以防止假体周围骨折[1]。

暴露和关节切开术

低位髌骨、术后瘢痕、再次手术组织弹性丧失及术后关节僵硬，都使得TKA术中切口暴露困难[3]。除了外翻畸形严重的患者使用髌旁外侧入路外（联合或不联合胫骨结节截骨术）[5]，髌旁内侧入路是首选[1,3,6]。开放楔形HTO术后，内侧瘢痕可能十分明显，需要充分显露以暴露胫骨内侧。

HTO内侧开放楔形截骨术后常出现低位髌骨，因为需要在髌腱止点附近截骨（双平面截骨除外）。闭合楔形HTO术后常常因为内固定和瘢痕导致低位髌骨[2,7]（图12.1）。以上病理机制会导致髌骨外翻[2,8]，而髌腱下方的术后瘢痕进一步加剧外翻。

耐心进行切口暴露，髌腱内侧旁开1 cm切开关节囊，切开外侧脂肪垫及外侧半月板附着点，并在膝关节伸直状态松解髌股支持带。如果必要的话，可以预先在髌腱插入固定针，保持足外旋并自内向外松解髌外支持带，以避免髌腱撕脱[2]。可以在伸直位预先进行髌骨截骨以缩容降低张力；如果张力过大，可以考虑切断股四头肌或VY成形术。但是此种方法会导致伸膝迟滞（HTO术后胫骨干骺端关节线已降低）和髌骨坏死（尤其是髌外支持带松解）风险增加。对于暴露十分困难的病例，胫骨结节截骨术可有效改善切口暴露。

在严重外翻畸形病例中，如果决定通过关节内截骨和韧带平衡矫正关节畸形，往往会选择髌旁外侧入路。在此种情况下，需要尽量保留髌下脂肪垫血管，因为髌下脂肪垫在关节囊缝合时可

能有用[1]。在这部分病例中，胫骨结节截骨术有利于内侧切口暴露，但是要特别注意的是，需要截骨厚度足够（达到松质骨干骺端）并至少用2枚皮质螺钉（6~7 cm）固定，近端截骨制作沟槽以避免骨块近端移位，降低潜在并发症风险[9]。胫骨结节截骨的优点为改善髌股关节运动学对线，并纠正影响Q角的旋转畸形愈合（如有）。

胫骨截骨和软组织平衡

在常规初次TKA中，胫骨力线工具以胫骨结节、软组织附着物、胫骨关节线与地面平行度作为参照。然而，HTO改变了胫骨近端解剖结构。外侧闭合楔形截骨较内侧开放楔形截骨的骨质变化大。除了骨质变化外，韧带功能也将发生变化；内侧开放楔形截骨韧带损伤可能性大。在HTO术后TKA患者中，韧带状况通常是原有韧带解剖、医源性韧带损伤和截骨后韧带自适应的复杂融合。

如图12.2所示，闭合楔形截骨导致关节线向外侧倾斜，胫骨内侧髁较外侧髁高；随着胫骨外侧干骺端改变，腓骨头与胫骨关节线距离变小，胫骨干解剖轴与胫骨关节面交点向内侧移位。外侧闭合楔形截骨还会导致胫骨关节面后倾减小，甚至出现前倾（图12.3）。此外，如果闭合楔形截骨内侧合页位置不良，可能会影响Q角旋转[1]。胫骨外侧闭合楔形截骨也将导致胫骨结节位置改变，进一步影响Q角。截骨形状也可能导致胫骨远端骨前移。髌腱和外侧软组织结构瘢痕在之前已讨论过。

另一方面，开放楔形胫骨内侧截骨术纠正了胫骨近端内翻畸形。然而，如果通过胫骨内侧开放截骨过度矫正内翻畸形，也可能导致胫骨关节线向外侧倾斜。开放楔形截骨术对TKA的影响更多是由于软组织。切勿忘记，开放楔形截骨的过程必须在截骨平面切断内侧副韧带（MCL）或从胫骨附着处切除MCL浅层来完成。很少有术者会在MCL止点抬高骨块并将之

缝合回去。无论采用何种术式，总的来说都会导致MCL与骨组织结合不良，且较为细小[1]。对于开放楔形截骨术后发生内翻畸形的患者，在内侧软组织剥离过程中要谨慎，因为这种松解发生在MCL危险区域。对于开放楔形截骨发生外翻畸形的患者，作者也发现MCL松弛现象，即使常规暴露MCL依旧松弛。在矢状面，开放楔形截骨会增加胫骨后倾，在这种情况下，往往胫骨后方截骨量较少。

在了解病理解剖基础后，人们可以认识到获得高质量下肢全长负重股骨髁向前AP X线片、全长正侧位片、放大站立位真AP和侧位X线片、膝关节屈曲30°时的髌骨轴位X线片和应力位/单腿负重位X线片（如果需要）是十分重要的。在Dror Paley等的推广下，人们也逐渐认识到术前测量胫骨解剖轴、机械轴、关节中心点、关节方向线、胫骨近端内侧角、股骨远端外侧角、胫骨近端后侧角、关节中心距离、关节边缘距离、关节线会聚角、胫骨平台内侧和外侧平面差距等测量的重要性。虽然这些测量将耗费一定的时间，但会极大提高对胫骨形态的理解，并有助于获得胫骨畸形的三维信息。这些测量还有助于我们分析截骨术后关节外畸形以及胫骨平台磨损（内侧和外侧）引起的关节内畸形情况。

在此种复杂病例中，要保证手术步骤尽量简单。要充分进行术前规划。胫骨骨髁的角度、胫骨干髁端形态及其与胫骨解剖轴的关系、胫骨干的侧方移位（正位、侧位均需观察）、关节线位置、胫骨倾斜角度及髌骨位置需在术前充分考量。在常规初次TKA中，胫骨截骨是通过胫骨定位器和胫骨髁进行定位。HTO术后胫骨髁突的形态和力线发生了改变；这使得我们无法通过胫骨定位器在胫骨髁上标记定位点，以指导截骨。因此，利用测量模板在X线片上进行测量尤为重要，截骨前必须要在胫骨侧做标记。

通常，胫骨截骨是用髓外定位器进行的，由于医源性或干髁端与骨干区发育状况等情况，髓内定位器容易导致胫骨皮质穿孔。因截骨术后导致医源性胫骨外翻，TKA模板引导我们从内侧移除更多的骨，以获得稳定的胫骨截骨骨床[2]（图12.4）。必须遵守骨缺损侧移除最少骨量的基本原则。同样，还必须注意将内侧胫骨平台截骨限制在4~6 mm[3]。如果此种方式截骨不能获得稳定的骨床，则建议在外侧使用支撑螺钉（包容性骨缺损）/骨水泥（胫骨后方缺损）和金属楔形垫块（用于大面积骨缺损）[6]，将胫骨假体缩小一号并内移放置，可以降低外侧支撑物的安放概率，在安放侧向支撑

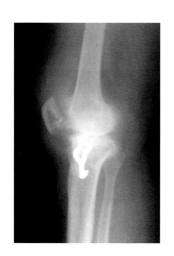

图12.1　低位髌骨

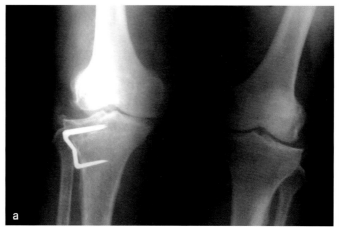

图12.2　胫骨外侧干髁端缺损，关节线向外侧倾斜，腓骨头靠近关节线，HTO术后胫骨解剖轴向外侧移位

前可以尝试这一方法[3]。

胫骨截骨必须要参考侧副韧带附着点，在标记胫骨截骨线时，不能伤及内侧副韧带附着点。截骨还需要观察关节线位置，而且必须保证截骨面与地面平行。同时，必须参考胫骨龙骨的位置，由于胫骨干内移，大部分情况术中需要将胫骨龙骨向外侧放置（图12.5）。这导致我们无法使用较长龙骨的假体。如果需要使用胫骨侧延长

杆（如胫骨截骨较多或钢板取出后），术前规划可以帮助我们术前计划是否需要将胫骨假体靠内侧放置、缩小胫骨假体或使用偏心杆等方法。

在矢状面，闭合楔形截骨术后胫骨后倾减小，甚至出现前倾。这有可能影响屈曲间隙，可能会导致胫骨后方截骨量增加，从而增加屈曲间隙。此外，由于大多数病例后交叉韧带（PCL）会被切除（可能是由于退化或功能障碍），屈曲间隙进一步增大。因此，胫骨后倾要尽量调整为0°［可以使用交叉韧带保留型（CR）假体或是后稳定型（PS）假体］（图12.6）。即便如此，若屈曲间隙仍大于伸直间隙，那么可以股骨远端加截并使用更厚的聚乙烯垫片或使用更大号股骨假体增加股骨后髁假体厚度来减小屈曲间隙。

在这种情况下，PS假体可以提供稳定良好的术后效果[6]；然而，后交叉韧带重建也是一个很好的选择[10]。在此种情况下，平衡PCL十分困难，可能需要加固PCL[11]。

术前规划可以帮助我们考虑是否需要TKA术前或术中对严重干骺端畸形进行截骨矫正治疗。这些严重畸形的关节内矫正可能需要过多的胫骨

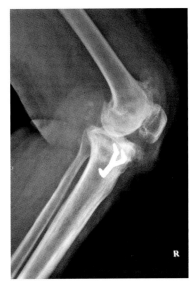

图12.3 截骨术后胫骨后倾消失

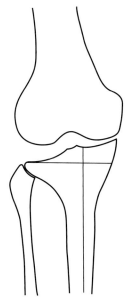

图12.4 关节线向外侧倾斜导致胫骨平台内侧截骨量增加

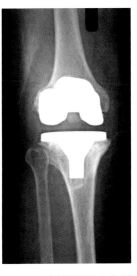

图12.5 因胫骨干向内侧偏移，胫骨龙骨偏心放置后更接近胫骨外侧皮质

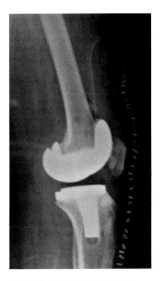

图12.6 胫骨截骨后倾0°

截骨和主要韧带松解/困难的韧带成形术或使用铰链假体；关节外畸形愈合截骨矫正术被认为是更佳选择。

对于有明显旋转畸形愈合的病例（畸形＞10°），也需要预先进行截骨矫正术[1]。胫骨假体与胫骨截骨面的旋转不能超过太多角度，因为我们首要目标是将胫骨假体固定在皮质边缘，并与外髁匹配，且垫片立柱与股骨髁匹配。在HTO（尤其是闭合楔形截骨）术后，胫骨结节不能可靠地用于标记胫骨假体旋转[1]，外科医生在胫骨假体置入时必须考虑上述因素以及龙骨和胫骨远端皮质的关系。如果髓腔在矢状面或是冠状面移位导致龙骨侵犯皮质，也需要预先进行截骨矫正。

如果上述因素混杂在一起，分期截骨矫正术不可避免；如果同期手术，则截骨矫正术联合TKA是目前严重畸形的标准术式[1]。

在联合手术中，胫骨髁的偏心距使得很难使用粗延长杆；可以使用带远端锁定的长延长杆或加用防旋的单皮质钢板[1]。若使用骨水泥，需要限制在近端骨块。如果截骨位于胫骨截骨附近，干骺端缺血坏死的发生率将增加，因此必须重视截骨后骨块间隙距离[1]。

在临床病例中，可能存在矫正不足或矫正过度。在闭合楔形截骨与开放楔形截骨的病例中，这些情况的处置方式不同。但必须考虑两点：保持关节线水平，尽可能降低假体限制性。

在大多数病例中，外科医生会遇到以下关节外畸形。

- 外侧闭合楔形截骨术后残留内翻畸形不超过10°
- 外侧闭合楔形截骨术后过度矫正不超过10°
- 外侧闭合楔形截骨术后过度矫正超过10°
- 内侧开放楔形截骨术后残留内翻畸形不超过10°
- 内侧开放楔形截骨术后过度矫正不超过10°

很少会出现外侧闭合楔形截骨术后残留内翻畸形超过10°，内侧开放楔形截骨术后残留内翻畸形超过10°，内侧开放楔形截骨术后过度矫正超过10°。

对于外侧楔形截骨术后残留内翻畸形小于10°的病例，胫骨外侧平台可作为截骨参照。胫骨外侧平台截骨量不超过6 mm[9]。在这些病例中，胫骨内侧是凹面，需要对内侧进行松解。然而，之前的HTO导致外侧副韧带弹性降低，因此内侧软组织松解要保守些[1]。

对于外侧楔形截骨术后过度矫正小于10°的病例，可以将内侧平台作为截骨参考。胫骨内侧截骨不超过6 mm[9]。暴露胫骨内侧髁时需要格外小心，在这些病例中，由于胫骨外翻，往往外科医生需要在内侧髁增加截骨，加重内侧软组织松弛，如图12.4所示。在内侧软组织松弛的情况下，截骨过多会加重松弛。这可以通过术前充分规划来预防。如前所述，从胫骨平台内侧切除的骨较多，而且由于胫骨平台是斜的，胫骨平台最内侧的截骨厚度比胫骨内侧髁最底层骨厚度要多（图12.7）。这实际上增加了截骨量。截骨前对

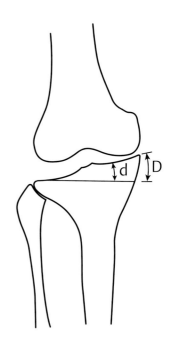

图12.7 "d"和"D"之间的截骨差异；计划截骨的"D"测量方式必须为胫骨髁的最内侧部分，而不是胫骨内侧髁的深度

这种复杂情况要进行充分思考[12]。在外侧，需要比常规外翻膝更为广泛的软组织松解以实现膝关节的平衡[1]。

对于内侧开放楔形截骨术后残留畸形不超过10°的病例，胫骨外侧平台可作为胫骨截骨参照。由于胫骨近端内侧已经通过开放楔形截骨矫正，那么在TKA术中少量松解内侧软组织即可达到内外间隙平衡[1]。如果使用植骨填补骨缺损，则尽量避免使用延长杆，以防止假体周围骨折。也有术者建议应用自体骨（通过截骨获得）代替人工骨[1, 9]。

内侧开放楔形截骨术后过度矫正的患者手术难度很大，对于这些病例，术前应备限制性假体。由于关节线向外侧倾斜，导致内侧胫骨截骨更多（见图12.4），因此内侧松弛更为明显。此外，在这些病例中，由于过度矫正导致内侧副韧带长期处于拉伸状态，因此术中内侧软组织剥离会令松弛更为明显。

外侧楔形截骨术后过度矫正的病例（外翻＞10°），对于年轻患者可以再次截骨矫正（可与TKA同期或分期进行），或者选择广泛软组织松解或选择性松解，同时使用限制性假体（针对老年患者）。

对于多平面畸形，首选截骨术[1]。建议采用内侧闭合楔形截骨术联合胫骨结节截骨术，以获得TKA术中合适的截骨块，并建议使用延长杆穿过截骨部位[1, 12]。截骨术可以与TKA分期或同期进行[9]。大多数情况下截骨术可令患者症状缓解，延缓进行TKA的时机[3]。

若进行关节内截骨矫正，可以应用髌旁外侧入路联合胫骨结节截骨术进行平衡。或将Gerdy结节松解，但需要保持其与深筋膜的连续性。在这些病例中，需要广泛的外侧软组织松解，同时要保守截骨[1]。Krackow描述了一种针对II型或III型外翻畸形的特殊的后内侧软组织（及其骨附着部）前移韧带成形术[13]。在进行广泛松解前要考虑患者的年龄和骨质量。对于老年人（＞75

岁），可以允许软组织轻微失衡，因此使用高限制性假体并非错误的选择[6]。

股骨截骨

在大多数情况下，进行常规股骨截骨即可（截骨厚度与植入物相当，垂直机械轴，外旋3°截骨）。然而，以下情况需要对截骨进行调整。

- 通过股骨远端加用垫块或减小远端截骨以处理低位髌骨，使关节线下移；部分医生认可这一方法[3]，也有部分医生不认可这一方法[6]。本章作者认为这一步骤使手术步骤更加复杂，不建议行此种关节线调整方法
- HTO术后过度矫正致胫骨外翻会导致膝关节屈曲间隙异于常态。股骨位于外翻的胫骨上，处于外旋状态。在这种情况下，可将股骨假体内旋以获得良好的屈曲间隙。股骨内旋给髌股关节运动学造成的影响可以通过应用小号髌骨假体、髌骨假体偏内放置及股骨假体偏外放置来平衡[3]

髌骨植入物

髌股关节运动学已成为影响TKA术后满意度的重要因素。TKA的3个假体均会影响髌股关节，主要是股骨和胫骨假体的位置摆放。股骨和胫骨假体位置确定后，除了使用较小的髌骨这一技巧外并没有过多的通过髌骨假体改善髌股关节的方法。利用较小的髌骨假体并将其尽量向上放置，可以改善髌股关节，同时避免髌骨假体与胫骨假体碰撞（图12.8）；髌骨假体安放后去除髌骨暴露的部分[6]。伸直状态下检查髌骨假体和垫片之间的接触状况，如果存在接触则将胫骨垫片削掉一部分[3]。

假体置入和切口闭合

因为术后感染和切口并发症的风险较高，作

者建议术中使用抗生素骨水泥[2, 14]。切口闭合时，Scott建议将内侧关节囊下拉一些以利于髌骨向近心端移动[3]。

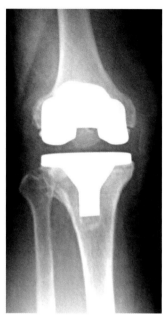

图12.8 注意髌骨假体和胫骨假体的距离

术后康复

HTO术后再行TKA的患者病情复杂，因此必须为每一位患者制订个性化的康复方案。对于此类患者，有因"完美HTO术后关节炎进展"行TKA术的，也有因矫正不足或过度矫正导致行TKA术的。因此，康复和物理治疗的方案也不尽相同，包括简单的初次TKA术后康复到翻修TKA术后康复方案。

对于与原切口平行的切口或是皮瓣移植切口的病例，在术后最初的几天运动范围无须过大。

此外，外科医生和患者必须了解，HTO术后行TKA的膝关节运动范围可能不如初次TKA的运动范围[15]。

结论

"在正确的时间做正确的事，手术就会成功"是HTO术后TKA成功的最好结论。

提示和技巧

- 内翻畸形患者过度矫正和矫正不足是疾病进展寻求TKA的原因
- 对于韧带功能不全引起的不稳定伴疼痛的患者，有必要在术前进行应力位或单腿负重位X线检查，在麻醉下再次检查韧带功能，同时备限制性假体
- 由于膝关节内侧血供和淋巴回流，必须要权衡前次手术切口
- 除严重外翻畸形患者需要采用髌旁外侧入路外（联合或不联合胫骨结节截骨术），大多数病例首选髌旁内侧入路
- 对于开放楔形截骨术后内翻畸形患者，在TKA术中内侧副韧带松解要相对保守。对于开放楔形截骨术后外翻畸形患者，可能需要使用限制性假体
- 对于严重干骺端畸形愈合、严重旋转畸形愈合（＞10°）以及在矢状面或冠状面髓腔严重平移导致胫骨假体龙骨侵犯胫骨皮质的病例，分期矫正加TKA是首选方案。如果仅行一次手术，则截骨矫正术需与TKA同期进行
- 在临床实践中，必须同时考虑两方面因素：保持关节线水平，尽可能降低假体限制性

参考文献

1. Gougeon F. Total knee arthroplasty after tibial valgus osteotomy. In: Bonnin Michel, Chambat Pierre, eds. Osteoarthritis of the knee. 1st ed. Paris: Springer-Verlag France; 2008. p. 323–36

2. Windsor RE, Insall JN, Vince KG. Technical considerations of total knee arthroplasty after proximal tibial osteotomy. J Bone Joint Surg Am 1988;70(4):547–555

3. Scott Richard D. Total Knee Arthroplasty. 2nd edition. Philadelphia: Elsevier Saunders: 2015. Chapter 3: Total Knee Arthroplasty after Osteotomy; p.81–90

4. Mast JW, Spiegel PG, Pappas JN. Fractures of the tibial pilon. Clin Orthop Relat Res 1988; (230):68–82

5. Buechel FF. A sequential three-step lateral release for correcting fixed valgus knee deformities during total knee arthroplasty. Clin Orthop Relat Res 1990; (260): 170–175

6. Nelson Charles L, Haas Steven B. Total Knee Arthroplasty Following High Tibial Osteotomy. In: Sculco Thomas P., Martucci Ermanno A. eds. Knee Arthroplasty. 1st ed. Springer-Verlag Wien; 2001. p. 91–101

7. Scuderi GR, Windsor RE, Insall JN. Observations on patellar height after proximal tibial osteotomy. J Bone Joint Surg Am 1989;71(2):245–248

8. Katz MM, Hungerford DS, Krackow KA, Lennox DW. Results of total knee arthroplasty after failed proximal tibial osteotomy for osteoarthritis. J Bone Joint Surg Am 1987;69(2):225–233

9. Demey G, Hobbs H. Total Knee Prosthesis after Valgus Osteotomy of the Tibia. In Neyret Philippe, Demey Guillaume eds. Surgery of the Knee. 1st ed. Springer-Verlag London 2014; p. 263–270

10. Chen JY, Lo NN, Chong HC, et al. Cruciate retaining versus posterior stabilized total knee arthroplasty after previous high tibial osteotomy. Knee Surg Sports Traumatol Arthrosc 2015;23(12):3607–3613 10.1007/s00167-014-3259-z

11. Mont MA, Antonaides S, Krackow KA, Hungerford DS. Total knee arthroplasty after failed high tibial osteotomy. A comparison with a matched group. Clin Orthop Relat Res 1994; (299):125–130

12. Bonnin M, Zayni R. Total knee arthroplasty after failed high tibial osteotomy. In: Bonnin Michel, Amendola Annunziato, Bellemans Johan, MacDonald Steven, Ménétreyeds Jacques eds. The Knee Joint Surgical Techniques and Strategies. 1st ed. Paris. Springer-Verlag France; 2012. p. 923–932

13. Krackow KA, Holtgrewe JL. Experience with a new technique for managing severely overcorrected valgus high tibial osteotomy at total knee arthroplasty. Clin Orthop Relat Res 1990; (258):213–224

14. Jackson M, Sarangi PP, Newman JH. Revision total knee arthroplasty. Comparison of outcome following primary proximal tibial osteotomy or unicompartmental arthroplasty. J Arthroplasty 1994;9(5):539–542

15. Amendola A, Rorabeck CH, Bourne RB, Apyan PM. Total knee arthroplasty following high tibial osteotomy for osteoarthritis. J Arthroplasty 1989;4(Suppl):S11–S17

胫骨结节截骨术在复杂全膝关节置换术中的应用

作者　Kanniraj Marimuthu，P. Suryanarayan
译者　赵　然　　审校　李子剑

13

引言

　　对于有广泛瘢痕和挛缩的膝关节，标准入路可能不足以提供良好的术区暴露，用力过猛可能会导致膝关节伸膝装置受损。复杂初次或翻修膝关节置换术伸展入路可以通过股四头肌近端松解（股四头肌斜切术和VY成形术）或股四头肌远端止点松解［胫骨结节截骨术（TTO）］[1, 2]。与其他近端松解术相比，股四头肌斜切术相对安全，是标准髌旁内侧入路的延伸，可有效改善切口暴露，并不会明显改变术后康复方案[3]。然而，在髌旁沟广泛瘢痕化、融合及完全闭塞的情况下，单用股四头肌斜切术明显是不够的，需要额外的方式分离伸膝装置。另一方面，TTO有助于在远端释放伸膝装置，并在复杂手术中提供更大范围的切口暴露[4]。早期研究中提出了对于TTO术后愈合、固定失败及其他并发症的关注，但这些问题已通过截骨技术的改进及标准流程制定得到解决[5]。

近端松解与远端松解

近端松解方法包括股四头肌松解和VY成形术，以及股四头肌斜切术和髌骨翻转术，其中髌旁内侧入路向上延伸至股外侧肌以增加暴露。使用近端松解技术的主要问题是股四头肌破坏后伸膝无力和伸膝迟滞[2,6,7]。此外，术后为了促进伸膝装置愈合而延迟康复时机会导致关节僵硬。与其他近端松解相比，股四头肌斜切对伸膝装置损伤较小，并且相关文献指出在改善切口暴露的同时对伸膝装置不会造成过大损伤[3,8]。

Denham和Bishop在基于X线的膝关节伸膝装置生物力学研究中表明，髌骨上方的股四头肌腱张力高于髌腱[9]。因此，保持股四头肌近端的完整性有助于改善术后股四头肌功能。

在髌骨远端松解时，可以将胫骨结节与附着髌腱一起截下，并向侧方翻转以便于暴露切口。与近端软组织松解相比，TTO可通过截骨释放伸膝装置[10]。胫骨结节在TKA术后用螺钉或钢丝复位[11~14]。与近端松解技术相比，TTO骨-骨愈合使伸膝功能更为良好，术后活动功能恢复更快[10,13,14]。

胫骨结节截骨术发展史

Michael Dolin于1983年首次描述了TTO技术并报告了结果。在描述中，他强调了使用摆锯将胫骨结节截下，保持外侧骨膜完整。截骨块长45 mm，宽20 mm，厚6~10 mm。TKA术后，使用单皮质螺钉拧入胫骨骨水泥套中，以实现稳定的骨-骨固定。他报道了30例患者具有良好预后，仅1例患者因截骨厚度过大而导致胫骨皮质前近端穿孔[12]。

Levy在给Dolin笔记主编的一封推荐信中报告，86例TKA联合TTO患者的并发症发生率为4%~5%，包括骨折和骨不连[15]。Wolff等报告，在26例TKA联合TTO的患者中，截骨相关并发症占整体并发症的23%。在26例患者中，4例

出现了机械并发症、伸膝装置断裂和截骨部位移位或骨折（1例出现髌腱断裂，3例出现移位但无骨折）[16]。

Dolin在回应Wolff等的报告时指出，较高的TTO术后并发症可能与手术技术相关，截骨厚度和固定方法与标准不符，Wolff等的报告中有大部分患者使用了门形钉固定[17]。

Whiteside推广了胫骨结节延长截骨术，该技术自胫骨结节长骨至胫骨上嵴8~10 cm截骨，并保留外侧软组织袖套。将2根钴铬线穿过骨块，自胫骨内侧皮质固定骨块。本组患者均未出现截骨术后伸膝迟滞、骨折不愈合或截骨块骨折。他将低并发症归功于截骨块足够长及外侧软组织结构完整[4]。该作者几年后跟进发表的第二份报告指出，136例TTO术后有3例发生了胫骨近端骨折，这可能与延长TTO导致胫骨承重下降有关[13]。

Ries和Richman等对Whiteside技术进行了改良，将截骨厚度和宽度从近端到远端逐渐变薄。胫骨结节处的截骨厚度为1~2 cm，而截骨块向远端逐渐变薄[18]。作者倾向于使用锥形截骨术，而不是横行骨块，这样可以避免远端应力突然提高。使用3~4枚螺钉从后内侧和后外侧固定骨块。

多位作者报道了截骨术后使用螺钉固定骨块良好的愈合率，并发症不高[11,12,18]。与钢丝固定相比，螺钉固定与伸肌固定方向垂直，增加了截骨块与骨面的压力，因此固定更为良好[19,20]。胫骨近端的三角形截面可以允许螺钉斜向固定在胫骨杆或龙骨周围。

作者的手术技术

· 使用标准的前皮肤切口，要充分考虑之前的瘢痕情况（如果有前次手术）。如果需要联合截骨术，可以将手术切口向胫骨结节远端延伸4~6 cm

- 截骨块长度为7~8 cm，宽2 cm，厚度从近端2 cm向远端5~7 mm逐渐变薄（图13.1）
- 截骨块大小对于骨折和移位等并发症至关重要。骨块需要足够长，以便通过2~3枚螺钉固定，骨块宽度应包含所有髌腱纤维。从近端向远端逐渐变薄有助于避免截骨远端应力骤然升高
- 可以用薄锯片进行截骨，并使用宽骨刀从内向外撬开骨块，并保护外侧软组织袖套及血供完整
- 屈膝完成切口暴露，将伸膝装置翻转到完整的肌骨系统上（图13.2）
- 完成TKA术后，将截骨块复位并用复位钳固定，然后将膝关节屈曲以评估活动范围（图13.3）
- 在膝关节或髌骨僵硬的病例中，由于伸膝装置挛缩，在屈曲评估期间，骨块有向近端移位的趋势。在此种情况下，根据软组织张力情况和膝关节屈曲的要求，骨块可向近端移位，这对于避免截骨术后近端移位和由此产生的伸膝迟滞至关重要
- 评估后，可用2~3枚3.5 mm皮质螺钉固定截骨块，通过螺钉将骨块压在骨面上有助于骨–骨愈合（图13.4）

术后康复

由于螺钉固定提供了足够的稳定性，并鼓励患者TKA术后早期负重。因此术后可以立即开始活动范围练习。如果担心软组织愈合情况，可使用支具固定。

胫骨结节截骨术的争议

截骨块向近端移位

之前有数篇文献报道骨愈合前截骨块向近端移位[10, 14, 18]。这个问题可以通过在截骨复位

前评估软组织张力，并根据软组织张力将截骨固定在近端来避免。

尽管影像学提示骨块向近端移位令人担忧，但是大多数研究报道表明，影像学上的移位与伸膝迟滞等症状没有明显关联[10, 14]。

伸膝迟滞

虽然Whiteside和Ohl等的研究报告表明，在一则队列研究中未发现伸膝迟滞[13]，但仍有一

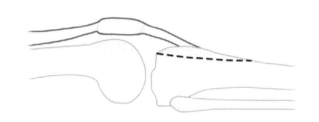

图13.1　截骨尺寸示意图

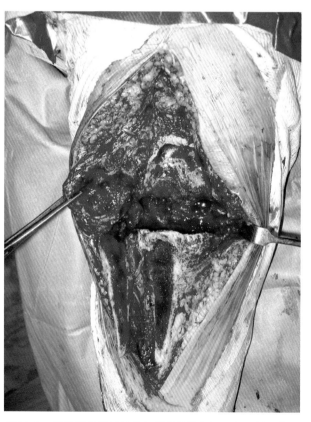

图13.2　截骨后的胫骨结节与附着的软组织一起翻转以获得暴露

小部分患者存在伸膝迟滞[5, 10, 14, 21]。大多数伸膝迟滞病例会在6~9个月后改善。Barrack等比较了不同入路行TKA翻修术患者的疗效，TTO术后满意度高，伸膝迟滞发生率低[22]。

胫骨结节骨折

胫骨结节或胫骨近端骨折是TTO术后的严重并发症[4, 5, 10, 18]。在作者提出的技术中，截骨长度为7 cm，比Dolin提出的截骨术中的长度长[12]，但比Whiteside和Ohl提出的技术短[13]。作者认为，对于印度患者，特别是女性，考虑到胫骨总长度较短，8~10 cm的截骨长度可能太长。在截骨过程中，由近及远截骨块逐渐变薄，以避免应力骤然提升。

近期趋势

最近有2位作者报道了用缝线复位骨块，一位使用了可吸收缝线[23]，另一位使用Ethibond（Ethicon，Somerville，NJ）缝线[24]。在23例TTO术后患者中，有2例出现了部分愈合，1例出现了骨折。本组患者术后都使用伸直夹板固定6周。作者认为，应用缝线固定并不能为术后早期活动提供稳定固定，也不能提供加压以促进愈合。另一方面，螺钉固定可以提供牢固固定，并允许直抬腿和伸膝练习。

尽管手术难度较高，但TTO是初次和翻修全膝关节置换术中可靠的暴露技术，有助于早期康复，并提供良好的功能预后。

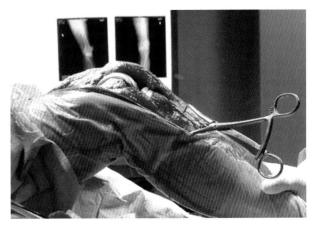

图13.3　TKA完成后，将截骨块放置于屈曲位评估。必要时，根据软组织张力将骨块放置在近端固定

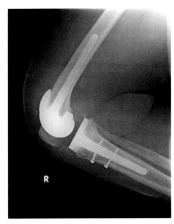
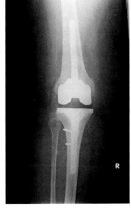

图13.4　根据膝关节前后位和侧位X线片显示，截骨与假体周围螺钉固定良好

提示和技巧

- 复杂初次和翻修TKA可通过松解近端或远端股四头肌进行切口暴露
- 股四头肌斜切术通常用于改善切口暴露，其从标准内侧髌旁入路再延伸一点，并不会显著改变术后康复计划
- 在髌旁沟广泛瘢痕化或完全封闭的情况下，TTO更为有效，其可以提供更为广泛的切口暴露
- 与近端软组织斜切相比，TTO通过骨结构松解伸膝装置
- 与近端伸膝装置松解技术相比，TTO提供更好的骨-骨愈合，术后活动功能恢复更早，伸膝功能更好
- TTO术后并发症包括骨块向近端移位、伸膝迟滞和胫骨结节骨折，应妥善处理这些并发症

参考文献

1. Abdel MP, Della Valle CJ. The surgical approach for revision total knee arthroplasty. Bone Joint J 2016; 98-B(1, Suppl A)113–115

2. Gooding CR, Garbuz DS, Masri BA. Extensile Surgical Exposures for Revision Total Knee Replacement. In: Insall & Scott Surgery of the Knee. Fifth Edition. London, UK; Churchill-Livingstone; 2012. pp 1320–1326

3. Garvin KL, Scuderi G, Insall JN. Evolution of the quadriceps snip. Clin Orthop Relat Res 1995;(321):131–137

4. Whiteside LA. Exposure in difficult total knee arthroplasty using tibial tubercle osteotomy. Clin Orthop Relat Res 1995;(321):32–35

5. Piedade SR, Pinaroli A, Servien E, Neyret P. Tibial tubercle osteotomy in primary total knee arthroplasty: a safe procedure or not? Knee 2008;15(6):439–446

6. Trousdale RT, Hanssen AD, Rand JA, Cahalan TD. V-Y quadricepsplasty in total knee arthroplasty. Clin Orthop Relat Res 1993;(286):48–55

7. Scott RD, Siliski JM. The use of a modified V-Y quadricepsplasty during total knee replacement to gain exposure and improve flexion in the ankylosed knee. Orthopedics 1985;8(1):45–48

8. Bruni D, Iacono F, Sharma B, Zaffagnini S, Marcacci M. Tibial tubercle osteotomy or quadriceps snip in two-stage revision for prosthetic knee infection? A randomized prospective study. Clin Orthop Relat Res 2013;471(4):1305–1318

9. Denham RA, Bishop RE. Mechanics of the knee and problems in reconstructive surgery. J Bone Joint Surg Br 1978;60-B(3):345–352

10. Mendes MW, Caldwell P, Jiranek WA. The results of tibial tubercle osteotomy for revision total knee arthroplasty. J Arthroplasty 2004;19(2):167–174

11. Chinzei N, Ishida K, Kuroda R, et al. Tibial tubercle osteotomy with screw fixation for total knee arthroplasty. Orthopedics 2014;37(4):e367–e373

12. Dolin MG. Osteotomy of the tibial tubercle in total knee replacement. A technical note. J Bone Joint Surg Am 1983;65(5):704–706

13. Whiteside LA, Ohl MD. Tibial tubercle osteotomy for exposure of the difficult total knee arthroplasty. Clin Orthop Relat Res 1990; (260):6–9

14. Young CF, Bourne RB, Rorabeck CH. Tibial tubercle osteotomy in total knee arthroplasty surgery. J Arthroplasty 2008;23(3):371–375

15. Levy RN. Osteotomy of the tibial tubercle in total knee replacement. J Bone Joint Surg Am 1983;65(8): 1207–1208

16. Wolff AM, Hungerford DS, Krackow KA, Jacobs MA. Osteotomy of the tibial tubercle during total knee replacement. A report of twenty-six cases. J Bone Joint Surg Am 1989;71(6):848–852

17. Dolin MG. Osteotomy of the tibial tubercle during total knee replacement. A report of twenty-six cases. J Bone Joint Surg Am 1990;72(5):790

18. Ries MD, Richman JA. Extended tibial tubercle osteotomy in total knee arthroplasty. J Arthroplasty 1996;11(8): 964–967

19. Caldwell PE, Bohlen BA, Owen JR, et al. Dynamic confirmation of fixation techniques of the tibial tubercle osteotomy. Clin Orthop Relat Res 2004;(424):173–179

20. Davis K, Caldwell P, Wayne J, Jiranek WA. Mechanical comparison of fixation techniques for the tibial tubercle osteotomy. Clin Orthop Relat Res 2000;(380):241–249

21. Zonnenberg CBL, Lisowski LA, van den Bekerom MPJ, Nolte PA. Tuberositas osteotomy for total knee arthroplasty: a review of the literature. J Knee Surg 2010;23(3):121–129

22. Barrack RL, Smith P, Munn B, Engh G, Rorabeck C. The Ranawat Award. Comparison of surgical approaches in total knee arthroplasty. Clin Orthop Relat Res 1998;(356):16–21

23. Zonnenberg CBL, van den Bekerom MPJ, de Jong T, Nolte PA. Tibial tubercle osteotomy with absorbable suture fixation in revision total knee arthroplasty: a report of 23 cases. Arch Orthop Trauma Surg 2014;134(5):667–672

24. Deane CR, Ferran NA, Ghandour A, Morgan-Jones RL. Tibial tubercle osteotomy for access during revision knee arthroplasty: ethibond suture repair technique. BMC Musculoskelet Disord 2008;9:98

14 终末期结核性关节炎的全膝关节置换术

作者 Rajesh K. Bawari，S.K.S. Marya
译者 赵 然 审校 李子剑

引言

结核病（tuberculosis，TB）仍然具有全球威胁性。尽管现代医学对于结核病的微生物学已经十分了解，并且研制出了预防结核病的高效疫苗和治疗药物，但是对该病的处理依然十分棘手。仅东南亚地区就占全球结核病病例的35%~48%[1~3]。在一些结核病高发国家，如印度，其发病率为0.5%~2%，发病人数占全球结核病总人数的20%，是结核病高流行国家之一。印度每年约有180万人罹患结核病，其中80万人具有高度传染性。

人类免疫缺陷病毒（human immunodeficiency virus，HIV）、人口老龄化、大量慢性免疫抑制人群、全球化等因素，加快了多重耐药结核菌株的出现，使得该病在全球范围内引起了人们对其诊治的重视[4]。

骨关节结核病占结核病的1%~5%，占肺外受累的10%~18%[5,6]。其症状体征不具有特异性，可被误诊为布鲁氏菌病、曲霉病、肿瘤转移和幼年类风湿性关节炎，尤其是在西部次大陆地区[1,5,7,8]。50%的患者可能没有肺部症状，因此使得诊断更为复杂[1,9]。关节感染病程会持续数月甚至数年，将导致不可逆的软骨损伤，进而导致终末期骨关节病[1,7,9,10]。因此，对于患有慢性骨关节炎或是进行性破坏性骨软骨疾病的患者，要保持对结核性关节炎诊断的警惕。

结核性关节病最常见于脊柱、髋关节、膝关节[11, 12]。好发年龄为20~40岁。12~18个月的多药抗结核化疗是目前针对结核早期治疗的主要方法。在治愈过程中，可以对负重关节进行主动、非负重训练。对于抗生素治疗效果不佳的患者（经4~5个月治疗无明显好转倾向），需要进行手术干预，如清创术或滑膜切除术。其中一部分可能是结核感染晚期或依从性差的患者，他们会发展为不可逆的骨和软骨损伤。这些患者膝关节功能恢复往往不良[13, 14]。

全膝关节置换术在膝关节结核性关节炎中的应用

为了获得更好的功能预后，建议对终末期髋膝关节病患者行关节置换术，并取得令人满意的效果。首先通过抗生素控制结核。根据Tuli的研究表明，结核控制静止期超过10年或是更长时间，可以考虑行关节置换术[4]。

由于感染是TKA术后最严重的并发症之一，因此感染是关节置换的绝对禁忌。既往文献曾报道此类患者行分期手术。然而，近期部分临床报告介绍了一期TKA治疗活动性髋膝关节结核[5, 16~21]。静止期结核患者行关节置换术已取得成功的临床效果[15~17]。静止期结核患者行髋膝关节置换术后恢复良好，关节活动度好，且结核复发率低。

文献回顾表明TKA可被用于亚临床或活动性结核。TKA联合多重用药治疗可有效减轻疼痛，恢复关节活动功能。在少数病例中结核会复发。然而TKA治疗活动性结核仍存在争议，也有作者对此提出了警告。

根据Zhang、Zhang及Vyravan等的研究，活动性关节结核传统外科治疗方案包括清创术、关节融合术、关节切除术，以及联合抗结核疗法。关节融合术虽然缓解疼痛，但是会永久失去关节活动功能。另一方面，关节切除术虽然也可令疼痛缓解，但是关节会超范围活动且不稳定。因此，关节置换术可作为髋膝关节结核终末期治疗的有效方案，可以提供无痛且活动功能良好的关节。术前和术后足疗程抗结核治疗是保证成功的关键[22, 23]。

活动病例指的是明确多器官结核受累、红细胞沉降率（erythrocyte sedimentation rate，ESR，简称血沉）、C反应蛋白（C-reactive protein，CRP）异常以及影像学检查提示关节活动性病变患者。Zhang和Zhang等的研究结果表明，活动性关节结核的定义为：受累关节具有持续性疼痛及活动功能丧失，伴随多器官受累；ESR和CRP实验室检测结果异常。同时影像学及磁共振成像（magnetic resonance imaging，MRI）显示典型破坏表现，伴有脓肿形成。结核也可以通过结核分枝杆菌阳性或病理检查发现典型结核病变来确诊[22]。有部分结核病例术前看似处于临床静止期，然而术中发现具有典型结核组织病理学表现，表明处在结核活跃期[15, 20, 22, 24]。

Su等回顾了15名（16膝）接受TKA的患者[18]。他们被分为2组，第一组有8膝诊断为活动性结核病，并在术前和术后规律接受抗结核治疗；第二组有8膝术前未诊断结核，而术中通过活检确诊，术后规律接受抗结核治疗。在本组病例中，5例出现结核复发，其中4例在未接受术前抗结核组（第二组）。在这4例中，仅1例通过抗生素治疗得到满意控制，而其余3例需要清创术治疗。第四例发生在第一组长期接受类固醇治疗的患者；这名患者接受了关节置换控制感染。Su等建议对于有严重结核性感染的患者进行TKA，术前及术后均应接受足量有效抗生素治疗，才能获得良好预后。对于术前未接受抗结核治疗或长期进行类固醇治疗的患者，结核复发率风险较高[18]。

Sidhu等报告了23例基于临床和流行病学诊断为活动性髋关节结核的患者[20]。病例队列通过术中采集组织样本，利用组织病理学和聚合酶链反应（polymerase chain reaction，PCR）确诊。术中活检显示滑膜肉芽肿严重并伴干酪样坏死。所有患者在术前3个月及术后18个月接受足疗程抗结核治疗。所有患者均采用骨水泥全髋关节置换术（THA），平均随访时间4.7年，临床预后良好，无结核复发。本组患者不包括对于已经存在或既往存在窦道的患者，窦道容易导致THA术后再次感染；既往文献建议在长期静止期后行THA（静止期通常为10年）[4,5,19]。很少有文献报告在结核活动期行髋膝关节置换术[15,18,19]。

Kim等对38名（44膝）结核性关节炎患者THA术后进行了一系列随访，平均随访时间45个月。结核活动期与行THA之间间隔3个月至45年。在行THA术前至少对患者进行3个月的足量抗结核治疗。Kim等还对3名短暂静止期未接受足量抗结核治疗的患者进行了THA，虽然在术中进行了彻底清创以及术后给予了足量抗结核治疗，但是其中仍然有2名患者在术后3个月内复发。总体而言，有6名患者术后出现结核复发，建议在置换术前至少进行3个月的抗结核治疗。术后，若组织病理学提示阳性，则应立即开始18个月足量抗结核治疗。然而，如果组织病理学提示阴性，则应继续抗结核治疗2个月并再次进行结核杆菌培养。如果再次培养为阴性，可以停止抗结核治疗；如果再次培养结果为阳性，则应继续抗结核治疗至18个月[15]。

在另一项研究中，Kim报告了19名（22膝）在结核感染症状消退后3个月至5年行TKA的患者。术前情况：6名患者进行了3个月抗结核治疗，8名患者进行了11~47个月抗结核治疗（这些患者有活动性感染征象，包括持续性疼痛、局部发热、关节积液和影像学阳性；然而，实验室化验ESR等均正常）。5名患者术前认为规律抗结核治疗不是必需的。有1名患者在术后3个月内行分期TKA，其余患者均同期手术。所有患者术中滑膜病理均提示结核性肉芽肿增生，处于活动期。所有患者术后均进行18个月的抗结核治疗。3名复发患者均为术前未接受抗生素治疗组。其中1名患者仅通过抗生素治疗痊愈，而另外2名患者则进行了清创术。该组病例平均随访时间为33个月。Kim建议每名结核性关节炎患者在TKA术前至少要进行3个月的预防性化疗，无论是否诊断为活动性结核。对1名儿童期即出现强直患者行VY股四头肌成形术，以恢复膝关节屈曲功能。本组患者的活动范围不如股四头肌纤维化患者群体。然而，除了1名患者出现强直外，其他所有患者的术后功能均得到了充分改善[24]。

Yoon等报告了7例活动性结核伴髋关节脓肿患者（无窦道形成）。所有患者均进行了非骨水泥全髋关节置换术和清创术，并在术后12个月使用抗结核药，平均随访4.8年，术后无复发病例[19]。

Zhang和Zhang等建议对活动性关节结核同期行关节置换术是安全的，原因如下。

- 结核分枝杆菌每15~20小时分裂1次，与每20分钟分裂1次的金黄色葡萄球菌相比，这种分裂速度很慢
- 结核杆菌不同于其他化脓性细菌。根据Ha等的研究，结核杆菌几乎不黏附在金属表面，也几乎不形成生物膜[25]。Ma等的研究表明，在钴铬钼合金或钛合金表面没有结核杆菌生物膜形成[26]
- 结核性脊柱炎患者应用金属假体无复发风险。因此，在适当抗生素覆盖下，活动性

关节结核也可以进行初次关节置换

需要强调的是，如果选择同期关节置换术治疗活动性关节结核，围术期抗生素治疗至关重要；因此，在置换术前应充分了解疾病病程并对疾病加以控制。

目前对于肌骨结核的抗生素治疗为异烟肼、利福平、乙胺丁醇和吡嗪酰胺的联合用药。Zhang和Zhang等建议在术前2周应用抗生素规律治疗，以确保ESR和CRP等炎症指标呈下降趋势。对于出现术后结核复发及术前窦道等情况，术后抗生素治疗应用至少持续12个月，某些情况下持续至术后15个月[21~23]。由于可能存在个别耐药患者，建议咨询传染病专家[22]。

清创术可能导致骨缺损，也使假体置入困难。在这种情况下，可能需要颗粒自体骨或髂骨移植物，或者使用延长杆和垫块。

Yadav等报告了1例既往有窦道的膝关节结核性关节炎患者在愈合后行TKA。在术中活检发现炎性肉芽肿和干酪样坏死，确诊结核活动期。术后彻底清创，经验性应用抗结核药12个月。作者的结论为，在充分抗生素覆盖下，在结核性关节炎愈合期或终末期可以同期行TKA；但只有在抗生素治疗有效，实验室指标好转，临床病理愈合情况下再开始考虑TKA[14]。

Leclere等报告，通过内外科联合治疗结核感染可以取得良好预后。1例肺结核治愈患者出现左膝疼痛和肿胀。MRI扫描查明关节感染，行膝前、后两切口进行彻底清创。清创截骨后使用骨水泥间置器填充，并混合高浓度抗生素提供持续局部抗生素环境。骨水泥添加异烟肼会影响其强度，因此使用妥布霉素和万古霉素替代。术后患者接受12个月的异烟肼、利福平和莫西沙星治疗。关节置换术后16个月，血清炎症指标恢复正常，滑液培养结核分枝杆菌阴性。在关节间置器置入术后17个月行TKA。文献指出，分期TKA会增加技术难度。切口暴露往往需要胫骨结节截骨术，VY延长股四头肌腱以松解挛缩的伸膝装置。如果存在骨量丢失和韧带损伤，可以加用垫块、延长杆和旋转铰链假体[13]。

结核诊断的敏感性较低，需要多次活检以明确。滑液染色涂片阳性率仅为10%；滑膜组织切片阳性率为20%，骨切片为10%。病理活检的阳性率为30%~60%[11, 27]。组织病理学可显示肉芽肿，伴或不伴有干酪样病变[11]。酶联免疫吸附试验（Enzyme-linked immunosorbent assay, ELISA）和PCR比Loewenstein培养法确诊时间快，后者需要3~8周才可以出结果。涂片、培养和组织病理学的结合可将诊断阳性率提高到90%以上。PCR在结核性关节炎的早期诊断中灵敏度较高。一旦排除常规感染，则应考虑结核感染的可能。

使用混合抗结核抗生素骨水泥的局部药物释放研究很少。Khater等在假体取出后使用万古霉素和利福平的载药颗粒，但是这两种抗生素的毒性风险和释放方式不佳，影响了它们的使用[28]。Han等发现，因会导致骨水泥延迟聚合，利福平不适合添入骨水泥中；异烟肼释放良好，在30天仍能检测出血药浓度。因此在全身治疗的同时，可以考虑联用异烟肼抗生素骨水泥（inantibiotic-loaded bone cement, ALBC）。为了防止异烟肼的耐药性和全身毒性，建议将其作为二线药物使用[29]。然而，Lecler等发现异烟肼和骨水泥聚合不良，因此使用妥布霉素和万古霉素进行替代[13]。

关节置换术后结核复发与迟发性结核感染

Vravan等的研究表明，关节置换术后结核复发的处理十分复杂（图14.1）；如果在置换术前后进行有效的抗结核治疗，可以有效避免复发[5, 20, 22~24]。因此，术前排除结核性关节炎十分重要[23]。既往文献表明，大多数置换后复发结核患者可以进行抗结核治疗；如果失败，则需要进行清创术；对于抗结核治疗无反应的患者需要移除前次假体，然后待病情控制后行翻修术或关节融合术。

Neogi等报告了1例TKA术后14年发生结核感染的患者[27]。既往文献罕有报道TKA术后结核感染病例。结核杆菌通过血液传播或局部休眠的结核杆菌再次激活造成术后感染。营养不良、老龄、全身系统性疾病（如糖尿病）、长期服用激素、癌症化疗或HIV感染导致免疫力下降等因素均会造成结核复发[28]。局部因素包括假体周围组织创伤、假体研磨周围软组织，导致陈旧结核肉芽肿破裂后复发[27, 28]。

局部疼痛和关节肿胀是置换术后假体结核感染的2个常见症状。既往结核感染行置换术后出现这两种症状要高度怀疑结核复发[28]。然而，Neogi等[27]表明，只有一半的患者既往有明确结核病史，30%的患者胸片异常。血沉升高和影像学检查并非特异性指标，组织病理学和抗酸杆菌（acid-fast bacilli，AFB）培养和染色有助于确诊结核感染。

Neogi等[27]研究表明，假体周围结核感染仅通过抗结核药物即可治愈。他们建议植入物若无松动可单独使用抗生素进行治疗。外科医生对于术后结核复发的治疗方式各不相同，尤其是既往文献提及的病例数很少。治疗方法包括：抗结核治疗6～36个月，2～4种抗结核药物联用。既

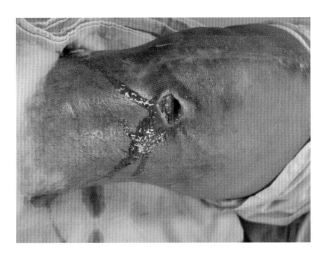

图14.1　TKA术后窦道形成，排出浆液性液体

往文献中，几乎所有的假体周围结核感染均进行了手术治疗，包括清创、假体取出，待病情控制后行关节融合术、关节置换术或翻修术。

如果高度怀疑关节感染，但是其他细菌培养阴性，将在早期考虑结核感染可能并进行诊疗，有助于挽救关节功能。涂片、培养、组织病理学及PCR技术有助于确诊大部分结核病例。

手术方案的选择要个性化处置。如果结核复发，则应适当选择抗结核治疗，适当情况下可辅以清创术以保住假体。如果假体无法保住，则必须取出假体，是否行关节融合术需视情况而定。

结论

随着HIV的出现及人口流动性增加，全球结核病再次流行。

对于膝关节结核性关节炎，及时和充分的抗结核治疗十分关键。如果对于抗结核治疗和保守治疗反应不满意，则需要清创治疗。清创术务求彻底，应彻底清除炎症组织及死骨。除AFB染色和培养外，还应将组织进行活检。TKA是终末期结核性关节炎的有效治疗手段。根据剩余骨量和软组织情况选择假体类型。术前要进行2周的抗结核治疗，以降低炎症指标（ESR和CRP）水平。然而作者倾向于在TKA术前进行至少3个月的抗结核治疗，并在术后继续应用12～18个月[21, 23]。

Kim[24]在1998年的文章中表明："对于膝关节结核性关节炎患者，TKA是一种可选的治疗手段。即使是结核处于活动期并伴有化脓和骨髓炎的患者，也可通过二期或三期TKA进行治疗，联合术前和术后规律抗结核药物可取得良好预后，比关节融合术后功能更佳。TKA术后复发感染可通过多种方式治疗，关节融合是最终的治疗手段。"本章作者赞同这一说法，这也是目前大多数作者接受的观点。

提示和技巧

- 结核感染诊断若不及时，可导致疾病进展及不可逆的软骨损伤
- 膝关节是继脊柱和髋关节之后的第三常见的结核感染关节
- 结核感染晚期或治疗依从性差的患者会出现不可逆的骨和软骨损伤，功能恢复较差
- 感染是TKA最严重的并发症之一，因此感染是TKA的绝对禁忌

参考文献

1. Sharma S, Gupta SK, Varshney A, Sharma A, Bansal A, Choudhary A. A study of osteoarticular tuberculosis in a tertiary care hospital of Bhopal, Madhya Pradesh. Natl J Community Med 2013;4(1):117–120

2. Dye C. Global epidemiology of tuberculosis. Lancet 2006;367:938-940

3. WHO Global tuberculosis control: surveillance, planning and financing. WHO report 2006;27–49

4. Tuli SM. General principles of osteoarticular tuberculosis. Clin Orthop Relat Res 2002;(398):11–19

5. Al-Saleh S, Al-Arfaj A, Naddaf H, Memish Z. Tuberculosis arthritis: A review of 27 cases. Ann Saudi Med 1998;18(4):368–369

6. Garrido G, Gomez-Reino JJ, Fernández-Dapica P, Palenque E, Prieto S. A review of peripheral tuberculous arthritis. Semin Arthritis Rheum 1988;18(2):142–149

7. Evanchick CC, Davis DE, Harrington TM. Tuberculosis of peripheral joints: an often missed diagnosis. J Rheumatol 1986;13(1):187–189

8. Cordero M, Sánchez I. Brucellar and tuberculous spondylitis. A comparative study of their clinical features. J Bone Joint Surg Br 1991;73(1):100–103

9. Jacobs JC, Li SC, Ruzal-Shapiro C, Kiernan H, Parisien M, Shapiro A. Tuberculous arthritis in children. Diagnosis by needle biopsy of the synovium. Clin Pediatr (Phila) 1994;33(6):344–348

10. Ellis ME, el-Ramahi KM, al-Dalaan AN. Tuberculosis of peripheral joints: a dilemma in diagnosis. Tuber Lung Dis 1993;74(6):399–404

11. Tuli SM. Tuberculosis of knee joint. In: Tuli SM, editor. Tuberculosis of the Skeletal System. 2nd ed. New Delhi, India: Jaypee Brothers Medical Publishers (P) Ltd; 1997. pp. 97–114

12. Hoffman EB, Allin J, Campbell JA, Leisegang FM. Tuberculosis of the knee. Clin Orthop Relat Res 2002;(398):100–106

13. Leclere LE, Sechriest VF II, Holley KG, Tsukayama DT. Tuberculous arthritis of the knee treated with twostage total knee arthroplasty. A case report. J Bone Joint Surg Am 2009;91(1):186–191

14. Yadav S, Yadav CS, Kumar N, Kumar A. Total knee Arthroplasty in case of Tuberculosis in healing stage: Is it safe? J Post Grad Med Edu Res 2015;49(3):139–142

15. Kim YH, Han DY, Park BM. Total hip arthroplasty for tuberculous coxarthrosis. J Bone Joint Surg Am 1987;69(5):718–727

16. Santavirta S, Eskola A, Konttinen YT, Tallroth K, Lindholm ST. Total hip replacement in old tuberculosis. A report of 14 cases. Acta Orthop Scand 1988;59(4):391–395

17. Eskola A, Santavirta S, Konttinen YT, Tallroth K, Lindholm ST. Arthroplasty for old tuberculosis of the knee. J Bone Joint Surg Br 1988;70(5):767–769

18. Su JY, Huang TL, Lin SY. Total knee arthroplasty in tuberculous arthritis. Clin Orthop Relat Res 1996;(323):181–187

19. Yoon TR, Rowe SM, Santosa SB, Jung ST, Seon JK. Immediate cementless total hip arthroplasty for the treatment of active tuberculosis. J Arthroplasty 2005;20(7):923–926

20. Sidhu AS, Singh AP, Singh AP. Total hip replacement in active advanced tuberculous arthritis. J Bone Joint Surg Br 2009;91(10):1301–1304

21. Neogi DS, Yadav CS, Ashok Kumar, Khan SA, Rastogi S. Total hip arthroplasty in patients with active tuberculosis of the hip with advanced arthritis. Clin Orthop Relat Res 2010;468(2):605–612

22. Zhang YC, Zhang H. One-stage total joint arthroplasty for patients with active tuberculosis. Orthopedics 2013;36(5):328–330

23. Vyravan PR, Choudhary BM, Kumar MM. Total Knee Replacement in Tuberculous Arthritis – Reporting an Unsuspected Case. IOSR J Dental Medical Sciences 2014;13(8):11–13

24. Kim YH. Total knee arthroplasty for tuberculous arthritis. J Bone Joint Surg Am 1988;70(9):1322–1330

25. Ha KY, Chung YG, Ryoo SJ. Adherence and biofilm formation of Staphylococcus epidermidis and Mycobacterium tuberculosis on various spinal implants. Spine (Phila Pa 1976) 2005;30(1):38–43

26. Ma J, Li GQ, Cao L. Adhesive ability of Mycobacterium tuberculosis onto the surface of different joint prosthesis materials. Chin J Tissue Eng Res 2012;16(47):8807–8812

27. Neogi DS, Kumar A, Yadav CS, Singh S. Delayed periprosthetic tuberculosis after total knee replacement: is conservative treatment possible? Acta Orthop Belg 2009;75(1):136–140

28. Khater FJ, Samnani IQ, Mehta JB, Moorman JP, Myers JW. Prosthetic joint infection by Mycobacterium tuberculosis: an unusual case report with literature review. South Med J 2007;100(1):66–69

29. Han CD, Oh T, Cho SN, Yang JH, Park KK. Isoniazid could be used for antibiotic-loaded bone cement for musculoskeletal tuberculosis: an in vitro study. Clin Orthop Relat Res 2013;471(7):2400–2406

复杂初次全膝关节置换术中的骨缺损处理

作者　Konstantinos Tsitskaris，Sam Oussedik
译者　耿　霄　　审校　李　锋

引言

　　股骨或胫骨骨缺损的处理对于成功实施全膝关节置换术（TKA）来说是一项巨大的挑战。现在骨缺损的处理策略有很多，包括骨水泥填充（加或不加螺钉）、模块化金属填充块、松质骨或结构性骨移植、干骺端袖套或锥，以及骨水泥或非骨水泥延长杆。在特殊极端情况下，无法妥善重建的骨缺损可能需要股骨远端或胫骨近端置换。

　　对复杂初次TKA患者的评估包括详细的病史采集、仔细的临床检查以及比简单初次TKA更完备的辅助检查。除了确定骨缺损的大小和严重程度外，更重要的是仔细评估并最终确定之前的切口（单个或多个）、冠状面畸形、膝关节反屈、膝关节僵硬、合并关节外畸形、既往股骨或胫骨截骨手术史及慢性髌股功能障碍等情况是否存在[1]。

　　膝关节查体和影像学检查可以提供有关骨缺损位置及其可能大小的基本信息，以及是否存在韧带不稳定。除此之外，CT和MRI可以帮助详细评估骨缺损情况。然而，临床医生应该谨记，只有在术中才能可靠地评估骨缺损的真实情况。因此，准备多个治疗方案是很重要的。最终，重建技术类型的选择取决于外科医生的偏好或经验、骨缺损的位置和大小、韧带的完整性，以及患者因素如功能需求和合并疾病情况。

骨缺损的分型

在膝关节翻修领域可以用安德森骨科研究中心（Anderson Orthopaedic Research Institute，AORI）分型来描述股骨或胫骨的骨缺损。在为复杂初次TKA做准备时，它可以作为一种评估膝关节骨质缺损程度的有效工具。

可以预料，在初次TKA中，大多数缺损为松质骨中的囊性病变，而关节线处的皮质骨仍然完整（即AORI 1型缺损）。2型缺损包括累及单髁或半平台的干骺端骨缺损（2A型），或累及2个股骨髁和（或）整个胫骨平台的缺损（2B型）。AORI 3型缺损包括股骨和（或）胫骨干骺端的骨缺损，可能损伤侧副韧带和髌腱止点[2]。在初次TKA中很少遇到AORI 3型缺损。

或者，用更简单的术语来说，可以将骨缺损分为小的或包容性的，大的或非包容性的。小的或包容性的骨缺损不影响植入物的稳定性，干骺端骨完好无损（这些与AORI 1型缺损相对应）。此类缺损的宽度和深度通常不超过10 mm。相反，大的或非包容性骨缺损包括干骺端水平的骨丢失，如果不进行干骺端重建就无法维持植入物的稳定性。此类缺损的宽度和深度通常大于10 mm，与AORI 2型或3型缺损相对应。

分区固定

分区固定的概念就是将股骨远端和胫骨近端划分为3个可以实现固定的解剖区域，从而为这些具有挑战性的病例的术前规划提供有用的辅助手段。1区为关节面或骨骺，2区为干骺端，3区为骨干（图15.1）。目的是实现充分的固定，以允许术后早期活动和康复，并提高相应结构的寿命[3]。

1区

1区（骨骺）存在小的或包容性骨缺损。这些可以用聚甲基丙烯酸甲酯骨水泥（带或不带螺

钉）、同种异体颗粒松质骨移植或模块化金属填充块妥善治疗（图15.2）。就植入物的选择而言，目标应该是在提供满意的膝关节稳定性的同时使用限制性最小的植入物。为了减轻植入物-宿主骨界面的负荷，手术医生可能会需要考虑骨干固定。这样，1区和3区连接起来，固定更加可靠。此外，当骨骺和骨干几何中心对线不良时，可以利用偏心固定来提供最佳的1区覆盖，并将胫骨假体外倾的可能性降至最低。

对于小于5 mm的骨缺损，单独使用骨水泥来填充缺损可能是最好的手术选择，这种情况下植入物的稳定性与打压植骨或结构性同种异体骨移植相当[4]。大于5 mm但小于10 mm的骨缺损，可使用骨水泥加固，并将几枚5 mm或6.5 mm螺钉插入股骨髁或平台的缺损处。这项技术最适合低功能需求患者，因为即使有额外的螺钉固定，术后的透亮线也并不少见[5]。同样，如果此类缺损位于胫骨平台下方，一些作者建议植骨[6]。有时，对于这种程度的缺损，也可以考虑使用模

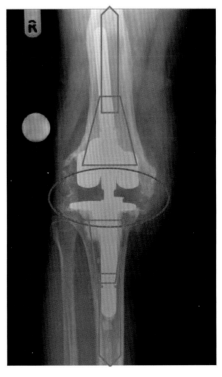

图15.1　骨缺损的分区。1区为骨骺（红色），2区为干骺端（绿色），3区为骨干（蓝色）

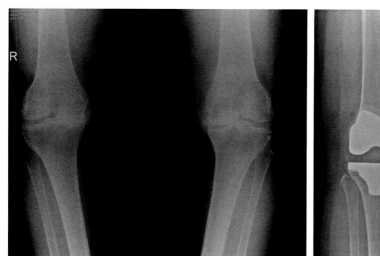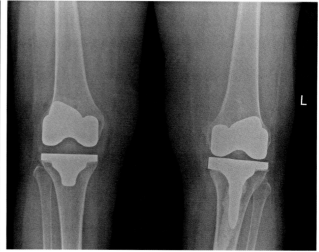

图15.2　存在骨缺损的初次全膝关节置换术。右膝采用对称性胫骨截骨和较厚的聚乙烯垫片；左膝采用胫骨阶梯状截骨和填充块

块化金属填充块。这使得植入物-宿主骨接触更好，轴向和旋转稳定性更可靠。在重建这些缺陷时，使用尺寸达到10 mm的填充块通常可以取得好的疗效。

2区

大的或非包容性骨缺损在初次TKA中不常见。为了可靠地解决此类缺损，手术团队可能需要使用模块化金属填充块、打压植骨、结构性同种异体植骨、钛合金袖套或钽锥，以及半限制性或全限制性假体（带或不带延长杆）。

通常，大多数重建技术通过骨骺（1区）和骨干（3区）固定来实现稳定性，也可以通过2区干骺端固定（使用骨水泥、骨移植、钛合金袖套或钽锥）。2区固定的好处是它更接近关节中心，便于恢复关节线，并与骨骺对齐，无须偏心固定[7]。此外，2区固定允许使用较短的延长杆，减轻股骨前弓的潜在前移效应。然而，即使实现了2区重建，也应考虑使用骨水泥或非骨水泥延长杆固定到3区。一般来说，手术团队的目标应该是在至少2个分区实现稳固固定。

金属填充块更适合中等大小的非包容性骨缺损。胫骨假体呈块状或楔形，而股骨假体通常呈块状。块形胫骨假体比楔形假体更稳定，

楔形假体具有更高的剪切力[8]。模块化金属填充块有不同的尺寸，厚度范围在5～25 mm。它们可用于恢复关节线，实现适当的平衡，并促进各组件的旋转对线[9]。尺寸和形状的限制及其高成本是金属填充块的主要缺点。此外，可能需要额外的截骨来匹配填充块的形状。

对更严重的骨缺损（如AORI 2B型和3型缺损）的治疗，目的是重建缺损的股骨和（或）胫骨干骺端，并为植入物的固定创造稳定可靠的平台。可用的手术方法主要有3种，打压植骨、结构性同种异体植骨和多孔的干骺端袖套或锥固定。

打压植骨采用颗粒状同种异体骨（带或不带用于承载植骨材料的金属网篮）来恢复患者的骨量，改善骨水泥交联，以及固定延长杆。尤其适用于未来可能面临重建手术的年轻患者，因为它可以恢复一定骨量。这种治疗方法的有效性已在翻修术中得到证实，中期随访结果令人满意[10]。这是一项技术要求高、耗时长的手术，具有移植骨不愈合或畸形愈合、移植骨吸收或塌陷的风险，疾病传播的风险较小。移植骨量的大小是关注的重点，一般认为5～10 mm是移植骨的最佳尺寸。小于5 mm的移植骨可在炎症过程中被吸收，而大于10 mm的移植骨整合速度过慢[11]。

结构性同种异体植骨替代了股骨和胫骨的缺损部位，无须额外的金属网篮。同种异体骨可在术中定制以填充任何类型的骨缺损，通常与长柄假体结合使用。它们的优势很多。结构性同种异体骨为植入物的固定和支撑提供了良好的基础，并有可能长期整合和修复宿主骨。在某些情况下，它们还可以使韧带复位[12]。然而，也存在一些风险，如移植骨不愈合、移植骨吸收、移植骨骨折和疾病传播。当用于膝关节翻修术时，结构性同种异体骨移植失败率较高[13]。因此，近年来它们的应用有所下降。

在使用结构性同种异体移植骨时遇到的问题刺激了高度多孔材料的发展，这种材料可以实现干骺端固定的初始稳定和最终的生物整合，而不存在移植骨再吸收和骨折的风险。目前可用的2种干骺端假体选择是多孔钽锥（小梁金属锥，Zimmer）和钛袖套（DePuy）。

钽具有高摩擦系数、低刚度和高孔隙率的特点，可以作为骨生长的可靠基质[14]。首先用扩髓钻或髓腔锉对宿主骨进行准备，而后插入钽锥，并压配到位。它们通常与骨水泥结合使用，以确保骨整合所需的初始稳定性。钽锥通过骨水泥与股骨或胫骨植入物的下表面结合。有一系列梯度的形状（对称和阶梯状）和尺寸（直径48～67 mm，垂直高度15 mm或30 mm），允许钽锥更加适应干骺端骨缺损的情况[15]。目前尚未出现对钽锥-植入物-骨水泥界面机械性失败问题的担忧，并已有其令人满意的中期临床结果的报道，主要在TKA翻修方面，钽锥的存活率高达96%[13, 16]。

干骺端钛合金袖套的设计为阶梯状，表面涂有钛珠，有效创造促进骨长入的条件。手术技术包括顺序使用大小递增的扩髓钻，直到达到紧密匹配。然后，袖套与股骨或胫骨假体形成莫氏锥度转换（Morse taper junction）。钛合金袖套有各种尺寸和长度，以适应各种干骺端骨缺损。袖套相对于胫骨假体可以在多达15°的范围内调整，从而增强旋转稳定能力，但无法配合使用偏

心的延长杆。为了实现骨整合，置入时需要有足够的初始轴向和旋转稳定性。因此，在AORI 3型缺损中，如果无法可靠地实现初始轴向和旋转稳定性，则应谨慎使用钛合金袖套[6, 17]。有报告其在膝关节翻修术中取得了令人满意的中期疗效[18, 19]。钽锥和钛合金袖套的主要局限性是在扩髓过程中或在最终假体安装时有发生术中骨折的风险。

3区

3区固定采用骨干延长杆（图15.3）。延长杆的固定可以是骨水泥型的，也可以是非骨水泥型的，可以减轻干骺端部位的应力。

在骨整合不可靠的情况下，如骨干质量差和髓腔直径大，首选骨水泥型延长杆。骨水泥可以缩短延长杆长度，提供即时固定，还可以输送抗生素[20]。然而，应力遮挡仍然可能发生，并可能导致干骺端骨吸收[21]。非骨水泥型延长杆更适合骨量充足、髓腔形态合适的患者，以便进行压配和置入。非骨水泥型延长杆似乎在干骺端应力遮挡方面有保护作用，但不确定意义的透亮线仍会随着时间的推移而发生[22]。

延长杆远端疼痛是骨水泥型和非骨水泥型延长杆均可能出现的并发症。这是因延长杆与周围骨骼之间的弹性模量不匹配导致应力集中和局部疼痛[23]。较小的骨水泥型延长杆和非骨水泥型延长杆的设计调整，包括使用更柔韧的材料，如钛，可能有助于减少延长杆远端疼痛的发生率[24]。

极重度骨缺损

在初次TKA中，使用前面详述的任何一种方法都无法恢复的骨缺损的情况是罕见的。除肿瘤病例外，绝大多数此类缺损是由股骨远端或胫骨近端创伤所致。在这种情况下，可能需要进行股骨远端或胫骨近端置换。在创伤情况下使用大号假体的主要好处是，它允许立即完全负重，并有可能更快地恢复到更佳的功能状

态。最近的研究结果证实了上述观点，尤其是在老年人群中[25, 26]。

结论

总而言之，生物修复方案在可行的情况下具有明显的优势，特别是对于未来可能需要翻修手术的年轻活跃患者。重建技术的最终选择取决于骨缺损的范围和分布、手术团队的经验、植入物和骨移植材料的适用性以及患者的年龄和功能需求。

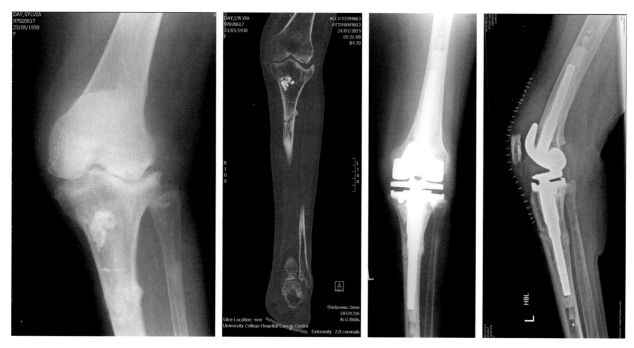

图15.3 合并骨骺骨缺损和骨干骨折的初次全膝关节置换术。患者还患有严重的韧带功能不全。使用带延长杆的旋转铰链假体来同时解决所有问题，并允许术后立即完全负重

提示和技巧

- 股骨或胫骨缺损的治疗可以通过骨水泥填充（带或不带螺钉）、模块化金属填充块、松质骨或结构性骨移植、干骺端袖套或锥以及适当使用骨水泥或非骨水泥延长杆来完成
- 膝关节的体格检查和影像学分析可以提供有关骨缺损位置及其潜在大小的基本信息，以及是否存在韧带不稳定的情况
- 重建技术类型的选择取决于手术医生的偏好或经验，骨缺损的位置和大小，韧带的完整性，以及患者因素如功能需求和合并疾病情况
- 股骨和胫骨的骨缺损可以用AORI分型系统来描述，AORI分型系统是最广泛接受的用于对骨缺损的严重程度进行分类和预测的最合适的系统
- 分区固定的目的是实现术后早期活动和康复的需要，并延长相应结构的使用寿命

参考文献

1. Baldini A, Castellani L, Traverso F, Balatri A, Balato G, Franceschini V. The difficult primary total knee arthroplasty: a review. Bone Joint J 2015;97-B(10, Suppl A) 30–39

2. Engh GA, Ammeen DJ. Bone loss with revision total knee arthroplasty: defect classification and alternatives for reconstruction. Instr Course Lect 1999;48:167–175

3. Morgan-Jones R, Oussedik SI, Graichen H, Haddad FS. Zonal fixation in revision total knee arthroplasty. Bone Joint J 2015;97-B(2):147–149

4. Dorr LD, Ranawat CS, Sculco TA, McKaskill B, Orisek BS. Bone graft for tibial defects in total knee arthroplasty. 1986. Clin Orthop Relat Res 2006;446:4–9

5. Ritter MA. Screw and cement fixation of large defects in total knee arthroplasty. J Arthroplasty 1986;1(2): 125–129

6. Panegrossi G, Ceretti M, Papalia M, Casella F, Favetti F, Falez F. Bone loss management in total knee revision surgery. Int Orthop 2014;38(2):419–427

7. Jones RE, Barrack RL, Skedros J. Modular, mobile-bearing hinge total knee arthroplasty. Clin Orthop Relat Res 2001;(392):306–314

8. Chen F, Krackow KA. Management of tibial defects in total knee arthroplasty. A biomechanical study. Clin Orthop Relat Res 1994;(305):249–257

9. Haidukewych GJ, Hanssen A, Jones RD. Metaphyseal fixation in revision total knee arthroplasty: indications and techniques. J Am Acad Orthop Surg 2011;19(6): 311–318

10. Lotke PA, Carolan GF, Puri N. Impaction grafting for bone defects in revision total knee arthroplasty. Clin Orthop Relat Res 2006;446(446):99–103

11. Whiteside LA, Bicalho PS. Radiologic and histologic analysis of morselized allograft in revision total knee replacement. Clin Orthop Relat Res 1998;(357):149–156

12. Backstein D, Safir O, Gross A. Management of bone loss: structural grafts in revision total knee arthroplasty. Clin Orthop Relat Res 2006;446(446):104–112

13. Beckmann NA, Mueller S, Gondan M, Jaeger S, Reiner T, Bitsch RG. Treatment of severe bone defects during revision total knee arthroplasty with structural allografts and porous metal cones-a systematic review. J Arthroplasty 2015;30(2):249–253

14. Cohen R. A porous tantalum trabecular metal: basic science. Am J Orthop 2002;31(4):216–217

15. Lachiewicz PF, Watters TS. Porous metal metaphyseal cones for severe bone loss: when only metal will do. Bone Joint J 2014; 96-B(11, Suppl A):118–121

16. Kamath AF, Lewallen DG, Hanssen AD. Porous tantalum metaphyseal cones for severe tibial bone loss in revision knee arthroplasty: a five to nine-year follow-up. J Bone Joint Surg Am 2015;97(3):216–223

17. Ponzio DY, Austin MS. Metaphyseal bone loss in revision knee arthroplasty. Curr Rev Musculoskelet Med 2015; 8(4):361–367

18. Dalury DF, Barrett WP. The use of metaphyseal sleeves in revision total knee arthroplasty. Knee 2016;23(3): 545–548

19. Bugler KE, Maheshwari R, Ahmed I, Brenkel IJ, Walmsley PJ. Metaphyseal sleeves for revision total knee arthroplasty: good short-term outcomes. J Arthroplasty 2015;30(11):1990–1994

20. Fehring TK, Odum S, Olekson C, Griffin WL, Mason JB, McCoy TH. Stem fixation in revision total knee arthroplasty: a comparative analysis. Clin Orthop Relat Res 2003;(416):217–224

21. Lonner JH, Klotz M, Levitz C, Lotke PA. Changes in bone density after cemented total knee arthroplasty: influence of stem design. J Arthroplasty 2001;16(1):107–111

22. Completo A, Fonseca F, Simões JA. Strain shielding in proximal tibia of stemmed knee prosthesis: experimental study. J Biomech 2008;41(3):560–566

23. Barrack RL, Rorabeck C, Burt M, Sawhney J. Pain at the end of the stem after revision total knee arthroplasty. Clin Orthop Relat Res 1999;(367):216–225

24. Kimpton CI, Crocombe AD, Bradley WN, Gavin Huw Owen B. Analysis of stem tip pain in revision total knee arthroplasty. J Arthroplasty 2013;28(6):971–977

25. Bettin CC, Weinlein JC, Toy PC, Heck RK. Distal femoral replacement for acute distal femoral fractures in elderly patients. J Orthop Trauma 2016;30(9):503–509

26. Evans S, Laugharne E, Kotecha A, Hadley L, Ramasamy A, Jeys L. Megaprostheses in the management of trauma of the knee. J Orthop 2015;13(4):467–471

膝关节周围肿瘤切除后的肿瘤型假体重建术

16

作者 Shishir Rastogi，Ashok Kumar，Rishi Ram Poudel，
Jeya Venkatesh，Shah Alam Khan
译者 耿 霄 审校 李 锋

引言

在膝关节周围肿瘤切除后，有许多可用于保肢治疗的关节重建方法。这些方法可以简要地分为生物重建（即关节切除融合术和旋转成形术）和非生物重建。肿瘤型假体属于后一类。肿瘤型假体因体积大，又称"巨型假体"。这类假体构成了骨科肿瘤外科医生的重要"武器"。众所周知，肿瘤型假体既能提供良好的功能效果，又能保证足够长的使用寿命。

138

肿瘤型假体的适应证

历史上第一款Austin-Moore髋关节假体被用于股骨近端的巨细胞瘤治疗。虽然膝关节肿瘤型假体的早期效果不佳，尤其是对于胫骨近端肿瘤，但随着技术的进步和更好的肿瘤假体的出现，我们在肿瘤切除后的重建中对假体的使用和生物力学方面的理解上取得了长足的进步[1]。

膝关节是骨肉瘤最常见的部位，骨肉瘤是最常见的恶性骨肿瘤，需要手术切除。膝关节最常见的受累部位是股骨远端，其次是胫骨近端（图16.1）。在肿瘤型假体应用之前，大多数膝关节周围的保肢手术为关节融合术。关节融合术是一种经济有效的方法，可以通过多种方法实现，包括带血管和无血管的腓骨移植、颗粒性或结构性同种异体骨移植，或者通过股骨或胫骨冠状面劈开并使其下降（旋转成形术）。但众所周知，关节融合术有多种并发症，包括长期的制动固定、骨不连、金属断裂和骨折等。因此，肿瘤内假体

是这些患者重建缺损的一种良好的、可移动的替代方法[2]。本章讨论骨肿瘤重建中肿瘤型假体的使用原则。由于股骨远端是骨肿瘤最常见的部位，本章重点介绍股骨远端假体的使用原则和生物力学特性。

肿瘤型假体的禁忌证

膝关节周围肿瘤切除术后应谨慎使用肿瘤型假体。虽然大多数接受保肢手术的患者都是肿瘤型假体置入的合适人选，但需要谨记不要超出肿瘤型假体的适用范围。假体是金属材质，因此需要良好的皮肤和软组织覆盖。肿瘤型假体需要有良好的肌肉功能来驱动。因此，皮肤状况差、存在活动性感染和膝关节屈肌和伸肌广泛受累是肿瘤切除后使用肿瘤型假体的禁忌证。神经血管束受累和病理性骨折（图16.2）并污染周围软组织是使用肿瘤型假体的相对禁忌证。肿瘤的关节内扩散也需要关节外联合切除，这反过来也会导致假体置入困难。

肿瘤型假体的种类

基于各种因素，膝关节周围的肿瘤型假体可根据固定方法、模块化构造和假体设计进行简要分类。值得一提的是，该分类系统并不一定十分绝对，每种方式下可分为多种类型。

基于固定方式：

- 水泥型
- 非水泥型

基于模块化结构：

- 定制化假体
- 模块化假体（图16.3，图16.4）

基于设计方式：

- 可膨胀假体（用于骨骼发育尚不成熟的情况）（图16.5）
- 旋转铰链假体

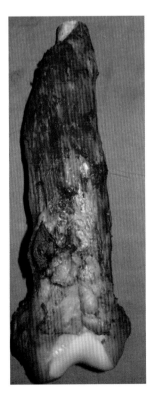

图16.1 股骨远端骨肉瘤切除标本。注意活检瘢痕应与肿瘤一并切除

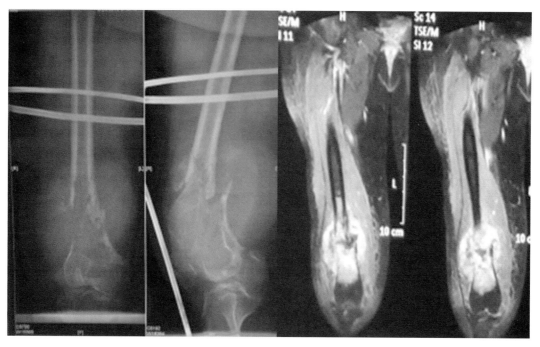

图16.2　平片和MRI显示股骨远端骨肉瘤伴病理性骨折

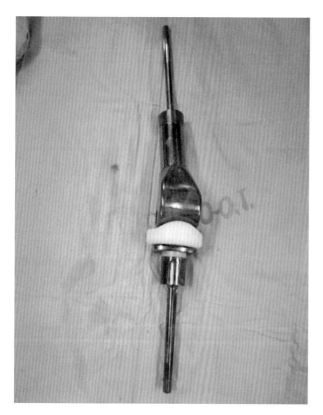

图16.3　模块化股骨远端假体

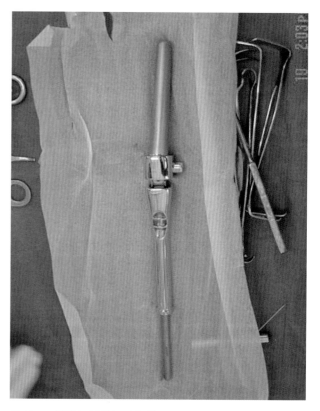

图16.4　模块化胫骨近端假体

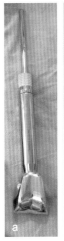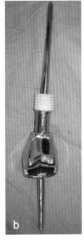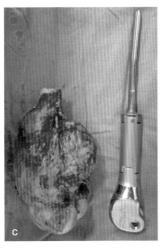

图16.5 （a）定制的可膨胀假体（Stanmore Imports Worldwide®）。（b）带有羟基磷灰石涂层的定制非膨胀型假体。（c）带相同尺寸模块化股骨远端假体的骨肉瘤切除标本

术前评估

对骨肿瘤患者进行的全面、细致的检查对于正确诊断、分期、手术计划以及肿瘤切除和假体重建后获得最佳的功能结果至关重要。

临床评估

必须对所有有骨肉瘤的患者进行全面检查，并在临床上确定局部和全身疾病的严重程度。

临床检查应关注皮肤受累情况和关节内扩散情况，因为任何一种情况都需要调整治疗方案。必须检查局部是否存在活动性感染，因为这是肿瘤型假体置换的禁忌证。值得一提的是，由于这部分患者接受过化疗，因此局部和全身感染并不罕见。局部应注意肿瘤是否累及髌骨，这将会使内固定困难。临床上应重点关注局部神经血管束是否受累。肿瘤大小、膝关节活动度、软组织受累程度以及整个股骨的压痛情况也应评估。除局部疾病外，应明确有无咳嗽、咯血史，这可能提示有无肺部转移。

放射学评估

作为术前计划的一部分，对于接受假体重建

的膝关节肿瘤，应做好放射学评估。检查范围应包括下肢膝关节、骨盆髋关节和胸部平片。应注意股骨远端或胫骨近端的局部状况。对整个下肢进行X线检查，以查看是否有跳跃性病变。尽管这些情况在MRI扫描上可以更好地观察，但除了观察到关节内病变外，还应尝试描述病变的范围和形态。膝关节（大腿远端/膝关节/小腿近端）的MRI有助于定位肿瘤的软组织成分、平片上未显示的骨质受累（即跳跃性病变）、肿瘤的骨侵袭范围以及神经血管束受累情况。胸部CT扫描可以排除肺转移，而锝−99m骨扫描有助于发现骨肉瘤和尤因肉瘤中常见的骨转移。病灶的局部CT扫描并不重要，除非肿瘤为侵袭性巨细胞瘤，CT有助于定位皮质破坏部位，指导手术切除和假体置入。全身正电子发射断层显像（positron emission tomography，PET）扫描是一种敏感的局部和全身疾病检查方法。它主要用于观察化疗效果。在骨肉瘤手术规划中它的作用正在演变为一种检查手段[3]。

活检

关于骨肿瘤的活组织病理检查，已经有很多文献报道和强调。简言之，对于膝关节周围的肿瘤，应仔细进行活检规划。与其他部位一样，活检也应由计划在未来进行手术的团队进行。建议使用Jamshidi针进行穿刺活检。应避免肌肉平面，尤其是在膝关节，所有活检束都应避免穿过股四头肌（肌腱），因为这将在未来的切口规划中造成重大问题。建议读者阅读一篇关于骨肉瘤活检的综合性论文，以了解该流程及其意义。值得一提的是，在没有确认病理的情况下进行肿瘤手术可能会产生毁灭性的结果，如截肢，因此治疗外科医生必须认真考虑[4]。

骨肿瘤分期

骨肿瘤的分类对于预后和管理是必要的。最常用的分类是Enneking分类系统，它基于肿瘤的

侵袭性、局部大小和是否转移（如果是恶性肿瘤）[5]。

Enneking分类［关于恶性骨肿瘤（表16.1）］是基于多种参数的组合，如肿瘤分级（G1——低级别；G2——高级别）、受累间室（T）和转移（M）。间室被定义为肿瘤扩展的天然屏障，如骨、筋膜、滑膜组织、骨膜和软骨。肿瘤可能是间室内（T1）或间室外（T2）。

Ⅰ期是低级别肿瘤，而Ⅱ期是高级别肿瘤。"B"亚期是指间室外肿瘤，Ⅲ期是转移性肿瘤。

美国联合委员会分类（American Joint Committee Classification，AJCC）的骨肉瘤分期更全面，但与其他常规骨肿瘤分类系统相比，发现不同分期系统的不同肿瘤分期之间的对比度水平没有显著差异（表16.2）[6]。

表16.1　Enneking骨肿瘤分期

分期	分级	范围	转移
IA	G1	T1	M0
IB	G1	T2	M0
IIA	G2	T1	M0
IIB	G2	T2	M0
III	G1/G2	T1/T2	M1

缩写：G1，分化良好；G2，中等分化；T1，皮质内肿瘤；T2，皮质外肿瘤。

表16.2　AJCC骨肿瘤分类分期

分期	分级	原发肿瘤	淋巴结转移	远处转移
IA	G1/G2	T1	N0	M0
IB	G1/G2	T2	N0	M0
IIA	G3/G4	T1	N0	M0
IIB	G3/G4	T2	N0	M0
III	任何G	多节段性病变	N0	M0
IVA	任何G	任何T	N1	M0
IVB	任何G	任何T	任何N	M1

缩写：G1，分化良好；G2，中等分化；G3，低分化；G4，未分化；N0，无区域淋巴结转移；N1，区域淋巴结转移；T1，皮质内肿瘤；T2，皮质外肿瘤。

化疗的作用

新辅助化疗在化疗敏感性骨肉瘤（如骨肉瘤和尤因肉瘤）中的作用已得到充分证实[7]。术前化疗可减小肿瘤大小、防止微转移并减少自发耐药克隆。通常在术前3~4周停止化疗，并在术后3~4周重新开始。

肿瘤型膝关节假体的手术技术

股骨远端假体

股骨远端是骨肉瘤最常见的部位，如本章前文所述。作者想强调这些肿瘤的切除和重建所涉及的手术步骤。它涉及以下步骤（图16.4）。

- 肿瘤的暴露和切除
- 确保切缘阴性
- 股骨准备
- 胫骨准备
- 试体复位
- 置入假体
- 软组织重建

肿瘤的暴露和切除

切口的选择取决于手术医生。作者通常使用髌旁内侧入路。对于小的肿瘤，可以取中线皮肤切口，髌旁内侧关节切开进行肿瘤的暴露。对于大的肿瘤，需要从髌骨上方8～10 cm处开始建立中线皮肤切口，沿髌骨内侧缘弯曲向下，向下延伸7～8 cm至胫骨内侧缘。活检道要经过切口线一并切除。游离内侧和外侧带有皮下组织的皮瓣。在股四头肌腱的内侧缘切开切口，作为常规的髌旁关节切开向下延伸以使髌骨外翻。然后，将膝关节屈曲至90°，在股骨远端的肿瘤组织上留下薄薄一层正常的股直肌边缘后暴露肿瘤（图16.6）。下一步，用组织剪小心锐性切开附着于股骨的内侧肌间隔，暴露出股骨血管束。仔细分离血管束全长，向上直到股骨近端切除的水平，向远端直至血管分叉的水平。使用花生米钳和锋利的剪刀轻柔地钝性分离，将血管释放出来。使用LIGACLIPA施夹钳或双结丝线缝合小肿瘤滋养血管。避免打开肿瘤包膜，否则可能导致边缘污染和随后的局部复发风险。如果在解剖分离的任何过程中不慎打开肿瘤包膜，必须立即用丝线缝合，以免肿瘤在手术野播散。接下来，切断大收肌与内收肌结节的肌腱止点、内侧副韧带或外侧副韧带的股骨止点，以及前交叉韧带（ACL）和后交叉韧带（PCL）止点。股骨远端暴露完毕，可以看到血管束直至胫骨近端的后方。根据术前MRI测量，用无菌标尺从远端到近端测量肿瘤的长度。然后，用锯在肿瘤近端范围上方2～3 cm（良性肿瘤1～2 cm）的无肿瘤（恶性）边缘处进行股骨近端截骨。用骨蜡封闭切除肿瘤的近端股骨末端以避免骨髓外溢。用刮匙从股骨近端切除水平上方的正常股骨残端取出骨髓组织。将该骨髓组织送去冷冻切片以确保阴性切缘。现在，用骨钳夹住肿瘤的近端骨端，并小心地将其与后部软组织和肌肉分开。肿瘤切除，将止血带放松后进行血管止血。伤口用2～3块骨纱包裹，在冰冻切片的结果回报之前一直保持压迫。

冰冻切片

冰冻切片活检对于确保肿瘤切缘阴性至关重要。如果它回报阳性或可疑肿瘤组织，则在股骨截骨术之前的水平上方多截出1～2 cm的股骨。

如果结果为阴性，则重新打上充气止血带，使用一次性脉冲冲洗对伤口进行彻底的生理盐水脉冲冲洗，更换整套器械，然后开始股骨准备。

股骨准备

股骨扩髓从直径为8～9 mm的最小手动扩髓器开始，逐渐增加到手术医生计划置入的股骨柄的髓内尺寸。通常需要用比计划最终使用的股骨假体髓内直径大 1～2 mm的扩髓钻进行超扩髓。将最终大小合适的试体插入股骨髓腔，位置应当恰好合适地放置在股骨远端的切割面上。这种较小的尺寸确保了股骨假体髓内部分周围1～2 mm的良好的骨水泥固定鞘。然后，这个髓内试体部分（最小长度为9～10 cm）被移除，进行完整长度的髓外假体准备。首先，手术医生决定试体的总髓外长度；通常，它包括一个8～9 cm大小的

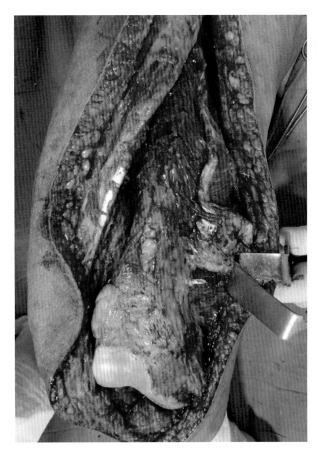

图16.6 股骨远端骨肉瘤的良好暴露。这是完全切除肿瘤的必要条件

远端关节节段（肿瘤假体）。为此，连接不同长度的试体延长件（通常由塑料或金属制成），使其长度比切除的肿瘤标本的长度短1～2 cm。试体延长件近端连接到试体的髓内段，远端连接到远端关节节段，以获得与股骨切除长度相等的所需长度。

胫骨准备

在屈膝90°使用胫骨髓外或髓内定位杆进行胫骨截骨，保持胫骨后倾3°～5°。胫骨截骨厚度在8～10 cm，截骨面应均匀平整。有时在年轻人中，胫骨截骨面可能异常硬化。这可能需要多次表面钻孔以促进骨水泥固定（图16.7）。使用胫骨定位杆时，与传统全膝关节置换术一致，需要注意旋转定位和胫骨后倾。现在，用直径为9～10 mm的扩髓器进行胫骨扩髓，并依次扩髓至计划的胫骨假体的髓内直径。同样，最终的胫骨假体应比最终的胫骨扩髓器小1～2 mm。置入

选定的胫骨试体，并确认胫骨托均匀地放置在准备好的胫骨表面上。

试体复位

股骨和胫骨试体安装完成后，连接二者之间的金属插销，并用螺钉将股骨铰链与胫骨立柱连接。插入试体后，检查肢体长度和膝关节运动。在膝关节屈伸过程中，确保髌骨轨迹良好。此外，神经血管束不应有张力（图16.8）。

最终假体置入

取出试体后，用一次性脉冲冲洗彻底清洗伤口。在放置远端髓内骨水泥限制器或水泥塞后，清洗、干燥股骨和胫骨髓腔，并用浸过过氧化氢的纱布包裹。然后，以上述相同的方法将长度相同、带有金属延长杆的股骨假体组装好。接下来，准备骨水泥，使用水泥枪，在去除纱布后首先固定胫骨假体。将胫骨假体置入髓腔，等待骨水泥固化。最后，安装股骨假体，两部分假体最后将通过金属插销进行铰接。保持膝关节伸直位，直至骨水泥完全固化。然后，小心去除假体周围多余的骨水泥，通过金属插销和锁夹将股骨和胫骨假体铰链匹配。

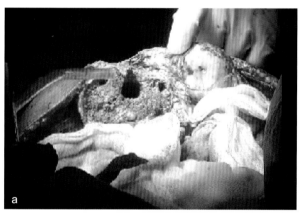

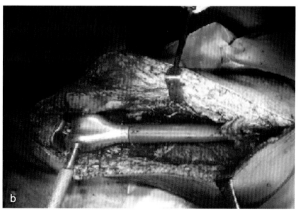

图16.7 （a）胫骨准备。（b）正在进行的假体复位试验

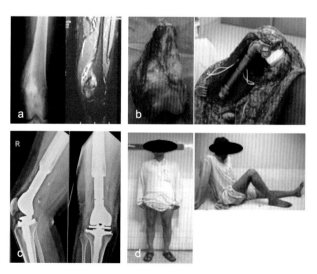

图16.8 股骨远端骨肉瘤通过切除和肿瘤型假体治疗。（a）股骨远端骨肉瘤。（b）切除肿瘤和假体重建。（c）同一患者的术后X线片显示带有旋转铰链的股骨远端假体。（d）术后2年随访

软组织重建

股骨远端假体的软组织重建比胫骨近端假体更容易。股四头肌的近端肌腱部分与股内侧肌的残余部分和内侧髌骨支持带用2条Ethibond缝合线缝合。放置引流管后闭合伤口。

术后方案

将肢体固定在水平夹板上2~3天；之后去除夹板，第三至四天可部分负重，3周可完全负重。术后3周，患者应达到至少60°~70°的膝关节屈曲。患者应在伤口完全愈合后4周开始术后化疗。

胫骨近端假体

使用髌旁内侧入路处理胫骨上部肿瘤。切开皮肤后，进行髌旁内侧关节切开术，从胫骨结节处切除髌韧带。髌骨外翻后打开膝关节，可见肿瘤（见图16.8）。膝关节保持在"4"字体位，并进行钝性解剖以暴露血管束。必要时实施腓肠肌内侧头切除以观察胫骨近端后部的三角结构（图16.9）。切断ACL和PCL，胫股关节的空间被释放出来。在大多数情况下，当发现肿瘤侵袭受累时，会牺牲胫前动脉。用Kelly钳紧贴膝关节后关节囊的后方穿过，将其切断。在此之后，游离腓肠肌的外侧头，附着在胫骨后部的肌肉也通过电切松解。测量肿瘤的长度并从远端保留2~3 cm的无肿瘤边缘（良性肿瘤1~2 cm）处截骨（图16.10）。同样地，通过快速冰冻活检确保无肿瘤边缘。切除整个胫骨近端，胫骨扩髓以与股骨远端肿瘤相似的方式进行。试体长度由胫骨近端关节组件和不同尺寸的延长杆的总长度计算得出。同样，总长度应与切除的肿瘤标本相等或小1~2 cm。对于股骨，使用专门的股骨开髓工具开髓，并用不同髓内尺寸的特殊股骨铰刀在动力下进行磨锉。进行试验性复位，2个髓腔都准备好进行骨水泥固定。胫骨假体组装并使用骨水泥固定置入，然后置入股骨假体。2个组件之

间的关节通过锁定杆（衬套）固定，使用金属夹将其固定到位。胫骨近端肿瘤切除后伸膝装置重建仍然是一个挑战（图16.11~16.16）。文献中描述了许多已证明有效的方法[8, 9]。常用的方法包括用Ethibond缝线将一段长骨条与髌腱连接到假体的髌腱固定部位上，或用穿过假体的折叠薄层Prolene网片将移植物固定。作者更喜欢使用Prolene网片。内侧腓肠肌皮瓣用于增强网片的动态功能，它还有助于为假体提供软组织覆盖（见图16.3）。在胫骨肿瘤型假体置换术后，全膝关节活动和负重都被延迟4~5周，以确保伸膝装置的愈合（见图16.6）。

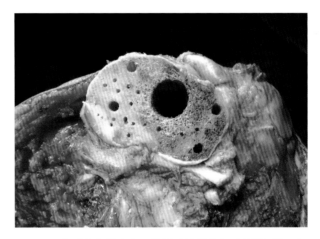

图16.9　有时在年轻人中，截骨后的胫骨表面异常硬化。如图所示，为了获得良好的固定效果，制作了多个钻孔

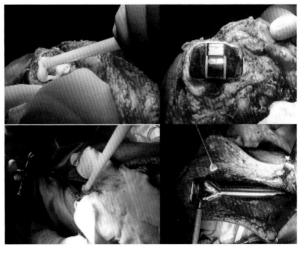

图16.10　最终假体置入

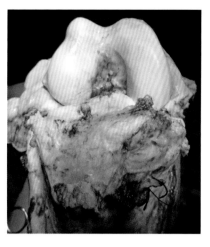

图16.11　髌腱切除后，膝关节暴露，可见胫骨近端骨肉瘤

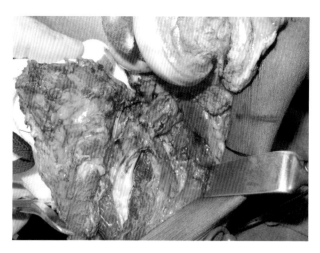

图16.12　胫骨近端骨肉瘤解剖，显示胫骨后部腘动脉分叉处的暴露

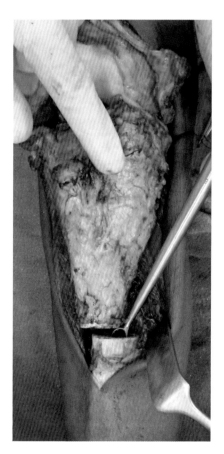

图16.13　胫骨近端骨肉瘤远端截骨最终情况。取截骨处远端组织进行冷冻活检

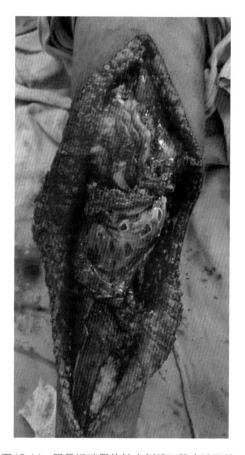

图16.14　胫骨近端假体被内侧腓肠肌皮瓣覆盖

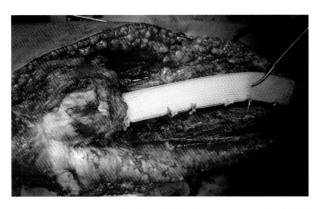

图16.15 在胫骨近端假体重建期间使用Prolene网片重建伸膝装置（在有胫骨近端骨肉瘤的患者中）

肿瘤型假体的优点

- 可活动且稳定的关节重建
- 可用于重建大的骨缺损
- 可以在手术时个性化定制
- 早期活动并启动化疗
- 目前文献报道使用寿命较长

肿瘤型假体的并发症

肿瘤型假体是昂贵的植入物，在印度等资源匮乏的市场中使用有限。因此，应该合理地

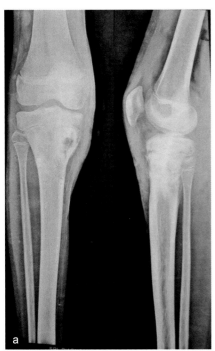

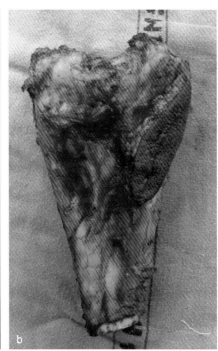

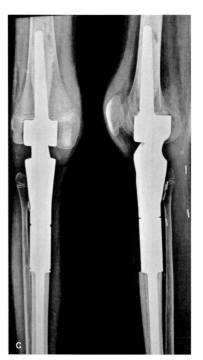

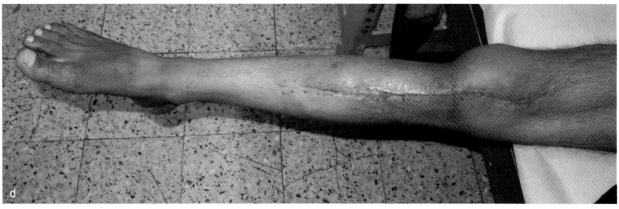

图16.16 （a）14岁胫骨近端骨肉瘤患者的X线片。（b）切除的胫骨近端标本及活组织检查瘢痕。（c）术后X线片显示假体在原位。术后3年功能恢复良好，膝关节伸展良好

使用，并且必须注意避免并发症并延长寿命。肿瘤型假体常见的并发症包括无菌性松动（图16.17a，b）、感染性松动、骨折（图16.18）和植入物断裂。值得注意的是，由于植入物尺寸大、骨质量差、软组织覆盖不足以及放化疗的影响，与传统的全膝关节假体相比，肿瘤型假体更容易出现相关并发症。Henderson等描述了5种不同的肿瘤型假体失败情况[10]；首先是软组织失败（12%），表现为不稳定、肌腱断裂或伤口裂开；无菌性松动（5%～20%）；感染（5%～20%）；因肿瘤复发而失败（17%）；最后一种是因假体周围感染（3%～5%）或假体周围骨折导致的结构性失败。为了解决这些并发症，对软组织或肌瓣和关节囊进行细致修复，选择合适设计和尺寸的假体，以及在术后初期提供足够的外在保护可能会有所帮助（图16.19）。

结论

保肢手术的目标是拥有一个无肿瘤、无痛的肢体，具有可接受的功能程度和足够的重建耐久性。为了实现保肢手术的目标，必须进行彻底的检查，包括临床、放射学和组织病理学评估、适当的分期、充分的化疗和手术计划。对于股骨远端或胫骨近端的3期侵袭性良恶性骨肿瘤，肿瘤型假体重建是保肢手术的首选方法。

然而，它需要有经过足够的培训及经验丰富的医生，以及良好的医院条件，当然，还需要对患者和植入物进行良好的选择，以获得最佳结果。

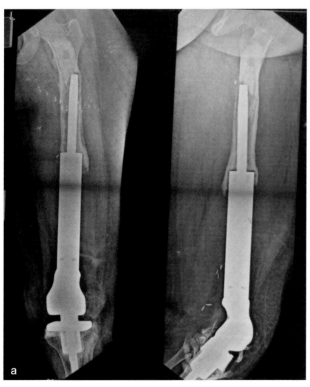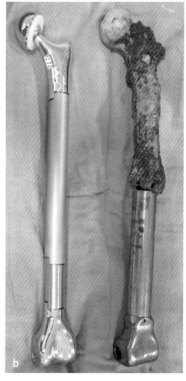

图16.17　（a）10年前接受股骨远端假体置换术患者的X线片。图片显示假体无菌性松动与皮质骨折。（b）带松动假体的股骨切除标本。这名患者需要在翻修术中使用全股骨肿瘤型假体进行重建

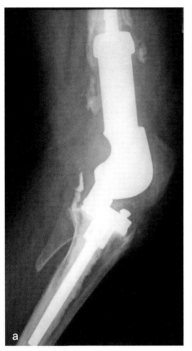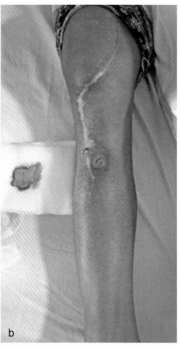

图16.18　（a）股骨远端肿瘤型假体的X线片显示复发性感染后出现松动。（b）一名接受了胫骨近端肿瘤型假体置换术后出现大量脓液渗出患者的临床照片

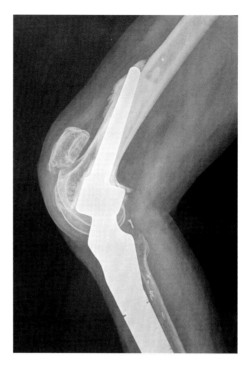

图16.19　一例假体从股骨前皮质穿出患者的术中X线片

提示和技巧

- 在膝关节周围侵袭性良恶性骨肿瘤的保肢手术后，可以使用多种重建方法，包括生物替代方法，如关节切除融合术和旋转成形术，以及非生物替代方法，如肿瘤型假体
- 肿瘤型假体已被证明可提供令人满意的功能结果和可靠的肿瘤学预后
- 关节切除融合术是体力劳动者或年轻患者肿瘤重建的良好选择
- 诸如骨不连、植入物断裂或再吸收、钢板断裂和伤口愈合等并发症在关节融合术中很常见

参考文献

1. Ogihara Y, Sudo A, Fujinami S, Sato K. Limb salvage for bone sarcoma of the proximal tibia. Int Orthop 1991;15(4):377–379

2. Grimer RJ, Aydin BK, Wafa H, et al. Very long-term outcomes after endoprosthetic replacement for malignant tumours of bone. Bone Joint J 2016;98-B(6):857–864

3. Sharma P, Khangembam BC, Suman KC, et al. Diagnostic accuracy of 18F-FDG PET/CT for detecting recurrence in patients with primary skeletal Ewing sarcoma. Eur J Nucl Med Mol Imaging 2013;40(7):1036–1043

4. Wang TI, Wu PK, Chen CF, et al. The prognosis of patients with primary osteosarcoma who have undergone unplanned therapy. Jpn J Clin Oncol 2011;41(11):1244–1250

5. Enneking WF, Spanier SS, Goodman MA. A system for the surgical staging of musculoskeletal sarcoma. Clin Orthop Relat Res 1980; (153):106–120

6. Cates JM. Comparison of the AJCC, MSTS, and Modified Spanier Systems for Clinical and Pathologic Staging of Osteosarcoma. Am J Surg Pathol 2017;41(3):405–413

7. Nataraj V, Rastogi S, Khan SA, et al. Prognosticating metastatic

osteosarcoma treated with uniform chemotherapy protocol without high dose methotrexate and delayed metastasectomy: a single center experience of 102 patients. Clin Transl Oncol 2016;18(9):937–944

8. Jeffrey J. Eckardt, Martin M, et al. Distal femoral resections with endoprosthetic replacement. In Malawer, Bickels J, Wittig JC, editors. Operative Techniques in Orthopaedic Surgical Oncology. Philadelphia, PA: Lippincott Williams & Wilkins; 2012. p. 235AQ8

9. Jentzsch T, Erschbamer M, Seeli F, Fuchs B. Extensor function after medial gastrocnemius flap reconstruction of the proximal tibia. Clin Orthop Relat Res 2013;471(7): 2333–2339

10. Henderson ER, O'Connor MI, Ruggieri P, et al. Classification of failure of limb salvage after reconstructive surgery for bone tumours : a modified system Including biological and expandable reconstructions. Bone Joint J 2014;96-B(11):1436–1440

17

髌股关节置换术和失败的髌股关节置换术

作者　Sean M. Childs，Rishi Balkissoon，Craig J. Della Valle

译者　邓　婷　　审校　李子剑

引言

骨解剖

髌骨是人体最大的籽骨。当它与股骨远端滑车沟相合时，形成了髌股关节。髌骨的关节面由7个小关节面组成，这些小关节面位于其内面的近2/3。髌骨远端主要被认为是关节外的结构，作为髌腱的附着点。3个内侧和3个外侧小关节面在膝关节屈曲期间与滑车沟相贴合，其余内侧关节面仅在深屈曲极限时与内侧股骨髁关节相合[1]。目前已知存在多种髌骨解剖结构，每种结构都有其功能和生物力学意义。

股骨滑车是髌骨关节面的匹配结构，在构建适当的髌股关节生物力学和功能方面与髌骨关节面同样重要[1]。滑车由股骨远端髁间沟的内侧和外侧小关节面组成。髌骨沟的软骨面与股骨外侧髁和内侧髁的关节面相连，在膝关节屈曲过程呈现出髌骨轨迹。当髌骨沿着股骨从近端向远端移动时，股骨滑车加深，平均股骨沟角为138°——在膝关节Merchant位（30°屈膝髌骨轴位）X线片中显示最清晰。

髌骨和滑车之间的接触面和压力随膝关节屈曲而变化。一般认为，髌骨的最下方关节面在膝关节屈曲20°左右与滑车的近端相接合。当膝关节屈曲到60°和90°时，髌骨的中部和上部开始接触滑车。当膝关节屈曲超过120°时，髌骨的内侧和外侧面仅接触股骨髁，而股四头肌腱则直接接触滑车本身[2, 3]。

生物力学

除了维持外形和保护功能之外，髌骨的主要功能是增加膝关节伸膝装置的力臂，通过将其力矢量远离膝关节旋转中心来提高股四头肌收缩的效率。在考虑行髌股关节手术治疗时，这一功能至关重要，并且必须在行髌股关节置换术（patellofemoral arthroplasty, PFA）时予以优化。股四头肌力臂的位移或伸展在整个运动弧线中的变化，主要取决于股骨滑车的局部形态、髌股关节接触面和膝关节旋转中心的变化。伸肌力臂的最大长度出现在约20°屈曲时，在伸直最后20°过程中，膝关节伸展所需的股四头肌力量显著增加。

髌股关节的稳定性依赖于骨的几何形态、关节囊-韧带的约束和肌肉力量的复杂组合。这些结构协同工作，既能最大限度地发挥髌股关节的作用，又能抵抗髌骨外侧半脱位的自然趋势。Q角是公认且常用的测算髌骨外侧半脱位趋势的方法，Q角定义为股骨的解剖轴延长线与髌骨中心和胫骨结节之间连线的夹角。一般认为男性Q角大于15°、女性Q角大于20°是异常的，且可有髌股关节异常磨损、外侧半脱位和脱位的风险[4]。

髌骨相对于滑车沟的高度在膝关节运动学中起着独特的作用，因为在股四头肌收缩期间，髌骨在滑车上方向近端移动，该位置相对缺乏骨支撑。髌股关节错位可能导致髌骨和股骨之间的异常接触，从而减少伸膝装置的力传递到股骨的承重表面[5, 6]。高位髌骨是指髌骨的位置相对较高，通常Insall-Salvati指数大于1.2（髌腱长度除以髌骨长度），目前认为高位髌骨与髌股关节不稳定及疼痛有关[7, 8]。在髌骨高位的情况下，膝关节屈曲时髌骨在滑车沟中的接触延迟，增加了侧向脱位的风险[9, 10]。此外，已知高位髌骨在高度屈曲时会增加髌股关节压力，而在接近完全伸直时会降低压力，这种现象与正常髌骨解剖结构相反[11]。

股骨过度前倾通常被认为与髌骨倾斜增加、不稳定和骨关节炎有关[12]。这种异常形态可能与胫骨外旋有关，导致股四头肌杠杆臂不良，在收缩过程中促进髌骨向外侧运动，并增加髌骨不稳定和髌股接触力改变的风险。

单纯髌股关节炎

背景和病理生理学

骨关节炎是世界范围内的一个主要健康问题，主要影响下肢负重大关节——髋关节和膝关节[13, 14]。以往研究估计，影像学膝关节骨关节炎的总体患病率约为35%，随着年龄的增长成比例增加。然而，这些估计是基于膝关节任何间室存在骨关节炎，并没有深入了解每个间室中可能存在的单独病变[15]。胫股关节炎长期以来一直是膝关节骨关节炎研究的焦点，单纯髌股关节的退化历来被忽视。因此，在过去的几十年里，学者们一直致力于研究这种独立疾病的独特病理学和流行病学。

与以前的看法相反，目前认为髌股关节炎是一种相对常见的情况，在55岁以上患有胫股关节炎的人群中，多达24%的女性和11%的男性同时患有髌股关节炎[16]。然而，单纯髌股关节炎并不普遍，据报道，在40岁以上出现膝关节症状的患者膝关节X线片中有9%提示单纯髌股关节炎[17]。此外，在尸检中观察到有60%的患者患有髌骨软骨软化症，而在因其他诊断而接受关节切开术的患者中是20% ~ 50%[18]。文献回顾显示，髌股关节和胫股关节表现出独特的结构、病理机制和临床特征，导致不同的危险因素和临床症状模式[19, 20]。发生髌股关节炎的危险因素包括主要对髌股关节施加负荷的活动（上楼梯或下楼梯、下蹲和弓步）、股四头肌无力和髌骨对线异常[21]。临床研究指出，捻发音、膝前疼痛、上楼梯困难是与髌股关节炎相关的常见症状[22]。

非手术治疗

由于缺乏高质量的对照研究，目前尚不清楚单纯髌股关节炎的最佳治疗方案。尽管如此，已有专家详细介绍了多种非手术方式。初始治疗通常包括改善运动习惯、减重和物理治疗（包括髌骨肌内效布贴或支具、功能锻炼、宣教、股四头肌强化训练和姿势建议）组合。有一些证据表明股内斜肌（vastus medialis obliquus，VMO）功能障碍与髌股关节疼痛有关，因此针对VMO的强化计划逐渐得到普及[23]。这些计划主要侧重于短弧股四头肌强化、外侧支持带结构拉伸和髌骨活动度的保持。尽管研究表明这些措施通常只能轻微减轻疼痛，但与未进行干预的患者相比，经过10周训练的患者股四头肌力量确实会显著增加[24]。然而，经过1年的治疗，与完全无治疗的患者相比，这些方法在患者报告的结果数据中显示没有差异。有趣的是，在视觉模拟量表上，髌骨内侧肌内效布贴可独立将疼痛减轻高达25%，这表明机械性减少髌骨外侧关节面负荷可以改善继发于髌股关节炎的髌股疼痛[25]。

目前有证据支持可短期内使用关节内注射皮质类固醇治疗膝关节炎[26]。因此，建议考虑将注射皮质类固醇纳入治疗髌股关节炎的非手术治疗手段。然而，这些注射是否能真正有益于单纯髌股关节炎尚不清楚。支持使用黏胶补充剂治疗膝关节炎和单纯髌股关节炎的证据在很大程度上是微不足道的，并且从基础科学的角度来看基本上没有得到证实[27]。一项研究在关节内注射玻璃酸钠治疗髌股关节炎的初步研究报告中称，患者经治疗4周后爬楼梯疼痛有所改善，并证明症状的改善在给药后可维持长达1年[28]。

非关节置换手术治疗

有多种手术选择可用于治疗单纯髌股关节炎。单纯髌股疾病的关节镜手术方式包括灌洗和清创术，二者都用于减少碎屑负荷和（或）去除不稳定的软骨瓣，从而在理论上减少炎症。关节镜下清创的形式包括机械刨削、热和射频消融及激光。这些研究结果的不一致，让人质疑关节镜治疗单纯髌股关节软骨软化症和关节炎的作用。在一项研究中，Federico和Reider提出，在单纯髌骨软骨软化症患者中，40% ~ 60%的关节镜下软骨成形术取得了良好或优异的结果[29]。其他人的研究还发现，在平均40个月的随访中，49%接受关节镜下髌骨软骨成形术以去除松散的纤维化软骨的患者取得了良好至优秀的结果[30]。尽管如此，两项研究已经发表，膝关节骨关节炎的关节镜清创术与安慰手术治疗或单独的物理治疗相比，在结果上没有差异[31, 32]。单纯髌股关节炎患者的关节镜清创结果各不相同。尽管那些有机械症状的人可能会出现部分的、暂时的症状缓解，但由于关节软骨的愈合能力差，功能受限通常会持续存在。

有学者提出了替代的微创"保留软骨"的方案用于单纯髌股关节炎患者。一项针对55岁以下患者的小型回顾性病例系列研究显示，新鲜的同种异体骨软骨移植可缓解髌股关节疼痛、改善膝关节功能和延迟膝关节假体置换的时间[33]。其他研究表明，整体移植在长达31个月的随访中，切除关节软骨和软骨下骨可缓解膝关节疼痛[34]。最后，部分外侧小关节面切除术已被描述为可在短期内改善疼痛评分。然而，尚未证明这种手术方式可以增加单纯髌股关节炎患者的关节功能[35~37]。

除了微创和关节镜方法外，医生们还尝试了其他的手术来试图减轻髌股关节炎患者的疼痛和改善功能。胫骨结节的前置内移术已被证明可以向内侧平移髌股关节接触区域并降低外侧小关节面压力，因此以发明者的名字来命名该手术——Fulkerson手术[38]。目前已明确该技术可改善测量结果并减轻疼痛，但禁用于软骨缺失或没有髌骨向外偏移的患者[38, 39]。该手术已在各种生物力学研究中证实，可以通过增加伸肌结构的力臂和改善Q角，减少髌股关节反作用力并减轻外侧髌骨软骨下骨负荷，减轻该类型患者的相关疼痛。

在手术操作满意的情况下，截骨平面应该倾斜穿过胫骨结节，允许调整前倾，而且不需要骨移植。患者的术后效果与软骨软化程度直接相关；Outerbridge 3级或4级患者报告的手术效果不太理想且满意度下降[40]。通过患者报告的测量结果进行评估，联合部分外侧小关节切除术、

外侧松解术和胫骨结节内移术也已被证明可以减轻这些患者的一些症状，但通常结果是不完全的症状改善[35]。此外，研究发现累及髌骨下半部的创伤后髌骨软骨软化症患者受益于胫骨结节的直接前移[41, 42]。尽管该手术确实减少接触压力，但也将接触区域向近端移动，并可能导致近端髌骨在深屈曲时负荷过重。因此，该手术的适应证仅限于涉及髌骨下半部的软骨软化症患者。鉴于其良莠不齐的临床结果、发生并发症的风险以及缩小的适应证范围，该手术在很大程度上已经难以实践。

尽管针对这一特定患者群体尝试了一些其他手术干预措施，但其背后的证据相对缺乏，因此本文未进行详述。然而，2种主要的治疗单纯髌股关节炎的手术技术——全膝关节置换术（TKA）和髌股关节置换术（PFA），将在后面的章节中进行深入讨论。

关节置换术

患者选择

许多研究表明，严格的患者选择可能是预测PFA术后成功的最关键因素。PFA应明确针对有症状的单纯髌股疾病、不伴有非手术治疗无效的胫股关节疾病，这对于避免长期治疗失败至关重要。这些患者通常表现为在日常活动中发生的完全局限于髌股关节的疼痛，并且对经典的非手术治疗（包括非甾体抗炎药、关节内注射、物理治疗、支具和行为调整）无反应。对髌股关节有特殊负荷的活动通常会加剧疼痛，如上下楼梯、在不平坦的地面上行走或跑步、跪或蹲。此外，必须排除其他导致患者膝前疼痛的原因，包括但不限于髌腱炎、滑膜炎、髌骨不稳定以及来自同侧髋关节或背部的疼痛。

据报道，经PFA治疗创伤后关节炎和髌股关节发育不良伴全层软骨缺损患者的结局和TKA一样有所改善。虽然不能指望靠单独使用PFA来完全纠正髌骨对线不良，但作者发现许多髌股关节

发育不良患者的滑车非常扁平，而髌骨也相对扁平。当此类患者接受全部或单独的PFA髌骨表面重建和滑车加深时，髌骨轨迹通常是正常的，无须再额外调整。虽然PFA的临床结果主要取决于植入物设计和手术技术，但仔细选择患者并遵循严格的纳入和排除标准，对于获得良好的结果和长期生存是必要的。从过去来看，PFA被认为是一种有争议的手术，在初代设计的植入物中存活率很低，这些植入物存在轨迹问题、髌骨粘连、持续的膝关节疼痛和其他间室的疾病进展[43]。这些并发症后来归因于未能遵循正常的膝关节解剖学和运动学，滑车植入物具有过窄、过深和限制性过高的表面，以及内嵌式设计，这通常造成重建异常的解剖结构[44]。尽管现在无论是手术技术还是植入物设计都有所进步，但胫股关节疾病进展仍然是翻修手术的最常见原因，这也强调了术前和术中仔细评估胫股关节的重要性。全膝关节置换术在治疗单纯髋股关节炎方面也取得了成功，但仍有7%～19%的患者持续存在膝前疼痛，且整体恢复时间延长，因为患者通常需要延长物理治疗时间以增强膝关节周围的肌肉组织[45, 46]。

体格检查

与任何其他骨科问题一样，详细的体格检查对于疾病诊断和手术与否的选择都至关重要。对腰椎到足部的双侧下肢进行全面检查是必要的[4]。为了确定PFA是否为可行的手术选择，对Q角和髌骨轨迹的评估和测量有重要参考价值。Q角大（大于15°～20°）的患者可能需要在PFA之前或期间进行矫正手术；然而，作者很少遇到这样的患者。通常认为J征是髌骨轨迹不良、不稳定或肌肉失衡患者的特征性表现[4]。J征阳性可观察到膝关节伸直最后20°期间的髌骨向外侧半脱位。除了肌肉失衡外，解剖异常，如严重的股骨内旋、胫骨外旋和扁平足可导致髌骨运动轨迹不良，然后发展为单纯髋股关节炎[4]。

疼痛往往是导致髋股关节炎患者寻求医疗帮助的首要原因。虽然在髌骨滑动过程中触诊髌骨有助于定位疼痛，但在髌骨研磨过程中或髌骨敲击试验时引起的疼痛更能明确髋股关节病理状态。相反，疼痛局限于外侧或内侧膝关节线通常提示胫股关节疾病，并提示诊断并非单纯的髋股关节炎。交叉韧带功能不全是PFA的禁忌证，以防止随后发生胫股关节疾病[4]。

影像学的作用

与其他骨科疾病一样，X线片在单纯髋股关节炎的诊断和分级中具有重要作用。应拍摄常规及负重前后位和侧位X线片以评估伴随的胫股关节疾病。此外，侧位片可以评估髌骨高度，并且可以判断髋股关节疾病严重程度，因为有可能观察到髋股关节的关节炎样变化。轴位X线，如Merchant位（图17.1），最适合用来判断髋股关节炎、滑车发育不良和髌骨倾斜或半脱位的程度，因此是评估该疾病最有价值的影像学视图[4]。

CT虽然经常用于评估创伤后骨质变化、形态变化、旋转异常和滑车发育不良，但在评估髋股关节疾病方面一直以来作用不大。然而，目前正在积极进行研究的延迟钆增强磁共振软骨成像的应用可能很快被常规用于关节软骨，包括髋股关节软骨的评估[47, 48]。虽然目前没有证据支持在PFA之前进行常规关节镜检查以评估髋股软骨

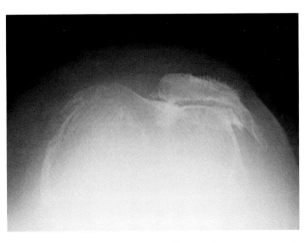

图17.1 膝关节的Merchant位X线片显示严重的髋股关节炎，髌骨外侧关节面明显骨缺损，股骨外侧滑车变平

的完整性，任何术前的关节镜检查都应仔细观察，并可能为疾病严重程度和间室受累情况提供有价值的评估。

全膝关节置换术

少量相关研究探讨了TKA在治疗非手术治疗无效的终末期单纯髌股关节炎中的作用。Delanois等最近的一篇综述强调了在这些研究中TKA对治疗髌股关节炎的益处，并且可能被用来证明为什么这种选择仍然是治疗单纯髌股关节炎的"金标准"。在他们的评论中，作者首先调查了单纯PFA的作用，然后证明了它们相对较高的失败率，特别是超过5年生存期的失败率。PFA假体的存活率在7~8年时下降到85%~90%，在10年时下降到75%，在16年时下降到58%。在符合作者纳入标准的8个连续病例系列中，超过99%的PFA失败是胫股关节炎进展的结果。当比较5个TKA治疗髌股关节炎的单独病例系列时，作者证明平均随访5.5年的存活率为94%~100%。基于他们的发现，作者得出结论，单纯的PFA可能最适合继发于先天性滑车发育不良或髌骨骨折的髌股关节炎患者，因为这些患者接受了PFA，并且发展为胫股关节炎的可能性很小。他们发现膝关节对线不良或髌骨低位的患者在接受PFA治疗后情况更糟，最好进行TKA来治疗[49]。一般来说，TKA在文献中被广泛报道为在85%~95%的病例中提供可靠和持久的结果。因此，对单纯髌股关节炎患者进行TKA是合理的，尤其是在担心胫股疾病可能进展的情况下。

髌股关节置换术

1955年，McKeever首次尝试单纯PFA，他描述了在有症状的单纯髌股关节退行性疾病患者中使用髌骨钴铬钼假体[50]。尽管大部分医生由于担心内侧滑车撞击和磨损而放弃使用该假体，因此他的假体流通时间相对较短，但McKeever为PFA领域的进一步研究和集思广益奠定了基础。

1979年前后，其他髌骨假体的改进和发展相继面世，包括Richards I/II在内的假体的成功

率参差不齐，满意度从42%到92%不等[51]。参差不齐的成功率提示，这些早期假体设计的失败许多都与对线不良和磨损有关，特别是屈曲超过90°时的内侧撞击[52]。这些最初的假体设计使用插入型滑车假体插入原生股骨滑车，试图将假体与周围的关节软骨对齐，称为嵌入式假体。这些假体的临床结果不佳，与股骨滑车的解剖变异和倾斜度相关，导致轨迹不良、卡顿和半脱位发生率很高[43]。

经过持续的研究和生物力学研究，出现了覆盖式假体设计，这些设计取得了优异的结果并减少了并发症，因为它们能够更好地纠正经常遇到的异常解剖结构。这些滑车假体置换了整个滑车前表面，解决了以前嵌入式假体遇到的许多对齐问题[43]。覆盖式假体更适合应用于所有患者，无论解剖结构如何变化，这一类假体更全能，使用范围更广。

操作注意事项

尽管外科医生的偏好和方法可能有很大差异，但PFA手术技术存在基本理念。与所有外科手术一样，皮肤切口是规划PFA时需要考虑的重要因素。对于已有瘢痕的患者，应尝试将这些瘢痕纳入手术的皮肤切口中，使切口尽可能靠近中线。否则，无论计划采用内侧深部还是外侧深部入路，都建议进行正中切口，以便将来进行TKA时使用原切口。

完成皮肤切口后，髌旁入路、经股内侧肌入路和股内侧肌下入路均已有学者提出，并且都可以充分暴露关节表面。通过髌旁内侧入路可以期望VMO早期、完全恢复功能。尽管如此，应注意切口的远端，避免损伤内侧半月板和半月板间韧带。众所周知，部分或完全切除髌下脂肪垫可以暴露得更清晰，并且通常被经验丰富的外科医生采用（图17.2）。

先行髌骨截骨更有利于将髌骨脱位到外侧沟中而不用翻转髌骨，可以更容易地清除瘢痕、滑膜和脂肪，以便更清楚地暴露关节和肌腱附着部

位（图17.2）。为了完全暴露股骨远端，应去除周围骨赘，特别是靠近滑车近端的股骨前部边缘的骨赘。这样就可以直接观察到股骨前皮质，用于确定滑车截骨的最终范围。

接下来，进行滑车准备以容纳适当尺寸的假体，通常确保假体的远端边缘与剩余的股骨远端内侧和外侧的关节软骨边缘齐平，这样髌骨侧假体在膝关节完全伸展期间会保持接合在滑车假体中。还应注意确保股骨假体的近端不会切入股骨远端前部，因为这可能会增加应力并导致假体周围骨折的发生。对于外翻或内翻对线，滑车假体应放置在与股骨滑车入口对齐的位置。在发育不良的患者中，滑车假体应放置在股骨中线的外侧。这种对线方式允许髌骨轨迹由局部解剖结构和软组织决定（图17.3）。

假体远端应位于髁间切迹的近端并靠近顶点，以防止伸直末端时的撞击。滑车假体远端的正确旋转对齐仍然存在争议，假体在有支撑的情况下需保持其远端三角形区域与相邻关节软骨齐平或略低。滑车床的准备应避免过度去除软骨下骨，确保假体边缘与相邻关节面保持齐平或凹陷小于1 mm。

髌骨假体放置遵循类似的原则。应特别注意恢复原始髌骨厚度和靠内的位置，同时切除非关节接触面，以避免与滑车假体相接触时的疼痛。然而，由于发育不良和严重磨损，髌股关节炎患者的髌骨比常规TKA手术时观察到的髌骨要薄得多，这种情况并不少见。在这些情况下，外科医生会并且应该增加髌骨假体的厚度以提供坚固的凸面与股骨滑车匹配。在这些情况下，只需要截出一个平坦的表面，理想情况下将原生髌骨残余物保留在至少12 mm以降低假体周围骨折的风险，并将如前所述的髌骨假体置于稍微偏内侧的位置，然后切除假体外侧剩余的所有骨质。通常情况下，这已足以确保良好的髌骨轨迹。尽管如此，应在安装试模的情况下对髌骨轨迹进行仔细评估，注意评估是否有髌骨倾斜、半脱位或植入物卡顿的情况。

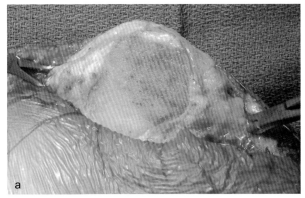

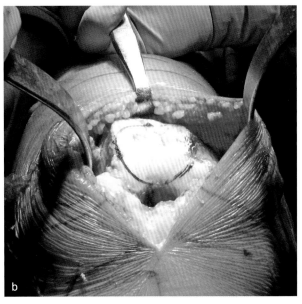

图17.2 （a）髌股关节置换术的膝关节暴露。进行部分髌后脂肪垫切除术。开始暴露时进行髌骨截骨可以为髌骨半脱位提供额外的工作空间。（b）股骨滑车暴露清晰便于股骨远端准备以容纳滑车假体，可见胫股间室、半月板或交叉韧带无损伤

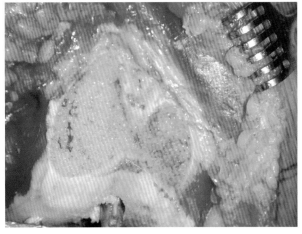

图17.3 应注意股骨前髁截骨，该图左侧为外侧。截骨面示"钢琴"征，表明股骨滑车适当外旋可以有利于确保髌骨轨迹良好

结果

此后进行了许多研究以检查单纯PFA的功效，都认为患者选择和手术技术是促进成功的重要因素[51~54]。第一代假体，主要为嵌入式髌骨假体设计，这种设计后来发现与患者预后不良和再手术或翻修率高有关[53, 54]。研究引用的翻修率最高达63%并将失败的原因归结为滑车假体对位不良（可能导致髌骨高位和过度磨损）、僵硬和胫股关节炎的进展[55, 56]。

第二代，更现代的假体，采用了覆盖式假体设计，比它们的前代取得了更大的成功。评估这些假体结果的研究报告了最高14%的翻修率，这主要是由于胫股疾病的远期进展[55]。其他研究发现5年生存率在95%~100%之间，其中80%~84%的患者报告良好或优异的结果，90%的患者报告无膝关节疼痛[56, 57]。

因此，与第一代植入物所经历的最初的早期并发症（可能主要归因于卡顿和轨迹不良）相反，第二代植入物功能良好，并且其远期翻修的原因主要与胫股关节炎的进展相关。目前缺乏第二代覆盖式髌股关节植入物的长期结果研究；然而，它们对于解决早期植入物问题的设计特征似乎很有希望。

翻修事项

随着单纯PFA开始流行，骨科医生还必须具备多种选择以应对翻修时的结构重建，如胫股关节炎进展并出现症状。众所周知，如果临床评估显示原始髌骨假体位置不良、损坏、磨损、机械松动或在股骨髁间沟内轨迹不良，则应进行修正。与翻修TKA和全髋关节置换术不同，翻修PFA具有独特的困难，主要与髌骨的残余骨量有限有关。与初次PFA相关的严重骨量丢失的原因包括过度骨去除、先前的髌骨假体位置、感染、松动和骨质溶解，或在翻修过程中假体取出时的创伤。话虽如此，在绝大多数情况下，髌骨假体不需要翻修，可以保留在新的TKA结构中。

髌股关节置换术向全膝关节置换术的转换

很少有文献描述失败的PFA向TKA的转换。明确失败的原因肯定会在确定重建解决方案中发挥作用。根据作者的经验，当使用传统工具进行一期重建，不管有没有专门的髌骨重建技术，PFA到TKA的转换都可以是一个相对简单的过程。

将失败的PFA转换为TKA时，必须仔细考虑失败机制以取得手术的成功结果。在手术时，作者建议对感染进行术前和术中评估。当考虑将PFA转换为TKA以治疗胫股关节炎的进展时，假设存在固定良好、尺寸和位置合适的髌骨假体，则可以保留该假体。移除滑车假体时必须小心假体–骨水泥界面，小心保护界面以下的骨质。一旦完成此操作，就可以使用用于保留或不保留交叉韧带的TKA标准工具来完成手术。

因轨迹不良或假体位置不良而失败的PFA需要仔细审视假体及翻修重建策略，纠正失败的根本原因。例如，由于股骨滑车偏内导致轨迹不良时，TKA最终股骨假体需要外移和适当外旋。

如果有足够的剩余髌骨，继发于髌骨假体偏外的手术失败需要在对髌骨假体进行翻修时使假体内移；然而，必须尽可能地注意保留髌骨骨量以避免进一步的并发症，并且只有在没有进一步的选择来改善髌骨轨迹时才使用这种方式。当然，初次手术髌骨截骨不足导致髌股间室过度填充将使翻修手术相对容易，仔细取出假体后进行恰当髌骨截骨然后再置入新假体。

由假体松动而导致的失败很少见，但需要仔细检查假体下方和周围的骨骼，以确保在重建过程中解决所有大的缺损。严重的股骨中央缺损伴无支撑的滑车下骨质或股骨前皮质，需要使用带长柄的股骨假体来增强假体稳定性和固定。根据剩余骨量的完整性，不稳定的髌骨假体可能需要后续章节中概述的高级重建策略。

作者在这里介绍了一个失败的PFA转换为TKA的案例，该案例有髌骨假体松动和胫股疾病的进展，剩余的髌骨骨量不足的问题，需要打压植骨（在"髌骨打压植骨"标题下详述）。

临床案例

一名79岁的女性向本文作者咨询，主诉PFA术后膝痛数年。作者因髌骨假体松动决定进行翻修手术，将失败的PFA转换成TKA（图17.4）。

术者从髌旁内侧入路暴露关节时，注意到髌骨假体严重松动，感染诊断检查呈阴性，包括滑液白细胞计数、分类和培养。作者小心去除植入物–骨水泥界面处的滑车假体。通过去除最少的骨质，可以使用传统的器械和假体来完成向TKA的转换（图17.5～17.7）。

在这种情况下，剩余的髌骨骨量不足需要更复杂的髌骨假体重建策略（图17.8）。在下一节中将详细描述打压植骨的应用（图17.9），利用该方法提供髌骨厚度和髌骨中线轨迹的最终恢复（图17.10，图17.11）。

失败髌骨假体的手术治疗选择

假体更换

如果原髌骨假体可以在没有明显骨质流失的情况下被移除，那么单纯更换假体是一种可行的修复选择；然而，仅在必要时才应将其移除；在大多数情况下，它可以保留。对于这些情况，可以使用水泥型全聚乙烯覆盖型假体。虽然没有具体的研究验证成功放置这些假体所需的最小髌骨剩余厚度，但通常认为保留10～12 mm的髌骨就足够了[58]。

在中度至重度中央骨缺损但外周皮质边缘完整的情况下，可以使用全聚乙烯、双凸面、圆顶形假体进行修复（图17.12）[59]。对于这种类型

的修复假体，普遍认为需要5～10 mm的髌骨剩余厚度进行置入。在他们的研究中，Maheshwer等证明，平均仅6.5 mm的髌骨剩余的患者，在使用该假体进行翻修后，KSS评分得到改善，膝关节活动范围令人满意，且不会出现持续的额外并发症或髌骨骨折[60]。此外，其他研究认为接受TKA的髌骨缺损的膝关节，在准备容纳假体时，5 mm的髌骨剩余厚度就足够了，并且可以改善膝关节功能和活动范围，这个结论得到患者各种测量结果报告的支持[61]。

最近，多孔钽髌骨假体已成功应用于严重骨缺损患者[59]。与其他多孔金属假体组件一样，它依赖于骨向内长入。手术技术包括将假体缝合到髌骨残余物周围的骨或软组织上[62]。这种类型的假体通常作为传统髌骨假体的基底部并用骨水泥黏合，以充分增强自然股四头肌力臂而不会过度填充髌股关节。该假体的结果好坏参半；但是，确实有案例将其应用于全包容型的骨缺损而且结果非常优秀[62～64]。

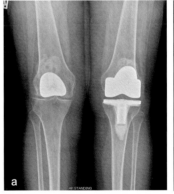
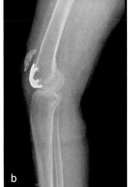
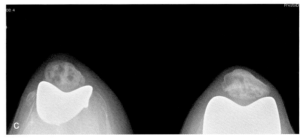

图17.4 继发于髌骨假体松动和胫股关节退行性变的髌股关节置换术失败

髌骨切除术

许多研究表明，在翻修膝关节置换术时，先前关节置换术时截骨导致的髌骨缺损、磨损碎片引起的骨溶解或移除固定良好的髌骨假体可能会妨碍翻修髌骨植入物的充分固定[65]。传统上，这些患者的治疗选择仅限于髌骨切除术或保留剩余的髌骨壳[66, 67]。事实上，直到最近几十年，髌骨切除术一直是一种常见且被接受的髌股关节病变治疗方法，包括髌骨骨折和严重的骨关节炎[68]。

然而，最近的研究表明，髌骨切除术导致膝关节伸肌失去机械杠杆作用机制，并且不能阻止胫股关节病的后续发展。事实上，一些研究表明，即使在部分髌骨切除术的情况下，无论肌腱再附着的位置如何，接触面积都会减少，平均接触压力同时增加，导致胫股疾病的进展[69]。这些发现使其成为单纯髌股关节疾病患者的不良选择。尽管如此，对于既往接受过单纯髌股关节置换术、剩余骨量很少且需要进一步翻修的患者，它仍然是一种可行的翻修选择。尽管目前尚无既往PFA患者的髌骨切除术相关结果的文献，但研究表明，通过各种结果评分工具测量，接受

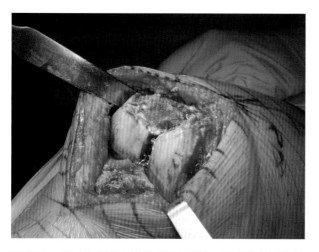

图17.5 由于移除滑车假体时小心操作，继发的骨丢失极少，允许使用初次交叉韧带保留型（CR）假体和器械

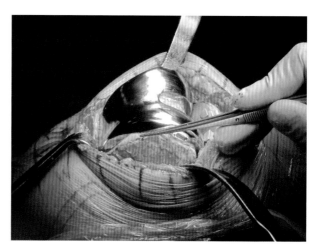

图17.7 骨缺损用水泥填充，不需要使用垫块、延长杆或翻修假体

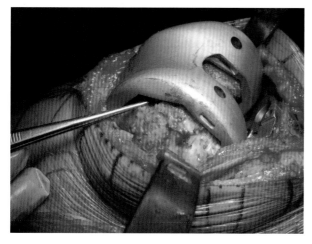

图17.6 放置全膝关节置换术截骨后的标准试模，股骨前方边缘下骨丢失极少

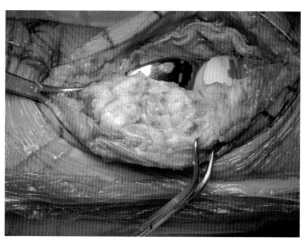

图17.8 清创到健康骨质后残余髌骨骨量不足

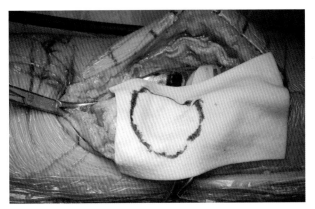

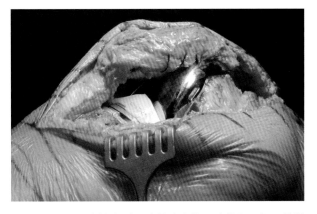

图17.10 在翻修结束时，髌骨残余物跟随其凸面与股骨滑车匹配使得轨迹位于中心

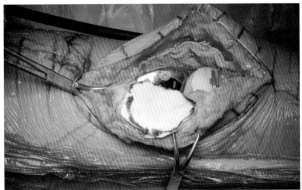

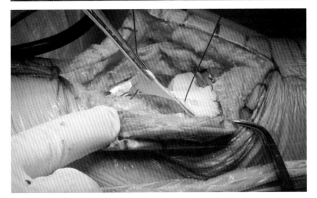

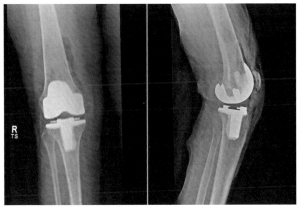

图17.11 术后X线片显示使用填塞骨移植技术进行的CR全膝关节置换术和髌骨重建

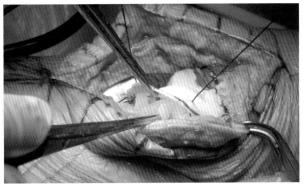

图17.9 使用打压植骨重建髌骨[65]。首先确定同种异体真皮的大小与髌骨残余的大小匹配或略大。接下来，将同种异体真皮移植物缝合到髌骨内面，缝合大约周径的2/3，余下部分保持开口。然后将新鲜冷冻的同种异体松质骨放入袋中以形成凸面，再将保持开放的部分关闭以完全封闭移植骨

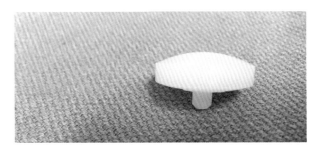

图17.12 双凸面髌骨假体，Smith和Nephew，2017

TKA的髌骨切除术患者在疼痛和活动范围方面有临床改善[70]。然而，行髌骨切除术患者的疗效通常低于髌骨完整患者的疗效。

髌骨打压植骨

如前所述，在打算翻修关节置换术时，大量髌骨骨丢失会妨碍翻修髌骨假体的充分固定。随着研究表明髌骨切除与功能效果下降有关，研究开始关注髌骨重建和恢复髌骨骨量以改善功能的选择[65, 71, 72]。Hanssen最近描述了一种新技术——取自体股骨干骺端的松质骨作为自体移植物，填塞到一个准备好的髌骨壳组织瓣结构中[65]。在该技术中，髌骨组织瓣可以有多种来源，包括髌周纤维化组织的大片软组织瓣、从髌上囊或膝关节外侧间沟的阔筋膜获得的游离瓣。然后将皮瓣缝合到髌骨边缘[65]。在他的技术中，Hanssen还描述了通过修复髌骨周围关节切开的部位，塑造在膝关节活动时与股骨滑车中相匹配的髌骨结构。尽管Hanssen研究中的大多数患者不是单纯的髌股关节疾病，并且都曾接受过TKA，但这种技术可以作为经历PFA失败的患者的手术选择——因为骨量受损阻碍了假体的标准翻修流程。此外，这种技术可以作为中间选项，如果恢复了足够的骨量，允许将来置入另一个髌骨假体。

鸥翼式截骨术

对于无法进行髌骨表面置换或重建的翻修手术，鸥翼式截骨术是一种可能的选择[73]。在此过程中，在髌骨关节面进行矢状截骨术，随后内侧和外侧骨块向前移位，形成鸥翼结构，因此该手术以鸥翼命名[74]。这种波形轮廓形成凸关节表面，然后可以在天然股骨滑车的凹面内进行关节运动和滑行。这种方式被认为通过减少髌骨外缘的点负荷来帮助患者，有助于减轻膝前痛。研究表明，鸥翼式截骨术是一种合适的挽救选择，优于髌骨切除关节置换术，因为它允许髌骨残余和滑车沟之间的解剖关节更加清晰。虽然这个手术可以帮助减轻疼痛，恢复功能，并且避免对需要修复的严重髌骨缺损的患者进行髌骨切除术，这并非没有风险，并且已证实该技术有导致伸膝迟滞的可能。

结论

单纯髌股关节炎的治疗包括多种选择。非手术或非关节置换手术替代方案的失败需要考虑关节置换术的选择。尽管TKA仍被认为是金标准，但可能不是每位患者的最佳解决方案，特别是对于将来可能会需要翻修手术的年轻患者。至少在短期内，新一代覆盖式PFA设计显示出对疼痛和功能的有效缓解。由于这些设计相对较新，需要长期研究进一步阐明它们的作用。使用标准器械和假体将失败的PFA转换为TKA最常见。当然，在需要时可以使用更复杂的重建策略，特别是在髌骨缺损明显的情况下。

提示和技巧

- 单纯髌股关节炎可以保守治疗，也可以通过关节置换术治疗
- 严格的患者选择、体格检查和影像学检查是预测髌股关节置换术后成功的最关键因素
- 尽管在髌骨活动过程中触诊髌骨有助于定位疼痛，但在髌骨研磨或髌骨叩击试验时引起的疼痛更能指示髌股关节病变
- 第一代植入物，主要由内嵌式髌骨假体设计组成，被发现与患者预后不良和再手术或翻修率高

有关
- 在将失败的髌股关节置换术（PFA）转换为全膝关节置换术（TKA）时，必须仔细考虑失败机制才能获得成功的手术结果。在手术时，作者建议对感染进行术前和术中评估
- 因轨迹不良或假体位置不良而失败的髌股关节置换术需要仔细检查假体并进行翻修重建以纠正失败的根本原因

参考文献

1. Zaffagnini S, Dejour D, Grassi A, et al. Patellofemoral anatomy and biomechanics: current concepts. Joints 2013;1(2):15–20

2. Amis AA, Senavongse W, Bull AM. Patellofemoral kinematics during knee flexion-extension: an in vitro study. J Orthop Res 2006;24(12):2201–2211

3. Campbell WC, Canale ST, Beaty JH. Campbell's Operative Orthopaedics. 11th ed. Philadelphia, PA: Mosby/Elsevier; 2008

4. Walker T, Perkinson B, Mihalko WM. Patellofemoral arthroplasty: the other unicompartmental knee replacement. J Bone Joint Surg Am 2012;94(18):1712–1720

5. Goodfellow J, Hungerford DS, Woods C. Patello-femoral joint mechanics and pathology. 2. Chondromalacia patellae. J Bone Joint Surg Br 1976;58(3):291–299

6. Huberti HH, Hayes WC. Patellofemoral contact pressures. The influence of q-angle and tendofemoral contact. J Bone Joint Surg Am 1984;66(5):715–724

7. Ward SR, Powers CM. The influence of patella alta on patellofemoral joint stress during normal and fast walking. Clin Biomech (Bristol, Avon) 2004;19(10):1040–1047

8. Ward SR, Terk MR, Powers CM. Patella alta: association with patellofemoral alignment and changes in contact area during weight-bearing. J Bone Joint Surg Am 2007;89(8):1749–1755

9. Insall J, Goldberg V, Salvati E. Recurrent dislocation and the high-riding patella. Clin Orthop Relat Res 1972;88(88):67–69

10. Blackburne JS, Peel TE. A new method of measuring patellar height. J Bone Joint Surg Br 1977;59(2):241–242

11. Luyckx T, Didden K, Vandenneucker H, Labey L, Innocenti B, Bellemans J. Is there a biomechanical explanation for anterior knee pain in patients with patella alta?: influence of patellar height on patellofemoral contact force, contact area and contact pressure. J Bone Joint Surg Br 2009;91(3):344–350

12. Takai S, Sakakida K, Yamashita F, Suzu F, Izuta F. Rotational alignment of the lower limb in osteoarthritis of the knee. Int Orthop 1985;9(3):209–215

13. Arden N, Nevitt MC. Osteoarthritis: epidemiology. Best Pract Res Clin Rheumatol 2006;20(1):3–25

14. Woolf AD, Pfleger B. Burden of major musculoskeletal conditions. Bull World Health Organ 2003;81(9):646–656

15. Pereira D, Peleteiro B, Araújo J, Branco J, Santos RA, Ramos E. The effect of osteoarthritis definition on prevalence and incidence estimates: a systematic review. Osteoarthritis Cartilage 2011;19(11):1270–1285

16. McAlindon TE, Snow S, Cooper C, Dieppe PA. Radiographic patterns of osteoarthritis of the knee joint in the community: the importance of the patellofemoral joint. Ann Rheum Dis 1992;51(7):844–849

17. Davies AP, Vince AS, Shepstone L, Donell ST, Glasgow MM. The radiologic prevalence of patellofemoral osteoarthritis. Clin Orthop Relat Res 2002;(402):206–212

18. Vuorinen OP, Paakkala T, Tunturi T, Härkönen M, Salo K, Tervo T. Chondromalacia patellae. Results of operative treatment. Arch Orthop Trauma Surg 1985;104(3): 175–181

19. Kobayashi S, Pappas E, Fransen M, Refshauge K, Simic M. The prevalence of patellofemoral osteoarthritis: a systematic review and meta-analysis. Osteoarthritis Cartilage 2016;24(10):1697–1707

20. Hinman RS, Crossley KM. Patellofemoral joint osteoarthritis: an important subgroup of knee osteoarthritis. Rheumatology (Oxford) 2007;46(7):1057–1062

21. Schiphof D, van Middelkoop M, de Klerk BM, et al. Crepitus is a first indication of patellofemoral osteoarthritis (and not of tibiofemoral osteoarthritis). Osteoarthritis Cartilage 2014;22(5):631–638

22. Mills K, Hunter DJ. Patellofemoral joint osteoarthritis: an individualised pathomechanical approach to management. Best Pract Res Clin Rheumatol 2014;28(1):73–91

23. Paletta GA Jr, Laskin RS. Total knee arthroplasty after a previous patellectomy. J Bone Joint Surg Am 1995; 77(11):1708–1712

24. Quilty B, Tucker M, Campbell R, Dieppe P. Physiotherapy, including quadriceps exercises and patellar taping, for

knee osteoarthritis with predominant patello-femoral joint involvement: randomized controlled trial. J Rheumatol 2003;30(6):1311–1317

25. Cushnaghan J, McCarthy C, Dieppe P. Taping the patella medially: a new treatment for osteoarthritis of the knee joint? BMJ 1994;308(6931):753–755

26. Jüni P, Hari R, Rutjes AW, et al. Intra-articular corticosteroid for knee osteoarthritis. Cochrane Database Syst Rev 2015;10(10):CD005328

27. Jevsevar D, Donnelly P, Brown GA, Cummins DS. Viscosupplementation for osteoarthritis of the knee: A systematic review of the evidence. J Bone Joint Surg Am 2015;97(24):2047–2060

28. Clarke S, Lock V, Duddy J, Sharif M, Newman JH, Kirwan JR. Intra-articular hylan G-F 20 (Synvisc) in the management of patellofemoral osteoarthritis of the knee (POAK). Knee 2005;12(1):57–62

29. Federico DJ, Reider B. Results of isolated patellar debridement for patellofemoral pain in patients with normal patellar alignment. Am J Sports Med 1997;25(5): 663–669

30. Schonholtz GJ, Ling B. Arthroscopic chondroplasty of the patella. Arthroscopy 1985;1(2):92–96

31. Kirkley A, Birmingham TB, Litchfield RB, et al. A randomized trial of arthroscopic surgery for osteoarthritis of the knee. N Engl J Med 2008;359(11):1097–1107

32. Moseley JB, O'Malley K, Petersen NJ, et al. A controlled trial of arthroscopic surgery for osteoarthritis of the knee. N Engl J Med 2002;347(2):81–88

33. Torga Spak R, Teitge RA. Fresh osteochondral allografts for patellofemoral arthritis: long-term follow-up. Clin Orthop Relat Res 2006;444(444):193–200

34. Beltran JE. Resection arthroplasty of the patella. J Bone Joint Surg Br 1987;69(4):604–607

35. Becker R, Röpke M, Krull A, Musahl V, Nebelung W. Surgical treatment of isolated patellofemoral osteoarthritis. Clin Orthop Relat Res 2008;466(2):443–449

36. Paulos LE, O'Connor DL, Karistinos A. Partial lateral patellar facetectomy for treatment of arthritis due to lateral patellar compression syndrome. Arthroscopy 2008;24(5):547–553

37. Yercan HS, Ait Si Selmi T, Neyret P. The treatment of patellofemoral osteoarthritis with partial lateral facetectomy. Clin Orthop Relat Res 2005;(436):14–19

38. Carofino BC, Fulkerson JP. Anteromedialization of the tibial tubercle for patellofemoral arthritis in patients > 50 years. J Knee Surg 2008;21(2):101–105

39. Weaver JK, Wieder D, Derkash RS. Patellofemoral arthritis resulting from malalignment. A long-term evaluation of treatment options. Orthop Rev 1991;20(12):1075–1081

40. Fulkerson JP, Becker GJ, Meaney JA, Miranda M, Folcik MA. Anteromedial tibial tubercle transfer without bone graft. Am J Sports Med 1990;18(5):490–496, discussion 496–497

41. Heatley FW, Allen PR, Patrick JH. Tibial tubercle advancement for anterior knee pain. A temporary or permanent solution. Clin Orthop Relat Res 1986;(208): 215–224

42. Maquet P. Advancement of the tibial tuberosity. Clin Orthop Relat Res 1976;(115):225–230

43. Lonner JH. Patellofemoral arthroplasty: the impact of design on outcomes. Orthop Clin North Am 2008;39(3): 347–354, vi vi

44. Krajca-Radcliffe JB, Coker TP. Patellofemoral arthroplasty. A 2- to 18-year followup study. Clin Orthop Relat Res 1996;(330):143–151

45. Mont MA, Haas S, Mullick T, Hungerford DS. Total knee arthroplasty for patellofemoral arthritis. J Bone Joint Surg Am 2002;84-A(11):1977–1981

46. Parvizi J, Stuart MJ, Pagnano MW, Hanssen AD. Total knee arthroplasty in patients with isolated patellofemoral arthritis. Clin Orthop Relat Res 2001;(392):147–152

47. Burstein D. Tracking longitudinal changes in knee degeneration and repair. J Bone Joint Surg Am 2009; 91(Suppl 1):51–53

48. Wheaton AJ, Casey FL, Gougoutas AJ, et al. Correlation of T1rho with fixed charge density in cartilage. J Magn Reson Imaging 2004;20(3):519–525

49. Delanois RE, McGrath MS, Ulrich SD, et al. Results of total knee replacement for isolated patellofemoral arthritis: when not to perform a patellofemoral arthroplasty. Orthop Clin North Am 2008;39(3):381–388, vii vii

50. McKeever DC. Patellar prosthesis. J Bone Joint Surg Am 1955;37-A(5):1074–1084

51. Leadbetter WB, Ragland PS, Mont MA. The appropriate use of patellofemoral arthroplasty: an analysis of reported indications, contraindications, and failures. Clin Orthop Relat Res 2005;(436):91–99

52. Blazina ME, Fox JM, Del Pizzo W, Broukhim B, Ivey FM. Patellofemoral replacement. Clin Orthop Relat Res 1979;(144):98–102

53. Lonner JH, Bloomfield MR. The clinical outcome of patellofemoral arthroplasty. Orthop Clin North Am 2013;44(3):271–280, vii vii

54. Mohammed R, Jimulia T, Durve K, Bansal M, Green M, Learmonth D. Medium-term results of patellofemoral joint arthroplasty. Acta Orthop Belg 2008;74(4): 472–477

55. Nicol SG, Loveridge JM, Weale AE, Ackroyd CE, Newman JH. Arthritis progression after patellofemoral joint replacement. Knee 2006;13(4):290–295

56. Ackroyd CE, Newman JH, Evans R, Eldridge JD, Joslin CC.

The Avon patellofemoral arthroplasty: five-year survivorship and functional results. J Bone Joint Surg Br 2007;89(3):310–315

57. Leadbetter WB, Kolisek FR, Levitt RL, et al. Patellofemoral arthroplasty: a multi-centre study with minimum 2-year follow-up. Int Orthop 2009;33(6):1597–1601

58. Rand JA. Treatment of the patella at reimplantation for septic total knee arthroplasty. Clin Orthop Relat Res 2003;(416):105–109

59. Garcia RM, Kraay MJ, Conroy-Smith PA, Goldberg VM. Management of the deficient patella in revision total knee arthroplasty. Clin Orthop Relat Res 2008;466(11): 2790–2797

60. Maheshwer CB, Mitchell E, Kraay M, Goldberg VM. Revision of the patella with deficient bone using a biconvex component. Clin Orthop Relat Res 2005; 440(440):126–130

61. Ikezawa Y, Gustilo RB. Clinical outcome of revision of the patellar component in total knee arthroplasty. A 2-to 7-year follow-up study. J Orthop Sci 1999;4(2):83–88

62. Nelson CL, Lonner JH, Lahiji A, Kim J, Lotke PA. Use of a trabecular metal patella for marked patella bone loss during revision total knee arthroplasty. J Arthroplasty 2003;18(7, Suppl 1):37–41

63. Ries MD, Cabalo A, Bozic KJ, Anderson M. Porous tantalum patellar augmentation: the importance of residual bone stock. Clin Orthop Relat Res 2006;452(452):166–170

64. Nasser S, Poggie RA. Revision and salvage patellar arthroplasty using a porous tantalum implant. J Arthroplasty 2004;19(5):562–572

65. Hanssen AD. Bone-grafting for severe patellar bone loss during revision knee arthroplasty. J Bone Joint Surg Am 2001;83-A(2):171–176

66. Barrack RL, Matzkin E, Ingraham R, Engh G, Rorabeck C. Revision knee arthroplasty with patella replacement versus bony shell. Clin Orthop Relat Res 1998;(356): 139–143

67. Pagnano MW, Scuderi GR, Insall JN. Patellar component resection in revision and reimplantation total knee arthroplasty. Clin Orthop Relat Res 1998;(356):134–138

68. Peeples RE, Margo MK. Function after patellectomy. Clin Orthop Relat Res 1978;(132):180–186

69. Marder RA, Swanson TV, Sharkey NA, Duwelius PJ. Effects of partial patellectomy and reattachment of the patellar tendon on patellofemoral contact areas and pressures. J Bone Joint Surg Am 1993;75(1): 35–45

70. Yao R, Lyons MC, Howard JL, McAuley JP. Does patellectomy jeopardize function after TKA? Clin Orthop Relat Res 2013;471(2):544–553

71. Buechel FF. Patellar tendon bone grafting for patellectomized patients having total knee arthroplasty. Clin Orthop Relat Res 1991;(271):72–78

72. Cave EF, Rowe CR. The patella; its importance in derangement of the knee. J Bone Joint Surg Am 1950; 32-A(3):542–553; passim

73. Gililland JM, Swann P, Pelt CE, Erickson J, Hamad N, Peters CL. What is the role for patelloplasty with gullwing osteotomy in revision TKA? Clin Orthop Relat Res 2016;474(1):101–106

74. Klein GR, Levine HB, Ambrose JF, Lamothe HC, Hartzband MA. Gull-wing osteotomy for the treatment of the deficient patella in revision total knee arthroplasty. J Arthroplasty 2010;25(2):249–253

关节周围骨折的全膝关节置换术

作者　Hemant M. Wakankar
译者　邓　婷　　审校　刘延青

引言

　　存在关节周围骨折的全膝关节置换术（TKA）是一项少见但最具挑战性的任务。关节周围骨折可能畸形愈合或不愈合，有或没有先前的内固定植入物，甚至可能是急性骨折。选择以TKA作为手术选择的决定必须遵守基本原则。除了获得肢体的中立位对线和平衡内外侧结构的共同原则外，还需要解决一些具体问题。

- 重心转移：假体需要与宿主骨建立稳定的结构，跨过骨折。这是通过在假体上增加延长杆来实现的。延长杆可以是全骨水泥或仅在干骺端覆盖骨水泥，骨干节段柄紧贴髓腔内壁
- 使用限制性假体：如果侧副韧带受损或断裂，则必须使用限制性假体。如果内侧副韧带完全缺损，则首选旋转铰链膝关节假体
- 骨折稳定：除了TKA假体跨过骨折外，骨折可能需要用钢板和螺钉固定

全膝关节置换术的优势

- 早期负重：大多数内固定的关节周围骨折需要患者保持非负重状态直到骨折愈合。行TKA时，可以使用全骨水泥型的髓内延长杆跨过骨折。早期活动和负重的好处是显而易见的

- 规避关节内骨折的并发症：这些骨折的创伤性关节炎发生率很高[1, 2]，其中大多数需要TKA作为辅助手术。初次TKA可以避免这些并发症

股骨远端骨折

股骨远端骨折可能是髁上骨折、髁上骨折合并关节内骨折，或其中一个髁骨折。当存在广泛的关节炎时，可以考虑将TKA作为一种选择。在以下小节中，将借助术前和术后X线片说明使用TKA治疗此类病例的一些示例。

临床案例

病例1：髁上骨折患者（图18.1）。

问题：骨折固定是传统观念。然而，在存在

严重骨质疏松症和膝关节僵硬的情况下，骨折固定的成功率并不确切。因此，使用有全骨水泥柄的旋转铰链假体的膝关节置换术，使得早期负重和活动成为可能（图18.2）。

病例2：固定失败，骨折不愈合的患者（图18.3）。

问题：股骨内侧髁骨折不愈合和严重的创伤性关节炎，不考虑任何进一步尝试骨折再固定。附着在不连贯的股骨内侧髁上的内侧副韧带无功能。该患者接受了使用旋转铰链假体的膝关节置换术（图18.4）。

病例3：双侧股骨远端骨折骨不连患者

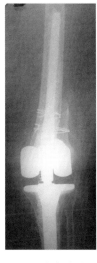
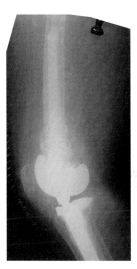

图18.2 同一患者在使用全骨水泥柄的旋转铰链假体进行膝关节置换的术后图像

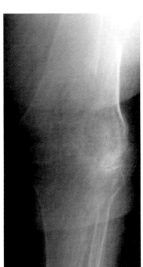
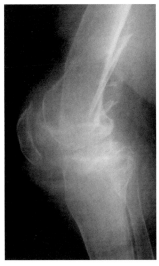

图18.1 存在三间室炎症性关节炎、膝关节僵硬和严重骨质疏松症的股骨髁上骨折

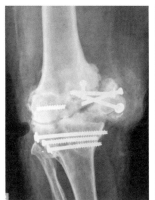
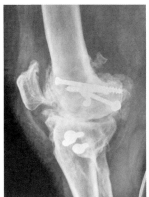

图18.3 股骨内侧髁骨折内固定失败不愈合，合并胫骨近端骨折

（图18.5）。

问题：股骨远端严重变形无法使用髓腔杆作为机械轴的引导，因此计算机辅助导航是唯一的选择（图18.6）。大角度内翻的矫正需要使用限制性假体，在假体上添加股骨柄也是不可能的（图18.7）。

病例4：股骨髁上骨折不愈合患者。

问题：该患者因股骨低位髁上骨折长期不愈合，膝关节退化（图18.8）。TKA期间需要切除股骨远端未愈合的部分，使用旋转铰链或肿瘤型假体是唯一的选择。完成股骨髁截骨后，使用金

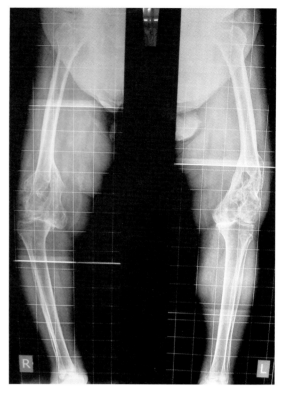

图18.6　由于股骨远端严重变形而进行了计算机辅助手术

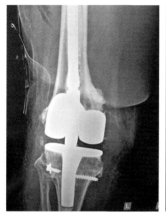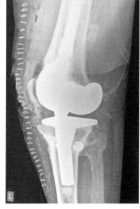

图18.4　同一患者使用旋转铰链假体进行膝关节置换的术后图像

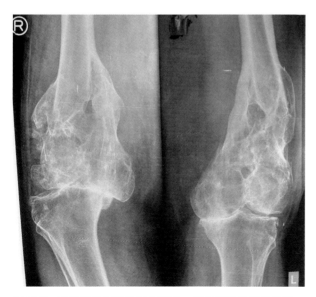

图18.5　双侧股骨远端骨折后畸形，伴有严重的膝关节炎

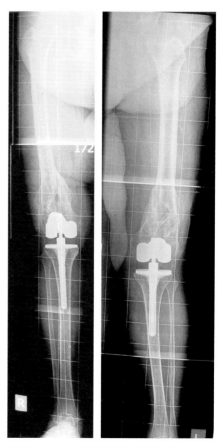

图18.7　使用限制性假体术后图像

属小梁（trabecular metal，TM）锥形填充套填充髓腔并重建股骨远端（图18.9）。然后将旋转铰链股骨假体固定在TM锥内（图18.10）。

胫骨骨折

当关节炎患者膝关节内或胫骨近关节处骨折时，全膝关节置换术可能是一种选择，尤其是在老年人中。骨折可能是骨干近端1/3骨折或干骺端骨折，类似胫骨高位截骨术。骨折必须通过连接到胫骨假体的髓内杆来稳定。如果建立了良好的髓内固定，则很少需要额外的固定。以下小节将借助术前和术后X线片说明使用TKA治疗的此类病例的2个示例。

临床案例

病例1：胫骨近端1/3骨折不愈合患者（图18.11）。

问题：骨折稳定是通过髓内延长杆完成的。机械轴的校正是实现骨折愈合的关键。明显的关节内变形和内翻畸形表明可能需要使用限制性假体。在手术过程中，骨折部位用偏心胫骨柄桥接。内侧软组织完整且功能正常，因此不需要限制性假体。胫骨内侧缺损以植骨填充。术后3个月X线片显示骨不连愈合（图18.12）。

病例2：65岁家庭主妇胫骨高位截骨术后骨不连（图18.13）。由于胫骨骨不连，膝关节还存在外侧韧带不稳定，在手术前难以察觉。

问题：胫骨骨不连可以很容易地用胫骨假体来稳定，并且添加假体延长杆会增强稳定性。外侧韧带不稳定需要使用限制性假体（图18.14）。术后4个月X线片显示骨不连愈合（图18.15）。

讨论

对存在新鲜或陈旧膝关节周围骨折的患者行

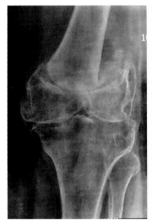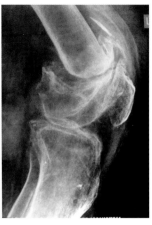

图18.8　X线片显示股骨低位髁上骨折长期不愈合，膝关节退行性变

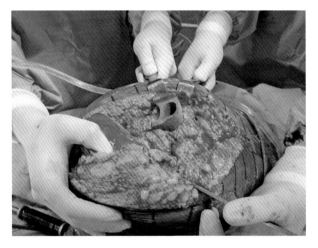

图18.9　同一患者使用TM锥插入髓腔，构建股骨远端

全膝关节置换术是一个具有挑战性但切实可行的选择。当膝关节功能因骨折不良后果继发并发症而严重受损时，TKA仍然是唯一的治疗选择。即使对于老年人的急性膝关节周围骨折或关节内骨折，尤其是已有关节炎的患者，初次TKA也具有许多优势。患者可以尽早活动，甚至允许负重。大多数骨折固定装置不允许早期负重。胫骨平台骨折切开复位内固定（open reduction internal fixation，ORIF）的创伤后关节炎发病率也很高[1, 2]。

Huang等报道了6例接受TKA治疗胫骨双髁骨折的老年患者[3]。骨水泥长柄胫骨假体用于跨过骨折和骨缺损，这项报告中的所有患者均达到了能够早期负重的优秀结果。

Saleh等报道了15例胫骨平台骨折ORIF后进行TKA的病例，至少随访5年[4]。他们报告说，虽然TKA可以减轻疼痛并改善功能，但技术要求高且具有较高的失败率，尤其是感染导致的失败。Haufe等报道了30例接受TKA治疗的胫骨近端骨折患者，并指出能够早期负重是该技术针对老年骨科患者的主要优势[5]。

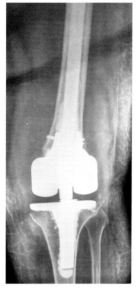

图18.10 旋转铰链股骨假体用骨水泥与TM锥内黏合

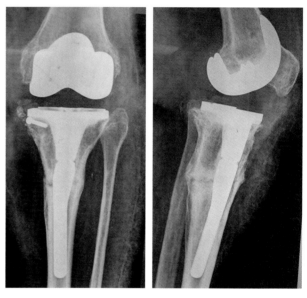

图18.12 同一患者的术后X线片显示胫骨近端1/3骨折愈合

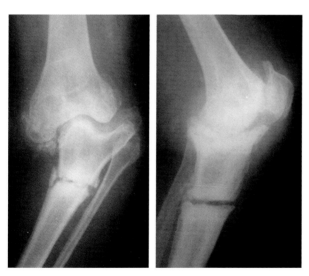

图18.11 胫骨近端1/3骨折不愈合，继发于关节炎的严重膝关节内翻畸形

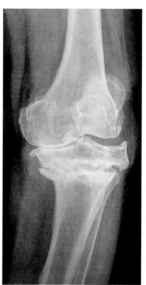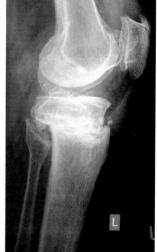

图18.13 胫骨高位截骨术后不愈合的X线片

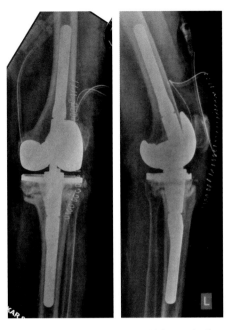
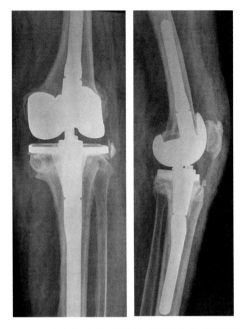

图18.14 显示骨不连稳定的X线片，带有胫骨假体和延长杆

图18.15 同一患者的术后X线片显示胫骨高位截骨平面愈合

提示和技巧

- 对存在新鲜或陈旧膝关节周围骨折的患者行全膝关节置换术是一个具有挑战性但切实可行的选择
- 在存在关节周围骨折的情况下选择全膝关节置换术之前，应首先解决应力转移、使用限制性假体和骨折稳定的问题
- 关节周围骨折的全膝关节置换术在早期活动和负重方面具有优势

参考文献

1. Jansen H, Frey SP, Doht S, Fehske K, Meffert RH. Medium-term results after complex intra-articular fractures of the tibial plateau. J Orthop Sci 2013;18(4): 569–577

2. Manidakis N, Dosani A, Dimitriou R, Stengel D, Matthews S, Giannoudis P. Tibial plateau fractures: functional outcome and incidence of osteoarthritis in 125 cases. Int Orthop 2010;34(4):565–570

3. Huang J-F, Shen JJ, Chen JJ, Tong PJ. Primary total knee arthroplasty for elderly complex tibial plateau fractures. Acta Orthop Traumatol Turc 2016;50(6):702–705 10.1016/j.aott.2015.03.001

4. Saleh KJ, Sherman P, Katkin P, et al. Total knee arthroplasty after open reduction and internal fixation of fractures of the tibial plateau: a minimum five-year follow-up study. J Bone Joint Surg Am 2001;83-A(8):1144–1148

5. Haufe T, Förch S, Müller P, Plath J, Mayr E. The role of a primary arthroplasty in the treatment of proximal tibia fractures in orthogeriatric patients. BioMed Res Int 2016;2016:6047876

计算机辅助手术在复杂全膝关节置换术中的应用

19

作者 Kamal Deep
译者 周 歌 审校 李 锋

引言

　　膝关节的生物力学是复杂的，至今仍未被完全理解。全膝关节置换术（TKA）的目的是实现稳定、平衡、力线和功能良好的膝关节。复杂膝关节置换术和初次膝关节置换术的主要原则是相似的，它们均要求假体位置准确，并实现良好的软组织平衡。手术旨在获得一个中立位的生物力学轴，它是一条穿过股骨头、膝关节和踝关节中心的假想轴线。每位患者的生物力学轴是不同的，并非恒定的。在进行TKA的手术规划时，必须分析每一个组成部分，包括股骨机械轴、胫骨机械轴，以及将这些部分连接在一起的软组织。股骨机械轴从股骨头中心向膝关节中心延伸。它通常与解剖轴成6°夹角，解剖轴穿过股骨干中线。然而，这并不适用于所有患者，往往因人而异。Sarungi等对其所在医院的158名患者（包括174例初次置换的膝关节）进行的研究表明，膝关节外翻角可在2°～9°之间，在23.6%的病例中，膝关节外翻角＜5°或＞7°[1]。他们在下肢全长X线片上测量解剖轴和生物力学轴并进行比较。常规膝关节置换术中进行标准的股骨远端与解剖轴成5°或7°外翻截骨，可能无法实现与生物力学轴相垂直的预期截骨。此外，常规手术中用于参考股骨远端截骨的髓内杆的位置常有变动，因为髓腔相对于定位截骨导板的髓内杆的直径来说要宽一些。

172

同样，对于股骨旋转截骨，许多外科医生使用相对于后髁连线3°外旋作为确定股骨假体旋转的常规测量方法。许多生物力学研究表明，通髁线是膝关节运动所围绕的轴线。作者对其所在医院的48例膝关节进行了一项研究，测量后髁连线与通髁线的关系。2个旋转平面的差异范围从10°内旋到7°外旋，平均值为-0.75°，标准差3.7°。总体来说，52%的膝关节有超过3°的差异。这些研究表明，即使知道预期的生物力学轴和旋转轴，想要在常规手术中实现它也颇有难度。通过使用计算机导航，人们可以在计算机显示屏上确切地看到截骨的角度或假体的位置。除了获得精确的截骨，适宜的软组织平衡对于膝关节的良好功能也至关重要。计算机导航是实现这一目标的重要辅助技术。计算机辅助导航的一个主要优点是，医生可以在手术时看到准确的结果，并可以在操作过程中纠正任何错误。它不会把外科医生限制在一个特定的指令上，而是显示术者正在做什么，从而帮助他们实现设定的目标。

机械轴的动态特性

计算机辅助骨科手术（computer-assisted orthopaedic surgery，CAOS）也挑战了膝关节静态内翻或外翻畸形的传统概念。股骨胫骨机械轴（冠状面畸形）不仅因人而异，而且在同一个人姿势不同时也会发生变化。作者对正常膝关节进行了研究，发现膝关节由仰卧非负重位转变为站立负重位时机械轴发生了变化[2]。如果最初的仰卧位畸形不超过平均2.7°外翻，则站立位时膝关节倾向于内翻。如果仰卧位畸形超过2.7°外翻，则站立位时膝关节倾向于外翻，承重后膝关节趋向于伸展，角度平均变化5°[2]。因此，膝关节的畸形并非静态的，而是动态变化的。

作者创造了"动态机械轴"这个术语来表示机械轴随着膝关节的姿势和运动而发生的变化[3]。在常规手术中，软组织松解是在完全伸直的初始畸形的基础上进行的，即"静态"机械轴。对于膝关节伸直位的内翻畸形，依次进行内侧各种结构的软组织松解，直到外科医生肉眼推测畸形得到矫正。膝关节外翻畸形也是如此，松

解外侧结构以平衡膝关节。传统手术中很难想象这些松解会对膝关节的最终生物力学产生什么影响。计算机导航的应用使我们认识到膝关节在不同屈曲角度下的运动学表现是不同的。"动态"机械轴不仅随着负重变化而变化，而且随着膝关节屈伸角度变化而变化。

在活动范围内评估膝关节冠状面畸形，并对运动学进行分型评估[4]。Deep分类描述了4种主要类型（1、2、3、4型）并进一步分为8个亚型（1A、1B、2A、2B、3、4A、4B、4C）（表19.1）。

N型表示中立位，其余类型表示伸直位的内翻或外翻，然后，类型表示当膝关节屈曲时的畸形表现。只有15%的膝关节表现为1A型的内翻或外翻。大多数（85%）的膝关节并非如此。

据观察，膝关节的内外翻畸形在屈曲超过90°时可能不是恒定的。从表19.1中容易发现，3型或4C型膝关节（占15%）在伸直位和屈曲位时的内外翻畸形相反，医生在针对此类畸形做韧带松解时应当格外小心。因此，对于3型或4C型膝关节而言，内外侧软组织松解可能毫无必要，

表19.1　关节炎/置换膝关节（伸直至90°屈曲）冠状面畸形的Deep分类

主要分组	分级/分型	膝关节从伸直位到屈曲90°时的冠状面畸形
中立位（N）	–	
内翻/外翻		
1	1A	畸形无变化
	1B	畸形增加
2	2A	畸形减小但达不到中立位
	2B	畸形减小并达到中立位
3	3	畸形变为相反畸形（内翻变为外翻，外翻变为内翻）
4	4A	畸形先增加后减小但达不到中立位
	4B	畸形先增加后减小到中立位
	4C	畸形先增加后变为相反畸形（内翻变为外翻，外翻变为内翻）

来源：Deep等[4]。

甚至适得其反。对于表现复杂的膝关节，运动学和动态机械轴的分析变得尤为重要，因为肉眼无法对其进行预测，而且这些膝关节发生并发症的概率很高。在大多数初次膝关节置换中，可能根本不需要松解侧副韧带来平衡膝关节[5]。

计算机辅助骨科手术在全膝关节置换术中的应用

CAOS为外科医生提供了患者特异性解剖结构的复制品，在此基础上，术者可以制订计划来进行截骨和软组织平衡。它可以创建患者特异性的生物机械轴，并且提供最佳截骨参考，以达到最好的效果。

它有助于韧带的平衡。因此，通过压力测试，外科医生不仅可以在伸直位平衡膝关节，还可以在整个屈曲范围内平衡膝关节（图19.1）。

作者测量了正常的膝关节松弛度，并将其量化，帮助外科医生在手术过程中对松弛度进行压力测试时确立目标值[6]。各种研究证明，与传统方法相比，它提高了解剖对位的准确性[7~10]。这已经在单个研究和荟萃分析中均得到证实[7~9]。在Mason等[9]一项包含29项研究的荟萃分析中，

结果显示，在使用计算机导航的情况下，9%的患者发生了生物力学轴偏移超过3°，而在使用传统技术时，这一比例为31%。也有个别研究没有观察到这一获益[11]。

许多研究证明，力线不良的膝关节功能劣于力线良好的膝关节，而且假体失败相对较早[12~14]。在1991年的一项研究中显示，膝关节生物力学轴偏移3°以内，8年的中位松动率为3%，而偏移3°以上者松动率可达24%[14]。

因此，我们希望CAOS能够防止假体早期失败，使膝关节获得更好的功能并提高假体存活率。目前有许多研究和荟萃分析表明功能结果有所改善[15~19]。在澳大利亚关节注册中心，对于55岁以下的患者，CAOS辅助TKA的术后11年翻修率低于传统TKA[20]（图19.2）。

在一些研究中，CAOS的使用也被证明可以减少失血[21]。这可能是由于常规手术中髓内杆的使用破坏了髓腔，而使失血量增加。

与传统方法相比，它也被证明可以减少颅内栓塞的发生率[22]。这对于肺功能不全并同时进行双侧膝关节置换术的患者来说尤为重要。与传统手术相比，CAOS术后的膝关节步态更接近自然膝关节的步态模式[19]。它还被证明有助于年

轻外科医生的培养，可以在受训人员中得到一致性较好的手术效果，甚至可以与有经验的外科医生相媲美[23, 24]。

劣势

最薄弱的环节在于外科医生。如果外科医生没有准确配准解剖结构，结果就不会那么理想。电脑只能告诉外科医生该做什么；手术效果的实现掌握在外科医生的手中。

在非常短的学习曲线期间（20~30例），手术时间会增加[25]。然而，随着外科医生越来越有经验，手术时间逐渐接近传统手术。即使在学习曲线期间，准确性也相当于经验丰富的外科医生；只是最初的30个病例所花费的时间更长。在这里，计算机导航的优势在于它提供了持续的视觉反馈，与其他外科技术相比，它可以潜在地缩短学习曲线[26]。与标准TKA相比，导航辅助TKA的手术时间增加了10~20分钟[25]。

由于使用了精密的设备，计算机导航手术增加了手术的总成本[27]。然而，这将被器械、灭菌成本和远期翻修花费的减少所抵消。最后，随着使用量的增加，人们希望证明该技术的花费带来了更多的成本效益。

示踪器附着部位可能有潜在的并发症，因为必须在骨骼上钻孔才能将示踪器附着到骨骼上。据报道，一位术后的82岁老年女性跌倒后在相关部位发生了骨折[28]。作者曾进行了5 000余例导航手术，没有示踪器相关骨折的发生。

在日常使用中，导航手术效果良好。这是一个团队合作，助手对技术的熟悉将有助于医生快速完成手术，并且没有并发症。

手术技术

在这里，作者介绍了一种最常用的无图像配准方法。作者在这里只描述了从导航角度来看很重要的步骤。人们必须知道如何做传统的膝关节置换术。它与传统手术一样，涉及不同的阶段。

系统设置

患者和术区的准备工作与传统手术一样。

内翻-外翻分析

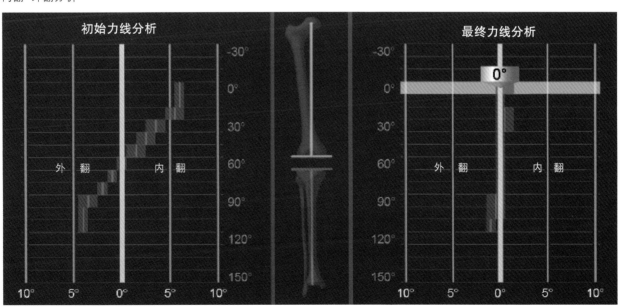

图19.1　图的左侧为TKA术前膝关节屈曲时冠状面生物力学的图形分析（Deep分型3型），图的右侧为TKA术后（中立位）（此图由Deep等提供）[4]

准备工作从大腿上部到足部，使视野清晰。踝关节和足部的正确解剖定位十分重要。膝关节常规显露。

将患者的数据和侧别输入系统。根据系统需要对示踪器和仪器进行配准和校准。根据所使用的计算机系统，将示踪器以不同的方式连接在胫骨和股骨上（图19.3）。

摄像头经过调整，可以同时查看2个示踪器，并保持适当的距离，以便远离术野，同时给出准确的读数。正常情况下，如果摄像头不能正确地看到任何示踪器，电脑屏幕会予以提示。在读取过程中，配准过程可能看似冗长，但当医生熟悉步骤，实际只需要3~5分钟。

生物力学轴的配准

然后，通过让腿做多个圆周运动来计算髋关节中心，这些圆周运动以髋关节的运动中心为轴心。有些系统使用其他方法，如只计算1个10°~15°的圆弧，这不仅计算了髋关节中心，而且还给出了股骨远端截骨的平面（图19.4）。

标记了髋关节中心以后，用探针标记股骨远端中心。不同系统对膝关节中心的计算可能不同，计算机可以像计算髋关节中心一样对膝关节中心进行自动计算。通过内外旋转和屈伸膝关节，帮助计算机测出膝关节的中心位置。然后用探针对胫骨中心进行配准。接下来通过配准内踝和外踝计算踝关节中心，用探针在第二跖骨的前部中心做标记。在某些系统中，它也可以通过在足上安装一个带橡胶带的示踪器，通过背屈和跖屈运动来实现踝关节的自动计算。这就完成了计算机测量该患者生物力学轴的信息配准（图19.5）。

股骨远端解剖配准

接下来，通过不同系统中使用的各种方法对股骨远端进行解剖配准，可以是单点配准，也可以是表面涂画。标记出远端股骨髁。有些系统还专门使用股骨后髁配准来计算所需假体的大小。随后标记股骨前皮质。我们应该小心地标记股骨皮质最前面的部分，特别是外侧部分，以避免切痕。然后，用前后（AP）轴（Whiteside线）和（或）通髁线记录股骨旋转。此处精确定位的重要性再怎么强调也不为过，因为股骨假体的旋转依赖于这一点。作者探讨了连续100例TKA患者触诊上髁的方法。在92例患者中，外科医生（作者）及其助手通过正常暴露进行常规触诊时，无法感觉到内侧和外侧髁的明显突出。通过使用一个小的暴露技巧，在99例患者中，外科医生和他的助手

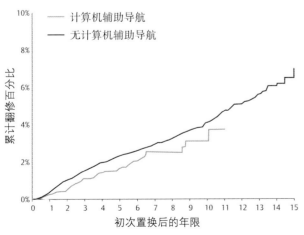

图19.2 澳大利亚关节注册中心2016年报告显示，55岁以下的患者假体生存率增加

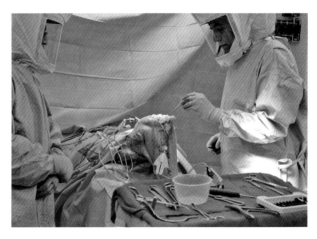

图19.3 连接在股骨和胫骨上的示踪器

都可以清楚地感觉到突出的上髁。这种方法已经被其他外科医生证实。将剪刀在尖端闭合的状态下，在上髁水平的内侧和外侧槽中捅穿滑膜。撑开剪刀并将其撤回，便在滑膜上创造了一个空间，通过这个空间，外科医生的手指和探针可以游走到滑膜褶的后面，从而清楚地扪及上髁（图19.6，图19.7）。

胫骨近端解剖配准

接下来，对胫骨近端进行解剖配准。胫骨平台的最深点可以用单点法或表面涂画法来记录。在某些系统中，对胫骨的前后轴也进行了配准，

使定位探针与胫骨结节内侧1/3的交界处保持在一条线上，尽管它的有效性和传统手术一样存在争议。

前面描述的配准顺序在不同的导航系统和软件中可能不同，但基本原则是相同的。

股骨截骨

外科医生现在准备进行截骨。股骨远端截骨通常由计算机引导，与生物力学轴成90°角，与解剖轴位置无关。它还显示了与配准的内侧和外侧股骨髁相比截骨的厚度和深度。任何在冠状面上偏离机械轴的情况都会显示在屏幕上。安装示

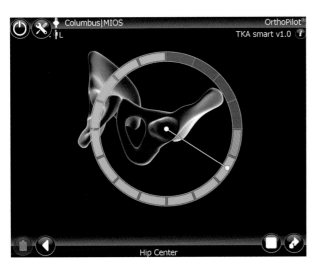

图19.4 在计算机中配准髋关节中心

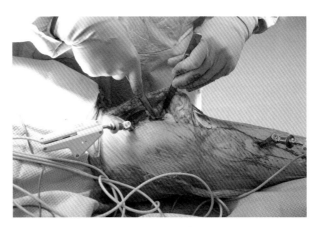

图19.6 外侧沟小切口通过手指触摸上髁

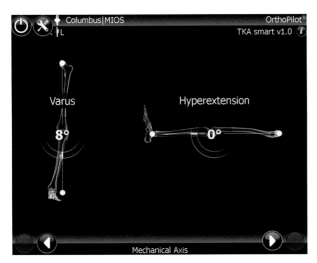

图19.5 冠状面和矢状面的机械轴

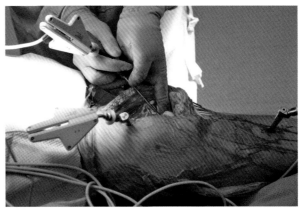

图19.7 使用计算机导航探针触摸并配准外上髁

踪器的模具以正确的方向固定在股骨上，完成截骨（图19.8）。

股骨前髁截骨的角度根据术者的喜好而定。一些外科医生使用通髁线作为股骨旋转的参考，而另一些则使用Whiteside线作为参考（图19.9）。3°外旋于后髁连线的方法目前有很多人使用，但并不推荐，因为它可能变化很大。

作者以通髁线作为股骨旋转的参考。

目前大多数系统的股骨假体大小可以由计算机来确定，但最终的决定权在外科医生手中，医生必须在进行任何截骨之前确定正确的假体尺寸，因为在此阶段可以进行调整。假体尺寸也可以用常规模具来确定。我们应该确保不会在前皮质留下切迹。建议初学者在截骨前使用天使翼或类似的工具来识别任何切迹。如果对于解剖结构的配准有疑问，此方法也是有用的。任何可能的缺口也会由计算机显示出来。矢状面定位也可以被显示。将与示踪器相连的截骨模具按适当的角度固定在股骨上，对股骨进行其他的截骨操作。

切除骨赘，完成后髁清理。如果外科医生使用后交叉韧带替代或保留型假体，则使用模具进行适当截骨。

胫骨截骨

安装示踪器的胫骨模具按正确的角度固定在胫骨上。有些软件允许在股骨截骨前先行胫骨截骨，特别是在适用间隙平衡技术时。计算机显示矢状面和冠状面定位。虽然它也可以显示轴向定位，但目前忽略了这一点，因为胫骨旋转对齐的理想标志尚不清楚。计算机还显示了胫骨截骨的深度与配准的内外侧胫骨平台的关系。一旦达到预期位置，就进行胫骨截骨。随后清除骨赘。

假体置入

完成截骨并清理多余的组织后，在处理好的股骨远端和胫骨平台上安装试体，并选择合适厚度的胫骨垫片。在膝关节活动范围内屈伸膝关节，冠状面上的任何畸形以及髌骨轨迹、稳定性和韧带平衡等问题均可以被显示。如有必要，可以松解此时的韧带来矫正内外翻畸形。在作者的经验中，除了为充分暴露膝关节以进行股骨和胫骨截骨的松解外，很少有必要进行额外的韧带松解[5]。这可能是由于计算机导航的应用使外科医生能够实现合适的生物力学。在计算机屏幕上可以清楚地看到在不同平面和各个屈曲角度下的

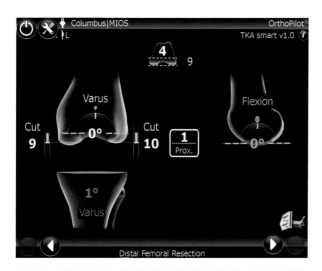

图19.8 冠状面和矢状面的股骨远端截骨角度，以及内侧和外侧截骨的厚度

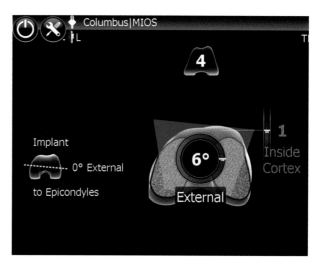

图19.9 股骨截骨模具平行于上髁轴的旋转（在此病例中与后髁连线成6°角），如果按此进行截骨有形成1 mm股骨前皮质切迹的风险

任何偏差。外科医生还可以通过施加内外翻应力评估稳定性，以及冠状面上产生的畸形。医生能在伸直位和各屈曲角度下平衡膝关节。当术者对结果满意时，在试体上标记胫骨旋转，并根据假体的设计在股骨上钻孔。

根据要插入的胫骨假体设计来处理胫骨上端。接下来的流程同常规手术。对于非骨水泥型假体，可将确定好的假体直接置入。对于骨水泥型假体，需在冲洗骨面并清理残渣后，用骨水泥将假体固定。在计算机中可以看到并记录最终结果。记录最终的运动学，并对运动的范围、冠状面畸形、稳定性和髌骨轨迹进行评估。

因此，CAOS在手术的每一个阶段都有帮助，包括术前运动学分析、每一步术中指导和术后运动学分析，使外科医生能够立即客观地记录手术结果。它在复杂的膝关节手术中更有帮助，如骨性标志缺失、创伤后畸形愈合、骨缺损和复杂的畸形等。医生必须做合理的术前计划，因为计算机只会显示正在做的事情，但外科医生必须知道自己的目标。

提示和技巧

- 全膝关节置换术的手术目的是实现稳定、平衡、力线和功能良好的膝关节。它要求假体位置准确，并实现良好的软组织平衡
- 研究证明，理想的生物力学轴和旋转轴是很难明确的，在常规手术中实现则更为困难
- 通过使用计算机导航，医生可以在显示屏上看到截骨的角度，或者假体的位置
- 计算机辅助导航的一个主要优点是，在操作过程中可以看到准确的结果，并能纠正过程中的任何错误
- 在一些研究中，CAOS的使用也被证明可以减少失血量
- 尽管导航手术有很多优势，但外科医生是手术中最重要的环节。计算机只会告诉外科医生要做什么，这一目标还要靠外科医生去实现

参考文献

1. Deakin AH, Basanagoudar PL, Nunag P, Johnston AT, Sarungi M. Natural distribution of the femoral mechanical-anatomical angle in an osteoarthritic population and its relevance to total knee arthroplasty. Knee 2012;19(2):120–123 10.1016/J.KNEE.2011.02.001

2. Deep K, Eachempati KK, Apsingi S. The dynamic nature of alignment and variations in normal knees. Bone Joint J 2015;97-B(4):498–502 10.1302/0301-620X.97B4.33740

3. Deep K, Picard F, Clarke JV. Dynamic knee alignment and collateral knee laxity and its variations in normal humans. Front Surg 2015;2:62 10.3389/fsurg.2015.00062

4. Deep K, Picard F, Baines J. Dynamic knee behaviour: does the knee deformity change as it is flexed-an assessment and classification with computer navigation. Knee Surg Sports Traumatol Arthrosc 2016;24(11):3575–3583

5. Goudie S, Deep K. Collateral soft tissue release in primary total knee replacement. Comput Aided Surg 2014;19(1–3):29–33 10.3109/10929088.2014.889212 [Internet]

6. Deep K. Collateral ligament laxity in knees: what is normal? Clin Orthop Relat Res 2014;472(11):3426–3431

7. Hetaimish BM, Khan MM, Simunovic N, Al-Harbi HH, Bhandari M, Zalzal PK. Meta-analysis of navigation vs conventional total knee arthroplasty. J Arthroplasty 2012;27(6):1177–1182

8. Lee D-H, Park J-H, Song D-I, Padhy D, Jeong W-K, Han S-B. Accuracy of soft tissue balancing in TKA: comparison between navigation-assisted gap balancing and conventional measured resection. Knee Surg Sports Traumatol Arthrosc

2010;18(3):381–387

9. Mason JB, Fehring TK, Estok R, Banel D, Fahrbach K. Meta-analysis of alignment outcomes in computerassisted total knee arthroplasty surgery. J Arthroplasty 2007;22(8):1097–1106

10. Cheng T, Zhao S, Peng X, Zhang X. Does computer-assisted surgery improve postoperative leg alignment and implant positioning following total knee arthroplasty? A meta-analysis of randomized controlled trials? Knee Surg Sports Traumatol Arthrosc 2012;20(7):1307–1322

11. Kim YH, Kim JS, Choi Y, Kwon OR. Computer-assisted surgical navigation does not improve the alignment and orientation of the components in total knee arthroplasty. J Bone Joint Surg Am 2009;91(1):14–19

12. Sharkey PF, Hozack WJ, Rothman RH, Shastri S, Jacoby SM. Insall Award paper. Why are total knee arthroplasties failing today? Clin Orthop Relat Res 2002;(404):7–13

13. Delaunay C, Hamadouche M, Girard J, Duhamel A; SoFCOT Group. What are the causes for failures of primary hip arthroplasties in France? Clin Orthop Relat Res 2013;471(12):3863–3869

14. Jeffery RS, Morris RW, Denham RA. Coronal alignment after total knee replacement. J Bone Joint Surg Br 1991;73(5):709–714

15. Rebal BA, Babatunde OM, Lee JH, Geller JA, Patrick DAJ Jr, Macaulay W. Imageless computer navigation in total knee arthroplasty provides superior short term functional outcomes: a meta-analysis. J Arthroplasty 2014;29(5):938–944

16. Choong PF, Dowsey MM, Stoney JD. Does accurate anatomical alignment result in better function and quality of life? Comparing conventional and computerassisted total knee arthroplasty. J Arthroplasty 2009;24(4):560–569

17. Khakha RS, Chowdhry M, Sivaprakasam M, Kheiran A, Chauhan SK. Radiological and functional outcomes in computer assisted total knee arthroplasty between consultants and trainees - A Prospective Randomized Controlled Trial. J Arthroplasty 2015;30(8):1344–1347

18. Alcelik IA, Blomfield MI, Diana G, Gibbon AJ, Carrington N, Burr S. A comparison of short-term outcomes of minimally invasive computer-assisted vs minimally invasive conventional instrumentation for primary total knee arthroplasty: a systematic review and metaanalysis. J Arthroplasty 2016;31(2):410–418

19. Dillon JM, Clarke JV, Kinninmonth A, Gregori A, Picard F. Dynamic functional outcome assessment in navigated TKR using gait analysis. J Bone Joint Surg 2008;90-B:567

20. NJRR A. Australian National Joint Registry. Annual report 2016: 52-67

21. Kalairajah Y, Simpson D, Cossey AJ, Verrall GM, Spriggins AJ. Blood loss after total knee replacement: effects of computer-assisted surgery. J Bone Joint Surg Br 2005;87(11):1480–1482

22. Kalairajah Y, Cossey AJ, Verrall GM, Ludbrook G, Spriggins AJ. Are systemic emboli reduced in computerassisted knee surgery?: A prospective, randomised, clinical trial. J Bone Joint Surg Br 2006;88(2):198–202

23. Stulberg SD. Computer navigation as a teaching instrument in knee reconstruction surgery. J Knee Surg 2007;20(2):165–172

24. Picard F, Moholkar K, Gregori A, Deep K, Kinninmonth A. (vii) Role of Computer Assisted Surgery (CAS) in training and outcomes. Orthop Trauma 2014;28(5):322–326

25. Smith BRK, Deakin AH, Baines J, Picard F. Computer navigated total knee arthroplasty: the learning curve. Comput Aided Surg 2010;15(1–3):40–48

26. Gofton W, Dubrowski A, Tabloie F, Backstein D. The effect of computer navigation on trainee learning of surgical skills. J Bone Joint Surg Am 2007;89(12):2819–2827

27. Bauwens K, Matthes G, Wich M, et al. Navigated total knee replacement. A meta-analysis. J Bone Joint Surg Am 2007;89(2):261–269

28. Harvie P, Sloan K, Beaver RJ. Computer navigated total knee arthroplasty: aspects of a single unit's experience of 777 cases. Comput Aided Surg 2011;16(4):188–195

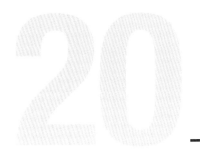

全膝关节置换术中的"限制"

作者　Harish Bhende，Alex Mundampalli，Mandar Shaha
译者　孟德轩　审校　李　杨

引言

在经典力学中，"限制"被定义为对一个物体自由运动的约束。反映在人类行为时，剑桥词典将其定义为"通过将你限制在特定范围内来控制你的行为"。

人类正常的膝关节体现了肌肉韧带限制和关节活动度之间的理想组合。关节炎导致软骨、骨、韧带和关节囊结构的逐渐破坏，打破了这种平衡。活动受到限制，肌肉骨骼的稳定性也开始受到影响。当外科医生置入人工膝关节假体时，必须决定如何正确组合限制性和活动度，以试图还原正常人膝关节的功能。因为置入假体需要切除或松解部分韧带，使得医生的判断变得更加困难。这就改变了膝关节原有的生物力学特性。尽管全膝关节置换术（TKA）显示出总体良好的效果，但置换术后的运动学与正常人膝关节的运动学仍然有很大的不同[1, 2]。外科医生必须评估关节炎对软组织结构（韧带和关节囊结构）的损害程度。医生必须平衡和重建这些结构，或用人工假体设计中的限制结构取代。内在限制性少的膝关节假体必须依靠软组织来保证其稳定性，这可以减少假体上的压力。在软组织受损的情况下，假体必须有更强的限制性来保证关节的稳定，这将导致假体承受更大的压力，并增加植入物松动的可能性。外科医生的难题是在不影响膝关节稳定性的前提下，选择限制性尽可能少的假体。

如果外科医生在判断软组织和假体限制结构之间的平衡方面的评估是错误的，就会出现膝关节假体不稳定。关节炎患者膝关节的肌肉韧带限制能力有限，进而导致不稳定，成为TKA失败的一个重要原因。在最近的2份报告中，对近500例失败的TKA进行了回顾，在所有膝关节翻修术中，近25%是由不稳定导致的[3~5]。在这种情况下，"限制"可以定义为膝关节植入物设计的改进，在软组织结构缺损的情况下，为关节置换术后的膝关节提供了必要的稳定性。有不同限制程度的植入物可供选择。确定必要的限制程度是一个挑战。为了稳定性而增加限制程度也会限制关节的整体活动度。增大的压力可能会导致聚乙烯垫片的腹侧在组配式胫骨假体上的磨损，或增加植入物松动的风险，从而最终导致失败。

限制性的设计应考虑到软组织不对称或缺损的程度、畸形的严重程度、骨缺损的大小，并且应尽量减少对假体界面力的传导。

分类

全膝关节置换术（TKA）的限制性结构大致可分为以下几类。

- 非限制性/部分限制性假体
  - 后交叉韧带（PCL）保留型假体
  - 后交叉韧带（PCL）替代型假体
  - 内轴膝，"深碟"设计
- 髁限制性假体
- 铰链膝

一般来说，大多数初次TKA是在没有严重畸形、需要较少韧带平衡的膝关节上进行的。在这些病例中，采用PCL保留型假体就足够了。当畸形较大且软组织挛缩严重时，需要较多的软组织松解。在这种情况下，需要更高级别的限制。因此，应使用"深碟"设计或PCL替代型假体［后稳定型（PS）］。当侧副韧带受损或无法得到良好的平衡时，可使用髁限制性膝关节（CCK或TC-3）。这些假体可以抵抗膝关节的内外侧应力，且允许完全屈伸。

铰链设计和全限制设计适用于软组织情况差和骨缺损的情况，其指导思想是"以最小的限制获得最大的稳定性"。

非限制性

A.PCL保留型（CR）全膝关节置换术

PCL被认为是膝关节自体韧带限制中最重要的部分之一。在进行TKA时，保留完整的PCL的优势是通过使股骨在胫骨上适当后滚，改善运动学，从而增大膝关节的屈曲角度，而且可以保留股骨侧骨量，并且能保持关节的本体感觉。PCL保留型（CR）假体（与PS设计相比）的潜在好处还包括：减少髌骨并发症，增加股四头肌肌力，改善爬楼梯能力，保留本体感觉纤维，降低胫骨平台界面的剪切力，减少股骨侧的截骨量，并保留更接近正常的膝关节运动学。此外，CR假体避免了PS假体设计中可能出现的胫骨立柱-凸轮撞击及胫骨立柱脱位的情况。

潜在的缺点包括纠正膝关节屈曲畸形的能力

有限，以及术后PCL可能会变松弛，导致膝关节生物力学改变。有报告显示，由于保留的PCL张力不同，导致股骨前滚的反常运动[6]。CR膝关节需要相对较平的胫骨表面，完整的PCL以实现股骨后滚。股骨与胫骨的一致性会下降。因为胫骨的截骨水平不能过低，因此与PS假体相比，CR假体的垫片也会更薄。上述两点，有可能增加聚乙烯的磨损，导致接触应力增加。

B.后稳定型（PS）全膝关节置换术

这种TKA假体的设计包括一个带有立柱的聚乙烯垫片以及带有髁间窝凸轮的股骨假体，它在预设的屈曲位置上啮合，防止股骨前移。通常被称为"第三髁"，当进一步屈曲时，这个接触点会使股骨后滚（图20.1）。这些设计还包括"深碟"状的关节面，这增加了顺应性。前后稳定性和侧向稳定性都通过凸轮-立柱结构得到改善。

这种膝关节假体的潜在优点是适当地应用机械限制，按照假体的设计进行固定可以得到可预测的后滚。更好的顺应性和更厚的垫片可能会减少聚乙烯磨损。在PS假体中，稳定性并不依赖于PCL的功能。软组织平衡相对容易，因为外科医生可以完全切除PCL，只需关注内外侧的平衡性。在矫正各种畸形方面也更有优势，

通过切除挛缩的PCL，更容易矫正严重的屈曲畸形，提高重建膝关节运动学的可能性，并改善关节活动度。

同时，它们的缺点是增加股骨的截骨量，特别是在髁间窝区域。如果胫骨和股骨假体的旋转不匹配，则有可能出现凸轮-立柱的撞击，并增加垫片立柱的磨损。

C.内轴膝假体，"深碟"设计

20世纪90年代末，基于对膝关节运动学更深入广泛的理解，提出了"内轴膝"的概念。膝关节运动时内侧间室是相对静止的，类似于球窝关节，而外侧髁在膝关节屈曲时围绕内侧髁的中心做前后方向的弧形运动[7、8]（图20.2a）。对正常人膝关节的体内透视分析证明，内侧间室比外侧间室更稳定，产生"以内侧为轴"的运动[7]。因此，可能不仅要再现股骨后滚，也要再现内轴运动，这一点很重要，因为反常的前滑和前滚不是生理性运动。这种情况有时会发生在CR假体和PS假体中。

该设计包括一个不对称的胫骨侧假体，内侧间室的一致性较高而外侧间室的一致性较低。这导致外侧间室的平移不受限，而前后运动在高一致性的内侧间室受到限制，形成一个球窝样的关

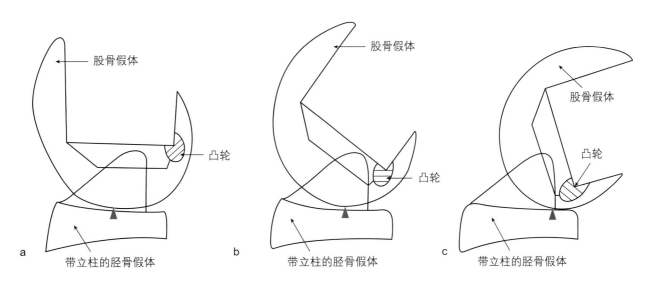

图20.1 （a）后稳定型（PS）膝关节假体在伸直位的示意图。（b）PS膝关节假体在60°～70°屈曲位的示意图，显示凸轮的接合。（c）PS膝关节假体屈曲超过70°时的示意图。凸轮的接合继续使股骨后滚。股骨和胫骨之间的接触点已向后移

节结构（图20.2b，c）。类似的概念也应用在单半径膝关节（Scorpio，Zimmer）假体中，其股骨假体的弧度是单一半径的，在活动时内侧有很高的一致性；这样，股骨假体不会像PS假体那样后滚，股四头肌肌力提升，尤其是在膝关节的屈曲早期。在这种设计中，前后稳定性是通过聚乙烯垫片凸起的前后唇实现的，这也能进一步减少股骨髁抬高的可能性[9]。这种设计更好地模仿了正常的膝关节运动，以增加稳定性、减少磨损。来自Beth Israel医学中心的Harwin和Kester已经报道了良好的中期临床和放射学结果[9]。

对于内轴膝假体，有一个问题难以回答。正常人膝关节的螺旋归位机制，即关节的轴向旋转，需要完整的前后韧带。在所有的膝关节置换术中，前交叉韧带（ACL）都会被切除，部分PCL也会被切除。在没有这些韧带的情况下，很难解释股骨髁旋转的变化。因此，这种理论上看起来不错的内轴膝概念在关节置换术中还并未流行起来。

髁限制性（内翻/外翻限制）

该设计在胫骨聚乙烯侧加入了一个大的金属加固立柱，它啮合在股骨髁间的深凹槽中。

这提供了更强的冠状面（内翻/外翻）稳定性，因为更高更宽的立柱限制了内外翻活动（图20.3）。跳跃高度的增加使得矢状面的稳定性更好。胫骨延长杆有助于传递假体上因限制加强而增加的压力。由于这类假体常用于翻修或复杂病例，所以它们也可以加用金属垫块来填补骨缺损。目前市面上可用的此类假体有Total Condylar III（DePuy），髁限制性膝关节假体（CCK），Legion（Smith&Nephew）等。

常见的使用情况如下。

- 侧副韧带功能缺陷
- 严重的外翻畸形
- 骨缺损
- PS假体置入后，出现无法接受的屈伸间隙不平衡
- TKA翻修术

缺点包括以下几点。

- 更多的骨丢失
- 无菌性松动的概率更大
- 胫骨延长杆断裂
- 复发性不稳定

Lachiewicz和Soileau对内侧副韧带（MCL）无力的严重外翻膝关节和难以平衡的严重固定屈曲畸形（FFD）膝关节使用CCK假

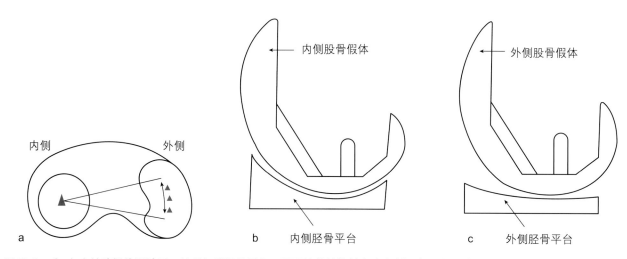

图20.2 （a）内轴膝假体设计图：从顶部看胫骨平台。股胫关节的接触点在内侧不变，但在外侧滑行。（b）内轴膝假体设计图：一致性很高的内侧间室（圆形股骨髁），防止了前向滑行。（c）内轴膝假体设计图：外侧间室圆形股骨在相对平的胫骨上，可以进行前后滑行或回滚活动

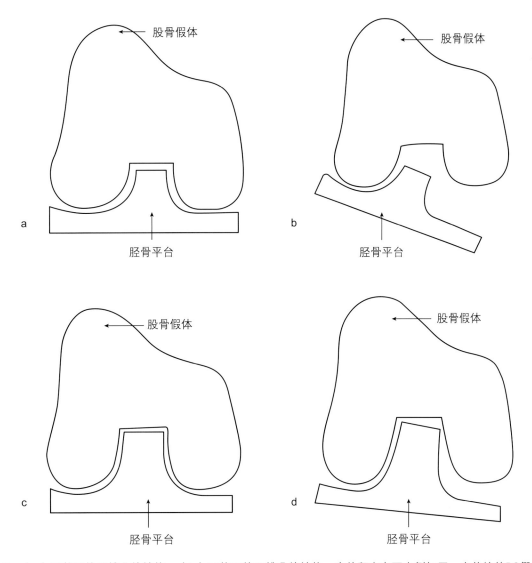

图20.3 （a）冠状面的凹槽凸轮结构。（b）冠状面的凹槽凸轮结构，在外翻应力下内侧打开，在传统的PS假体中，这种结构无法预防这种不稳定。（c）冠状面上典型的TC-3或CCK设计，有更深更宽的股骨凹槽和更高的胫骨立柱。（d）CCK设计有更高的胫骨立柱和更深的股骨凹槽，可以防止在外翻/内翻应力下，冠状面完全开口（与图b的膝关节不同）

体进行初次置换[10]。在10年的随访中，54例膝关节置换后只有2例膝关节需要翻修。

限制性铰链型/旋转铰链型

这些膝关节使用单平面铰链设计，来禁止旋转运动。新型的旋转铰链是用轴实现胫骨与股骨侧连接的，它限制了外翻/内翻和平移，并允许一定程度的内外旋。这种膝关节利用长柄来分散应力。如果没有髓内延长杆，就不应该使用铰链

式膝关节设计，因为它能沿着骨骼的方向分散应力，减少松动的机会。严重的侧副韧带不稳定和严重的骨缺损是这种膝关节假体的适应证。膝关节周围的肿瘤切除重建也需要这种假体。

Petrou等对100个旋转铰链假体进行了11年的随访，显示91%的病例效果良好或优异[11]。15年的假体生存率为96%。4例失败的原因分别为：1例髁上骨折、1例脱位和2例深部感染。正如在铰链设计中所看到的，截骨量的增加、无菌性松动、异常破损和脱位的风险仍然存在。

在全膝关节置换术中使用"限制"的原则

尽管常规的膝关节置换手术可以根据外科医生的偏好使用任何假体来完成，但仍可以制定一个可能的参考原则。

- 畸形程度有多大？
  - 在15°的内翻，10°的屈曲畸形，以及10°的外翻以内：可以使用CR假体或PS假体
  - 15°~30°内翻，10°~30°固定屈曲畸形（FFD），以及10°~20°外翻：膝关节畸形程度更大时，患者需要更多的软组织松解，用PS假体可能更好。松解PCL可以使外科医生更好地纠正FFD和内翻畸形。然而，在这一点上，术者的偏好所带来的差异非常大。一些术者选择在所有病例中只用CR假体或只用PS假体，而另一些术者则会根据病例的复杂程度使用这两种中的一种，这是一种理念上的差异
  - 内翻超过30°，FFD超过30°，外翻超过20°：可能需要使用内翻/外翻限制性膝关节假体。过度畸形可能伴随着更多的韧带损伤，可能不适合手术矫正，需要用到更多的限制性假体，如TC-3或CCK假体。遇到这些病例时，应准备好这些假体
- 骨缺损的程度有多少？
  - 当骨缺损较少时（＜5 mm），可以在胫骨截骨时将其去除，CR假体或PS假体都可以使用
  - 当骨缺损达到5~10 mm时，则有必要对缺损的部位进行重建，可以用骨水泥、自体骨移植或金属垫块来完成。这种骨缺损也意味着PCL挛缩，可能需要对其进行松解以平衡膝关节。这时，PS假体可能是更好的选择
  - 当骨缺损超过10 mm时，可能需要使用带有填充块和髓内延长杆的PS假体。如果韧带受损或被拉伸得很严重，可能需要使用限制性更强的假体，如TC-3或CCK（一种内外翻限制性膝关节假体）
  - 当骨缺损超过15~20 mm，并且2个侧副韧带都过度拉伸或受损时，则需要准备好铰链膝关节假体
- 特别注意
  - 以前有关节内/关节外骨折或胫骨高位截骨术（post-high tibial osteotomy，HTO）后的膝关节：既往的损伤导致了骨缺损、畸形和韧带挛缩。取出植入物也可能引起软组织进一步损伤。虽然在这种情况下可以使用初次的CR假体或PS假体，但应该准备一个限制性假体备用，如TC-3或CCK
  - 伴有骨质疏松的严重类风湿性关节炎（rheumatoid arthritis，RA）：除了存在严重的畸形外，这类病例在术中出现并发症的风险较高，如韧带撕脱或股骨髁骨折。骨质比挛缩的软组织还要软。术者会倾向于少松解软组织以保持其完整性，再加上在复位时稍微用力，很可能导致韧带断裂或韧带附着处的骨撕脱。因此，在术中需要准备好TC-3或CCK假体作为备用方案
  - 既往做过髌骨切除术的患者：应该使用PS假体，因其可以增强股四头肌的功能，并改善它的活动
  - TKA翻修术，肿瘤切除术后的关节置换术：由于韧带附着处存在骨缺损，膝关节会非常不稳定。术者在进行这类膝关节置换时，必须准备旋转铰链假体或有内在铰链的肿瘤型假体

提示和技巧

- 在关节炎的范畴内，"限制"一词被定义为关节自由活动受限和肌肉骨骼的稳定性受到影响
- 外科医生必须在以下二者之间做出决定：平衡和重建软组织的限制性或用假体设计中的人工限制结构取代它们
- 内部限制结构最少的膝关节假体必须依靠软组织来保证其稳定性。这就减少了假体上的应力。在软组织受损的情况下，假体必须有更多的限制性结构来提供关节稳定性

参考文献

1. Freeman MA, Pinskerova V. The movement of the normal tibio-femoral joint. J Biomech 2005;38(2):197–208

2. Dennis DA, Komistek RD, Colwell CE Jr, et al. In vivo anteroposterior femorotibial translation of total knee arthroplasty: a multicenter analysis. Clin Orthop Relat Res 1998;(356):47–57

3. Callaghan JJ, O'rourke MR, Saleh KJ. Why knees fail: lessons learned. J Arthroplasty 2004;19(4, Suppl 1): 31–34

4. Vince KG, Abdeen A, Sugimori T. The unstable total knee arthroplasty: causes and cures. J Arthroplasty 2006;21(4, Suppl 1):44–49

5. Parratte S, Pagnano MW. Instability after total knee arthroplasty. J Bone Joint Surg Am 2008;90(1):184–194

6. Donadio J, Pelissier A, Boyer P, Massin P. Control of paradoxical kinematics in posterior cruciate-retaining total knee arthroplasty by increasing posterior femoral offset. Knee Surg Sports Traumatol Arthrosc 2015;23(6):1631–1637

7. Atzori F, Salama W, Sabatini L, Mousa S, Khalefa A. Medial pivot knee in primary total knee arthroplasty. Ann Transl Med 2016;4(1):6

8. Omori G, Onda N, Shimura M, Hayashi T, Sato T, Koga Y. The effect of geometry of the tibial polyethylene insert on the tibiofemoral contact kinematics in Advance Medial Pivot total knee arthroplasty. J Orthop Sci 2009;14(6):754–760

9. Harwin SF, Kester M. Single radius total knee arthroplasty: PCL sacrifice without substitution yields excellent outcomes minimum 8-year follow-up. Surg Technol Int 2010;19:191–198

10. Lachiewicz PF, Soileau ES. Ten-year survival and clinical results of constrained components in primary total knee arthroplasty. J Arthroplasty 2006;21(6):803–808

11. Petrou G, Petrou H, Tilkeridis C, et al. Medium-term results with a primary cemented rotating-hinge total knee replacement. A 7- to 15-year follow-up. J Bone Joint Surg Br 2004;86(6):813–817

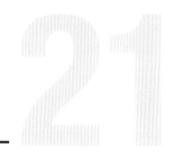

从膝关节单髁置换术到全膝关节置换术的翻修

作者　Rajiv Thukral，S. K. S. Marya
译者　王鑫光　　审校　李　杨

引言

　　膝关节单髁置换术（unicompartmental knee arthroplasty，UKA）展现出了良好的术后疼痛缓解和功能恢复。在对符合条件的单纯单髁骨关节炎患者的前瞻性系列研究中发现，15年随访的假体生存率接近90%[1~3]。在满足严格的纳入标准和排除标准的患者中，最佳的结果已得到证实[4, 5]，同时在合并其他间室病变[6, 7]、年龄更小[8]和前交叉韧带（ACL）功能不全[9]的患者中，中期随访也显示出了良好的结果。UKA是一种延时性的手术[10]，可以将全膝关节置换的时间推迟大约10年。

　　UKA的手术技术非常严格，如果不遵守操作原则，可能会发生早期失败。瑞典和芬兰注册中心的综述证实，UKA术后良好的长期结果与该中心进行的UKA数量有关[11, 12]。往往在术后8～10年间的结果非常好，但在15年时却表现出令人沮丧的失败率[13]。来自瑞典膝关节置换注册中心（1975～1995年）的数据表明[14]，UKA并不是很成功，因此研究人员得出结论，尽管UKA是一种安全的初次手术，具有较好的患者满意度、疼痛缓解和关节活动度，但是一旦失败，还是应该翻修为全膝关节置换术（TKA）来保证良好的结果。

　　导致UKA失败的因素有很多。有些与假体相关的因素，包括设计、材料、固定机制和假体稳定性；另外也有与患者相关的因素，包括不合适或者扩大的适应证、其他间室的骨关节炎进展、漏诊或误诊的炎症性关节炎及高强度的生活方式；除此之外，还有很多与手术相关的因素，如手术技术使用不当、违反UKA手术原则、术中骨折、术中交叉韧带损伤或关节软骨损伤、漏诊膝内翻的单髁关节炎病例中的髋关节或踝关节致病因素等[3, 5, 15, 16]。

UKA术后的手术并发症包括感染、活动垫片脱出、脱位、胫骨平台骨折、股骨髁坏死、假体松动、骨溶解等[5, 6, 11, 12, 17]，这些都是翻修的指征。这些并发症大部分是可以预防的，依赖于合适的手术适应证选择和精细的手术操作[1, 2]。

适应证

已被广泛报道的UKA失败的原因包括：聚乙烯垫片磨损和断裂、对侧骨关节炎进展（图21.1）、垫片脱位、假体对线不良（图21.2）、无菌性松动、感染、胫骨平台骨折（图21.3）、活动受限和不明原因的剧烈疼痛[18, 19]。

聚乙烯垫片磨损、断裂与老式的聚乙烯设计及使用薄的聚乙烯垫片相关，尤其常见于固定平台假体，但这种并发症目前已十分罕见[20]。

对侧间室的关节炎进展是UKA失败的另一个原因（见图21.1），其发生可能是由于过度矫正力线或未排除炎症性关节炎。更好地理解UKA运动学，避免内翻（或外翻）力线的过度矫正，能够显著降低这一并发症的发生率[21, 22]。

垫片脱位是活动平台假体的特有并发症，据报道，其发生率为2.1%～9.1%[23, 24]。尽管大多数的垫片脱位可以通过闭合复位或开放复位解决，垫片也可以更换或不更换[19, 25]，但这一并发症仍占所有活动平台UKA翻修原因的1/3[26]。

其他的翻修原因，比如任何一个假体的松动、假体周围感染和明显的ACL撕裂发生的概

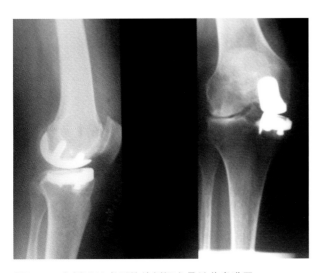

图21.1　内侧UKA术后的外侧间室骨关节炎进展

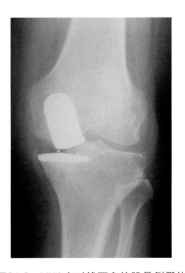

图21.2　UKA中对线不良的股骨侧假体

率要低得多（1%～2%）[27]。在美国进行的一
项多中心研究发现[28]，从初次UKA到翻修成
TKA之间，平均时间为7.1个月，假体松动和其
他间室关节炎进展是翻修的主要原因。研究人
员发现，UKA翻修后的患者在临床和功能上表
现良好，其再次翻修率与初次TKA相当，并且
明显优于TKA翻修后的再次翻修率，因此得出
结论：UKA可以成功翻修并取得良好的结果。
Khan等[29]的另一项研究证实，在201例从失
败的UKA翻修到TKA的患者中，26%的患者需
要植骨，同样数量的患者需要某种形式的胫骨
侧加强（通常是延长杆），只有8%的患者需要
TKA翻修假体。根据他们基于英国注册中心的
研究发现，将UKA翻修成TKA所面临的技术难
度是很小的，合适的术前规划可以预防术中问
题的发生。

　　无论首次手术是UKA还是TKA，感染、胫
骨骨折（见图21.3）、术后持续疼痛和僵硬都是
翻修的原因。法国一项关于UKA术后无菌性松
动的回顾性研究[30]也证实，翻修为TKA是一个
很好的选择，在术后早期和中期都有很好的结
果，但如果对患者进行严格的选择，局部翻修
或使用另一个UKA进行翻修也是一种选择。但
总之，当UKA失败时需要进行翻修。

　　幸运的是，对于最终失败的UKA，翻修为
TKA是相对容易的。取出松动的UKA假体并
不困难，而且不会留下较大的骨缺损（不像失
败的TKA翻修那样），因此可以再置入常规的
TKA假体[27~29]。对于固定良好的UKA，由于
对侧间室关节炎的进展而行翻修也是相对容易
的，尽管有时胫骨侧假体需要一些加强措施来
重建骨缺损，或者使用延长杆跨过缺损范围。

　　与胫骨近端截骨术后的翻修不同，UKA失
败后翻修成TKA的预后与因骨关节炎进行初次
TKA的预后几乎是相同的。Foong和Lo[31]统计
了这两组患者术后6个月和2年时的36项健康调查
简表（36-Item Short Form Health Survey，SF-

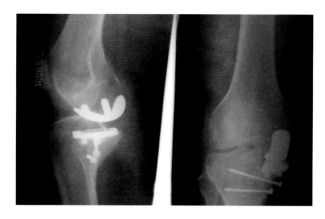

图21.3　UKA术中和术后胫骨平台骨折导致的早期失败

36）评分、牛津大学膝关节评分（Oxford Knee
Score，OKS）和膝关节评分（KSS），发现并
没有差异，因此得出结论：UKA翻修术后并不
需要更长的康复时间去获得令人满意的功能。

　　然而，爱尔兰一项针对UKA失败后翻修的研
究发现，接近一半的翻修手术都是比较复杂的，
其术后结果也不如初次TKA那样令人满意[32]。
同样，Jarvenpaa等[33]对初次TKA患者和从
UKA失败翻修为TKA的患者进行了10年随访比
较，发现UKA翻修患者比初次TKA患者术后满
意度更低，活动度也更差。

　　从UKA到TKA的翻修中遇到的技术难题是
如何正确填补所有的骨缺损，以确保在截骨时不
会出现对线异常，使假体可以放在完美的位置，
并防止韧带失衡。计算机导航可以为这些问题提
供一个简单的解决方案，使其获得与初次TKA
相似的术后结果。在UKA翻修为TKA的术中使
用计算机导航，有助于控制假体位置、恢复机械
轴对线和韧带平衡。Chatain等[34]发现，使用这
种技术进行的UKA翻修获得了与初次TKA相似
的令人满意的临床结果。

技术

　　一旦确定UKA失败需要翻修成TKA，就需
要使用标准的手术技术。步骤如下。

术前

- 如有条件，请拍摄标准的负重位双膝正位X线片
- 临床和实验室检查排除感染
- 麻醉前检查
- 签署知情同意书，详细说明可能需要使用垫块和（或）延长杆

术中

- 麻醉后仰卧位，术区暴露
- 皮肤正中切口（前次UKA的内侧微创皮肤切口与当前切口之间应保持较宽的间隔）（图21.4）
- 术中需采集关节液拭子（图21.5）

- 标准髌旁内侧入路暴露关节（图21.6）
- 根据需要，通过切除交叉韧带、半月板和最小限度的软组织松解，充分暴露股骨髁和胫骨平台（图21.7）。由于交叉韧带往往是损伤或失效的，所以倾向于使用交叉韧带替代型TKA假体

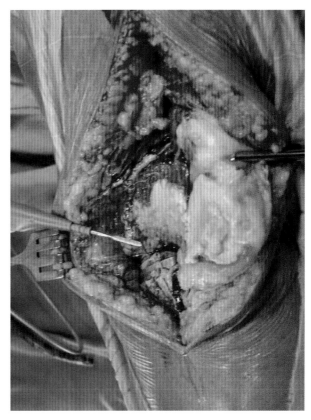

图21.6 髌旁内侧入路暴露关节

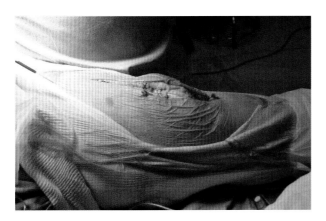

图21.4 膝前正中切口

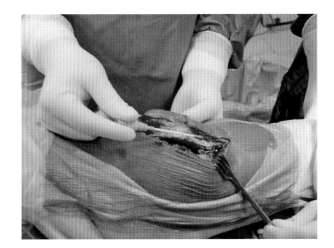

图21.5 关节液拭子

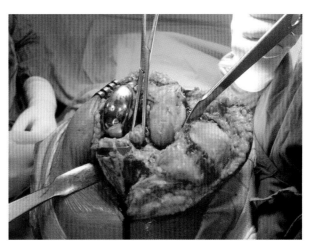

图21.7 松解前交叉韧带

- 轻柔地取出股骨和胫骨侧的UKA假体，确保最少量的骨丢失并保留TKA假体置入所需的骨结构（图21.8）
- 使用标准的髓外力线杆进行胫骨准备（在进行胫骨近端截骨时，使用磨损的对侧胫骨平台作为参考，进行最少量的截骨）（图21.9）
- 确定胫骨缺损的深度和范围，在骨水泥、骨移植、垫块中决定使用哪种或哪几种结合的方式来重建缺损。通常，胫骨侧假体需要使用垫块和短的延长杆来跨过骨缺损区域，以保证理想的力线（图21.10）
- 使用标准的截骨导板（使用前参考导板预防切迹）进行股骨准备，参考通髁线和Whiteside线（而不是后髁连线）以及使用间隙平衡技术来控制假体旋转（图21.11）
- 确定股骨缺损的深度和范围，在骨水泥、骨移植、垫块中决定使用哪种或哪几种结合的方式来重建缺损。通常，股骨假体不需要使用垫块，但要格外注意避免内旋
- 平衡间隙并做适当的软组织松解（如有必要）
- 必须安放试体进行测试（加用合适的垫块和延长杆），再次检查间隙、力线、平衡和髌骨轨迹（图21.12）

- 然后使用骨水泥置入最终假体，在冲洗、止血和伤口缝合前再次检查平衡和轨迹（图21.13）

术后管理

- 抗生素预防感染、预防深静脉血栓、活动和负重的康复方案均与初次TKA一致
- 站立位膝关节正侧位X线片（最好是正位X线片）

结论

UKA在降低死亡率、加速康复、提高功能和活动范围等方面，比TKA有明显的优势，新型的假体设计也为假体长期生存率提供了可能，当失败时翻修成TKA也相对容易，此外，其优势还包括更少的骨丢失、更短的住院时间和更低的术后并发症发生率等。然而，从长期结果来看，TKA在临床和功能表现上要优于UKA。在过去10年中，来自世界各地的一系列前瞻性病例对照研究反复表明，UKA失败后翻修成TKA与初次TKA相比，在术后即刻、早期或中期的疼痛缓解或功能改善方面的结果并无显著差异[28, 29, 32, 35, 36]。但当UKA因为对侧骨关节炎进展、垫片磨损、假体松动、活动受限、垫片脱出（活动平台设计的UKA中）、不明原因的疼痛等而发生失败时，因

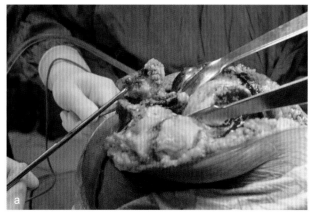
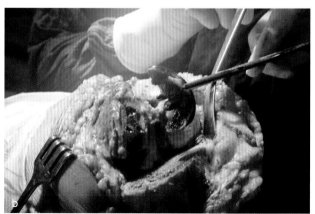

图21.8　轻柔地取出股骨和胫骨侧的UKA假体

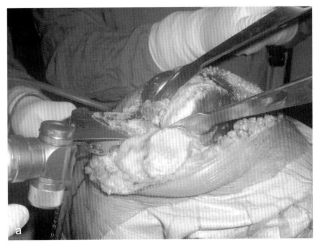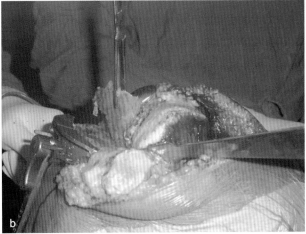

图21.9　用髓外力线杆进行胫骨侧截骨

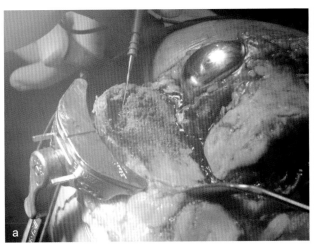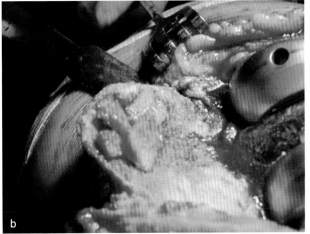

图21.10　判断和处理胫骨缺损

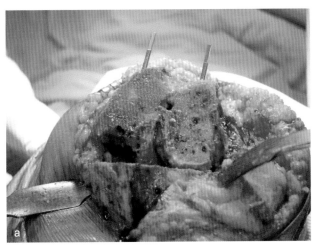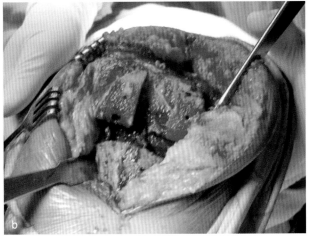

图21.11　准备股骨表面，并平衡屈伸间隙

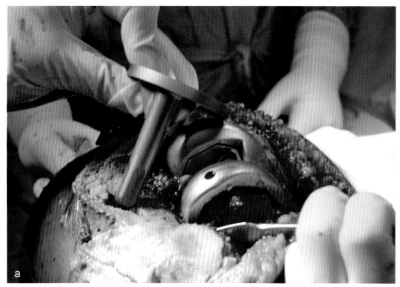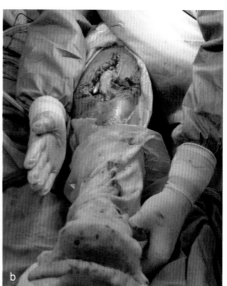

图21.12　安放带有延长杆的胫骨试体，检查力线

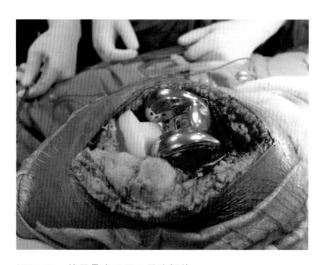

图21.13　使用骨水泥置入最终假体

为将UKA翻修成TKA的手术技术相对简单，且术后效果也较好，所以医生的翻修指征也会放得更低，但随之而来的是较高的再手术率。

翻修术中必须注意确保所有骨缺损的充分重建，以提供合适的假体位置和稳定的固定，从而确保取得可媲美初次TKA的令人满意的长期结果。其中，使用计算机导航和胫骨侧增强垫块是具备优势的。

提示和技巧

- 膝关节单髁置换术在疼痛缓解和功能恢复方面已显示出良好的效果
- 膝关节单髁置换术是一种延时性的手术，可以将全膝关节置换术的时间推迟大约10年
- 膝关节单髁置换术的手术过程在技术上是非常严格的，如果不遵守操作原则，可能会发生早期失败
- 导致膝关节单髁置换术失败的假体方面的因素包括假体设计、材料、固定机制和假体的稳定性
- 手术技术使用不当、违反膝关节单髁置换术手术原则、术中骨折、术中交叉韧带损伤或关节软骨损伤、漏诊，尤其是在漏诊继发性膝内翻的病例中髋关节或踝关节的致病因素，也都会导致膝关节单髁置换术的失败和翻修

参考文献

1. O'Rourke MR, Gardner JJ, Callaghan JJ, et al. The John Insall Award: unicompartmental knee replacement: a minimum twenty-one-year followup, end-result study. Clin Orthop Relat Res 2005;440(440):27–37

2. Deshmukh RV, Scott RD. Unicompartmental knee arthroplasty: long-term results. Clin Orthop Relat Res 2001; (392):272–278

3. Squire MW, Callaghan JJ, Goetz DD, Sullivan PM, Johnston RC. Unicompartmental knee replacement. A minimum 15 year followup study. Clin Orthop Relat Res 1999; (367):61–72

4. Iorio R, Healy WL. Unicompartmental arthritis of the knee. J Bone Joint Surg Am 2003;85-A(7):1351–1364

5. Stern SH, Becker MW, Insall JN. Unicondylar knee arthroplasty. An evaluation of selection criteria. Clin Orthop Relat Res 1993; (286):143–148

6. Beard DJ, Pandit H, Ostlere S, Jenkins C, Dodd CAF, Murray DW. Pre-operative clinical and radiological assessment of the patellofemoral joint in unicompartmental knee replacement and its influence on outcome. J Bone Joint Surg Br 2007;89(12):1602–1607

7. Marya SKS, Thukral R. Outcome of unicompartmental knee arthroplasty in octogenarians with tricompartmental osteoarthritis: A longer followup of previously published report. Indian J Orthop 2013;47(5): 459–468

8. Pennington DW, Swienckowski JJ, Lutes WB, Drake GN. Unicompartmental knee arthroplasty in patients sixty years of age or younger. J Bone Joint Surg Am 2003;85-A(10):1968–1973

9. Engh GA, Ammeen D. Is an intact anterior cruciate ligament needed in order to have a well-functioning unicondylar knee replacement? Clin Orthop Relat Res 2004; (428):170–173

10. Engh GA. Orthopaedic crossfire-can we justify unicondylar arthroplasty as a temporizing procedure? in the affirmative. J Arthroplasty 2002; 17(4, Suppl 1) 54–55

11. Koskinen E, Paavolainen P, Eskelinen A, Pulkkinen P, Remes V. Unicondylar knee replacement for primary osteoarthritis: a prospective follow-up study of 1,819 patients from the Finnish Arthroplasty Register. Acta Orthop 2007;78(1):128–135

12. Dudley TE, Gioe TJ, Sinner P, Mehle S. Registry outcomes of unicompartmental knee arthroplasty revisions. Clin Orthop Relat Res 2008;466(7):1666–1670

13. Mont MA, Stuchin SA, Paley D, et al. Different surgical options for monocompartmental osteoarthritis of the knee: high tibial osteotomy versus unicompartmental knee arthroplasty versus total knee arthroplasty: indications, techniques, results, and controversies. Instr Course Lect 2004;53:265–283

14. Lewold S, Robertsson O, Knutson K, Lidgren L. Revision of unicompartmental knee arthroplasty: outcome in 1,135 cases from the Swedish Knee Arthroplasty study. Acta Orthop Scand 1998;69(5):469–474

15. Berger RA, Meneghini RM, Sheinkop MB, et al. The progression of patellofemoral arthrosis after medial unicompartmental replacement: results at 11 to 15 years. Clin Orthop Relat Res 2004; (428):92–99

16. Emerson RH Jr, Higgins LL. Unicompartmental knee arthroplasty with the oxford prosthesis in patients with medial compartment arthritis. J Bone Joint Surg Am 2008;90(1):118–122

17. Gioe TJ, Novak C, Sinner P, Ma W, Mehle S. Knee arthroplasty in the young patient: survival in a community registry. Clin Orthop Relat Res 2007;464(464): 83–87

18. Clement ND, Duckworth AD, MacKenzie SP, Nie YX, Tiemessen CH. Medium-term results of Oxford phase-3 medial unicompartmental knee arthroplasty. J Orthop Surg (Hong Kong) 2012;20(2):157–161

19. Vardi G, Strover AE. Early complications of unicompartmental knee replacement: the Droitwich experience. Knee 2004;11(5):389–394

20. Emerson RH Jr, Hansborough T, Reitman RD, Rosenfeldt W, Higgins LL. Comparison of a mobile with a fixedbearing unicompartmental knee implant. Clin Orthop Relat Res 2002; (404):62–70

21. Epinette JA, Brunschweiler B, Mertl P, Mole D, Cazenave A; French Society for Hip and Knee. Unicompartmental knee arthroplasty modes of failure: wear is not the main reason for failure: a multicentre study of 418 failed knees. Orthop Traumatol Surg Res 2012; 98(6, Suppl) S124–S130

22. Gleeson RE, Evans R, Ackroyd CE, Webb J, Newman JH. Fixed or mobile bearing unicompartmental knee replacement? A comparative cohort study. Knee 2004;11(5):379–384

23. Kim KT, Lee S, Park HS, Cho KH, Kim KS. A prospective analysis of Oxford phase 3 unicompartmental knee arthroplasty. Orthopedics 2007; 30(5, Suppl)15–18

24. Choy WS, Kim KJ, Lee SK, Yang DS, Lee NK. Mid-term results of oxford medial unicompartmental knee arthroplasty. Clin Orthop Surg 2011;3(3):178–183

25. Pandit H, Jenkins C, Gill HS, Barker K, Dodd CA, Murray DW. Minimally invasive Oxford phase 3 unicompartmental knee replacement: results of 1000 cases. J Bone Joint Surg Br 2011;93(2):198–204

26. Kim SJ, Postigo R, Koo S, Kim JH. Causes of revision following Oxford phase 3 unicompartmental knee arthroplasty. Knee Surg Sports Traumatol Arthrosc 2014;22(8):1895–1901

27. Barrett WP, Scott RD. Revision of failed unicondylar unicompartmental knee arthroplasty. J Bone Joint Surg Am

1987;69(9):1328–1335

28. Sierra RJ, Kassel CA, Wetters NG, Berend KR, Della Valle CJ, Lombardi AV. Revision of unicompartmental arthroplasty to total knee arthroplasty: not always a slam dunk! J Arthroplasty 2013; 28(8, Suppl)128–132

29. Khan Z, Nawaz SZ, Kahane S, Esler C, Chatterji U. Conversion of unicompartmental knee arthroplasty to total knee arthroplasty: the challenges and need for augments. Acta Orthop Belg 2013;79(6):699–705

30. Saragaglia D, Bonnin M, Dejour D, et al; French Society of Hip and Knee. Results of a French multicentre retrospective experience with four hundred and eighteen failed unicondylar knee arthroplasties. Int Orthop 2013;37(7):1273–1278

31. Foong WS, Lo NN. Rehabilitation outcomes following revision for failed unicompartmental knee arthroplasty. J Orthop 2014;11(3):145–149

32. Oduwole KO, Sayana MK, Onayemi F, McCarthy T, O'Byrne J. Analysis of revision procedures for failed unicondylar knee replacement. Ir J Med Sci 2010; 179(3):361–364

33. Järvenpää J, Kettunen J, Miettinen H, Kröger H. The clinical outcome of revision knee replacement after unicompartmental knee arthroplasty versus primary total knee arthroplasty: 8-17 years follow-up study of 49 patients. Int Orthop 2010;34(5):649–653

34. Chatain F, Denjean S, Delalande JL, Chavane H, Bejui-Hugues J, Guyen O. Computer-navigated revision total knee arthroplasty for failed unicompartmental knee arthroplasty. Orthop Traumatol Surg Res 2012;98(6): 720–727

35. Miller M, Benjamin JB, Marson B, Hollstien S. The effect of implant constraint on results of conversion of unicompartmental knee arthroplasty to total knee arthroplasty. Orthopedics 2002;25(12):1353–1357, discussion 1357

36. Cross MB, Yi PY, Moric M, Sporer SM, Berger RA, Della Valle CJ. Revising an HTO or UKA to TKA: is it more like a primary TKA or a revision TKA? J Arthroplasty 2014; 29(9, Suppl)229–231

神经性疾病患者的全膝关节置换术

作者　Rishi Balkisson, Wajeeh Bakhsh, Craig J. Della Valle
译者　李思维　审校　李　杨

引言

在美国，膝关节置换术是目前最常见的骨科手术之一。不同年龄、性别、功能状态及内科合并疾病的患者都可以进行此项手术。因此，关节外科医生必须针对每位患者的个体因素进行仔细评估，以追求最好的临床结果。

关节外科医生在处理神经性疾病患者的全膝关节置换上面临独特的挑战。这一系列挑战涉及围手术期管理的各个方面。由于这些患者面临神经功能异常或软组织功能障碍，如未经过深思熟虑而选择合适的关节置换手术可能导致其不能获得良好的关节功能。关节外科医生必须重视基本的膝关节神经病学及多种神经病变带来的挑战，为患者提供有效的外科解决办法。

膝关节神经病学

膝关节是人体最大的关节，也是最容易损伤的关节之一。股骨远端与胫骨近端和髌骨相关节，在日常活动中，膝关节承受着整个身体的重量。它既是非常强大而复杂的，又是很脆弱的，潜在的软组织失衡可以极大地影响关节的整体功能。

膝关节通过多个解剖结构实现其负重和运动功能，包括旋转运动和铰链运动。膝关节的骨性解剖结构十分清晰，股骨远端通过股骨髁与胫骨平台近端相关节，髌骨下表面与股骨滑车相关节。透明软骨覆盖于关节表面，使关节可以平滑流畅地活动。内外侧半月板帮助膝关节吸收应力，引导关节的活动，并将呈球形的股骨远端的负荷转移到相对平坦的胫骨近端。韧带，包括前后交叉韧带，在膝关节的动态运动中提供了支撑和稳定性。肌肉和肌腱则提供膝关节完成各种运动所需要的动力，膝关节被关节囊包裹，其内部存在一层滑膜组织，它通过分泌滑液滋养其中的软骨，同时润滑关节。

全膝关节置换术（TKA）是一种对关节炎膝关节表面进行置换的手术，这需要彻底掌握膝关节解剖，力求最大限度恢复关节的正常功能。然而，解剖学上的指导只能帮助外科医生部分了解膝关节置换术对患者及其关节的影响。我们目前对神经信号的传导、反馈及原生膝关节的神经调控知之甚少。此外，这些因素在TKA中的作用，神经损伤及其病变如何影响TKA术后疗效，则更加难以捉摸。

为了解置换后的膝关节如何与神经系统相互作用，首先要了解原生膝和神经系统之间的作用机制。总体来说，人们对关节的神经支配还不完全清楚。主流的观点认为，关节有2种神经支配方式，一种是外源性神经支配，另一种是内源性神经支配[1]。图22.1a，b展示了膝关节神经解剖[2]。

外源性神经支配，或称源自膝关节外的神经支配，通常与关节血供伴行，并负责膝关节周围浅表感觉。总体看来，膝关节周围皮肤感觉由3条神经支配。隐神经通过大腿内侧皮神经支配膝关节的近端和内侧，它还通过髌下支支配膝关节的远端。股神经支配膝关节的前方，闭孔神经也支配该区域。股外侧皮神经支配髌骨外侧的皮肤和浅表组织。周围软组织的感觉神经通常发出分支直接进入关节内。这些神经通常在神经血管束中与关节血管伴行。根据"Hilton定律"，关节的传入神经通常来源于关节周围肌肉滋养神经的穿支[3]。多项解剖学研究讨论了这些神经的起源和走行。最近，人们

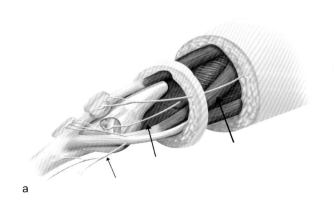

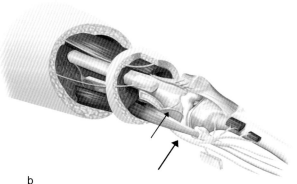

a

b

图22.1 （a）膝关节神经支配的内侧视图。粗箭头：大腿内侧皮神经，隐神经的分支。中箭头：内侧支持带神经，股神经分支。细箭头：隐神经的髌下分支。（b）膝关节神经支配的外侧视图。粗箭头：腓总神经。细箭头：外侧支持带神经

普遍认为膝关节由2组关节神经支配。前组包含股神经、腓总神经和隐神经的分支，之前也被称为内侧和外侧关节神经[4]。后组则为来自胫神经和闭孔神经的后方关节神经[5]。

膝关节的运动是由关节的外源性神经控制的。多块肌肉施加不同方向的应力完成膝关节的活动，它们的神经支配是相互独立的。其中包括在膝关节前方的股四头肌群，缝匠肌（股神经）和股薄肌（闭孔神经）。膝关节后方，则包括腘肌、腓肠肌（胫神经）和腘绳肌群（坐骨神经和腓总神经）。以上肌肉控制着膝关节的运动。

膝关节的内源性神经支配负责感觉功能，包括感知疼痛和形变，并通过机械感受器帮助膝关节实现关节功能。基于之前的解剖学研究，膝关节的感觉功能是多神经支配的[6]。内侧支持带神经，作为股神经的一个分支，支配股内斜肌、膝关节内侧的韧带结构及髌骨下表面的内侧。外侧支持带神经是坐骨神经的分支，经腘窝进入外侧支持带下方，支配膝关节的外侧韧带结构、髌前囊和髌骨下表面的外侧。膝关节后方由腘神经丛支配，由坐骨神经发至后方关节囊的分支组成。

一般来说，包括膝关节在内的关节组织的痛觉感受器系统是由神经末梢或痛觉感受器和关节囊内的神经丛组成的。然而，值得注意的是，在膝关节滑膜组织或半月板等关节组织中还没有发现痛觉感受器和神经末梢。普遍的观点是，关节的病理或损伤是通过关节囊内整合的受体感受器感受机械形变或化学刺激而引起疼痛。牵涉痛可能与膝关节疼痛相混淆，比如由于受到腓总神经的膝关节反折支的支配，可能会表现出与膝关节有关的胫腓关节近端的疼痛[7]。由周围皮神经传导的肌肉骨骼疼痛，有时也可能与膝关节有关。

膝关节囊通过周围神经传递痛感。内外侧支持带神经已被确认是主要的疼痛传导神经，因为针对这些神经的去神经化可以直接解决病理性的膝关节疼痛。对选择性去神经化的研究已经多次证实了这些神经（还包括隐神经的髌下分支）对膝关节疼痛的影响[7]。

机械感受器负责感受膝关节组织的机械形变。这些分布于关节囊的神经末梢和神经丛对机械和化学刺激也很敏感。此外，这些机械感受器还显著影响着膝关节周围肌肉的张力。虽然最初这种相互作用被认为是肌肉对关节肌肉机械感受器的直接反应，但这已经被另一种理论所取代。肌肉的张力现在被认为是由"肌肉运动觉"所导致的。静息肌张力的主要决定因素是视觉、前庭和本体感觉传入的皮肤感觉。关节组织中的机械感受器，虽然与肌肉组织不直接相关，但是也有助于这种"肌肉运动觉"。这在机械感受器损伤的病例中可以看到：长期使用或损伤可导致姿势反射受损[8]。

任何关节，特别是膝关节，神经支配的关键功能是本体感觉或关节位置感。不通过视觉就可以了解关节的方向、位置和运动，对于关节的功能和稳定是必要的。本体感受器受体存在于Golgi肌腱组织中，其穿过关节和相关肌肉组织的长度感受器——肌梭，关节囊内的受体会通过形变和张力感知关节的运动和位置[9]。

如前所述，本体感觉对膝关节的功能和稳定性至关重要。随着时间的推移，这些本体感觉会逐渐下降。年龄和关节的退行性疾病导致了本体感受的逐渐减弱。骨关节炎就与这种减弱直接相关。这种情况下，骨赘形成和肌肉萎缩使关节的平衡、力学和活动范围都出现异常，关节的活动也受限。这导致关节平衡被破坏，本体感觉减弱[10]。

当考虑行膝关节置换术治疗关节炎、退行性膝关节病变时，非常重要的一点是要站在神经学的角度去考虑可能会发生哪些变化。TKA将会去除一些被认为有助于本体感觉和其他神经传导的结构，包括半月板、交叉韧带和其他软组织。半月板对膝关节负荷-承载信息传导和损伤反馈的贡献很大，在保护性反射中也起着至关重要的作用。交叉韧带可能也包含着机械感受器，并且有人提出，这可能解释了保留后交叉韧带（PCL）与牺牲PCL的TKA术后所见的差异。然而，关节置换术后这些韧带的作用目前仍不清楚。

目前已经证实，TKA术后关节位置感的恢复并不好，但仍然有研究声称发现了一些改善[11]。术中适当的软组织平衡可能有助于改善术后的本体感觉。值得注意的是，许多研究表明，关节置换术并不会加重术后本体感觉的丢失。TKA术后跌倒风险与关节置换术前跌倒风险直接相关。此外，关节置换术还改善了关节的运动、活动能力，并缓解了疼痛，代偿邻近关节的功能，并有可能改善肢体的本体感觉[12]。一些文献表明，关节炎膝关节在本体感觉方面与假体膝关节相似，这一结果也符合关节置换术的相关研究，即本体感觉是随着年龄和退化而自然下降的，关节置换既不能改善也不会降低本体感觉[10]。

关于整体步态和平衡性，除了前面描述的因素外，还有许多影响膝关节的因素。这些因素包括髋关节、核心肌群、前庭脊髓的功能，以及来自颈部等身体其他部位的本体感觉。TKA只改善了部分步态，因此被认为不会导致任何平衡力的下降。之前关于肌电图（electromyographic，EMG）的研究强调了踝关节和髋关节对维持平衡和姿势的重要作用[13]。此外，关节置换术改善的也可能不仅仅是机械稳定性，研究表明，TKA术后患者单腿站立能力也得到了改善，这一动作除了机械稳定性外还依赖于本体感觉[11]。

综上所述，膝关节是一个复杂的关节，通过错综复杂的神经系统实现广泛的活动和功能。多种外源性神经和内源性神经在膝关节的动态结构和功能中起着关键作用。关节周围、关节囊和关节内神经末梢影响或决定着人体对静态关节位置和方向的感知，以及关节位置感的反射。它们还控制关节运动和周围肌肉的张力。在为神经疾病患者进行膝关节置换术时，我们必须充分认识到我们在对膝关节神经系统及其与膝关节和全身的功能之间关系上理解的局限性。

全膝关节置换术中的神经损伤及考虑

当原生膝关节和神经系统协调工作时，膝关节能够实现全范围的运动和承重，很少出现症状。然而，神经系统的病变往往会导致原生关节的病理性功能障碍，进而影响膝关节置换假体使用的效果。鉴于本章的重点是神经疾病患者的TKA，作者的讨论将集中在神经病理改变如何影响膝关节置换术对关节疾病的治疗。治疗受神经损伤影响的膝关节时，在对病情有充分管理和考虑的基础上，基本上可以使用先前建立的重建策略。作者将首先从神经学的角度，探讨可能会影响患者预后的初次膝关节置换的假体设计特征。在进行膝关节置换术时，通常应该考虑到这些特征。然后，把注意力转向常见的神经系统疾病，力争建立一套可用于指导神经病理性膝关节治疗的原则。

初次膝关节置换术——手术和设计因素

TKA是一项非常令人满意的手术。一般来说，TKA会导致膝关节神经学发生显著的改变。因此，对术中技术和假体选择等因素的调整将会影响神经疾病患者的预后。手术因素，如韧带和软组织平衡，在膝关节的神经预后中发挥着重要的作用。平衡良好的膝关节，保留韧带附着和避免张力过高，已被证明可以得到更好的本体感觉[14]。PCL是否保留仍存在争议，有些学者认为保留了PCL可能会由于保留了其中的机械感受器而有助于本体感觉，但文献中并没有肯定性的结论[15]。此外，有研究表明，是否保留PCL对膝关节的功能、平衡或本体感觉等都没有显著影响[12]。

膝关节单髁置换术（UKA）保留了完整的外侧间室和前交叉韧带（ACL）。理论上讲，由于对软组织和韧带的干扰较少，它应该能够改善本体感觉。而在功能上，这些患者与TKA术后的患者相比，在本体感觉和感觉功能检查上有相似的得分[16]。一些研究文献表明UKA改善了对姿势的感知，但在神经系统功能方面的总体结果和TKA是相似的[11]。

术后即刻，由于软组织损伤、切除和人工假体的存在，本体感觉是丧失的。然而，在术后6周这一拐点时，由于患者适应了新的运动模式及负荷分布，患者本体感觉出现了快速的改善[17]。对这些术中和术后问题可以进行个性化的处理，以获得TKA术后最佳的神经功能，特别是对于那些有神经疾病的患者。

Charcot关节的全膝关节置换术

神经病理性关节病第一次被描述是在1868年，Charcot在感染了神经梅毒的患者中发现了这一病症。在早期的描述中，这一病症还发生在糖尿病、脊髓空洞症和先天性疼痛缺失的患者中。神经病理性关节病患者发生关节损伤和功能损害的病因是多种多样的，取决于病理过程。在感觉减弱或改变的患者中，关节如何损伤尚不完全清楚。最普遍的观点是，疼痛感觉异常或病理性负重会导致无法识别的关节创伤、微骨折和关节磨损。与之相关的本体感觉减弱也会导致步态改变和异常关节负荷。这些变化与骨关节炎相似，但病理性改变的程度更高。

Charcot关节由于感觉减退，负重关节出现进行性的损伤和退变。其特征是明显的骨破坏、骨吸收和由此产生的畸形（图22.2）[18]。虽然潜在的神经病理过程可能可以改变，但是显著的骨畸形是不可逆的。

Charcot膝关节的病因包括糖尿病、神经梅毒、脑瘫和脊髓空洞症等。Charcot关节炎影响膝关节相对罕见，被认为可能是TKA的适应

证；然而，一些人认为疾病终末期可能是膝关节置换术的禁忌证。一些人提倡单纯使用支具作为治疗方法，也有人提倡膝关节融合术[19, 20]。

在Charcot膝关节的关节置换术中，面临的特殊挑战在于明显的大块骨缺损，从骨碎片的缺损到骨结构的破坏，甚至出现异常的关节解剖结构，这些通常伴有韧带结构的失效或损害。外科医生需要在术中特别关注截骨和假体对线来应对这种挑战，在处理软组织时要尤其小心，可能需要使用限制性假体来恢复关节解剖、功能和力线。这类患者下肢力线经常被破坏，因此更难完全恢复。此外，还有一种担心是，在Charcot膝关节所带来的潜在感觉障碍的影响下，膝关节重建的失败可能不能被及时识别，直到出现灾难性的后果[21]。

由于Charcot关节的广泛骨缺损，在做术前计划时，必须考虑到可能会需要垫块来处理骨缺损。此外，许多Charcot关节的TKA需要延长杆来增强假体的固定和稳定性，为应对这种可能的情况，准备好合适的手术器械对于顺利完成手术非常重要。在面对膝关节畸形和明显的骨缺损时，应常规应用翻修假体，并使用延长杆以加强固定和防止假体松动。对于广泛软组

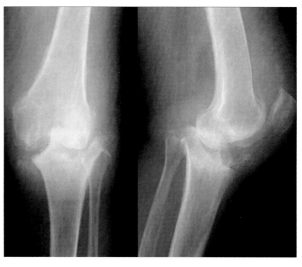

图22.2 Charcot膝关节的正侧位X线片。可见股骨和胫骨侧均有明显的骨破坏（经SLACK公司允许再次发布）

织损伤的病例，也必须考虑是否要使用限制性假体（首选旋转铰链假体），以保障膝关节的内在稳定性[22]。

有一些小型研究报道了TKA成功治疗Charcot关节炎，一项研究评估了29名患有家族性感觉运动缺陷疾病、糖尿病、神经梅毒、腔隙性梗死、脊髓空洞症和特发性Charcot关节患者的40例TKA，平均随访7.3年[21]。他们利用不同设计的假体进行膝关节重建，大多需要使用带延长杆假体，并使用垫块来解决韧带不稳定和骨缺损的问题。其中有5名患者需要使用旋转铰链假体。他们发现在34例膝关节中，疼痛得到有效缓解。6例膝关节因发生无菌性松动、不稳定、感染和假体周围骨折进行了翻修，以机械性失败为终点的8年生存率为82.5%。作者还注意到，在他们的研究队列中，术中显露严重畸形的关节时并发症的发生率相对较高。根据这些结果，作者认为神经病理性关节炎不应成为膝关节置换的禁忌证。值得注意的是，作者指出，尽管对那些使用限制性小的假体的膝关节进行仔细的韧带平衡，其中仍然会有许多膝关节可能进展为有症状的关节不稳定，并需要翻修或支具。基于这些发现，作者建议对这些患者进行手术时降低使用带延长杆假体的门槛。

另一项最近的研究包含了9名继发于神经梅毒的Charcot关节患者的11例TKA，得到了满意的长期结果[20]。在他们的研究中，所有患者都采用了旋转铰链假体，平均随访12.3年。3例失败病例，其中2例关节脱位，1例深部组织感染。基于这些结果，作者建议使用旋转铰链假体重建Charcot膝关节，并要注意即使是这种设计也可能不能防止关节脱位。他们建议在术后使用膝关节固定器，以防止早期脱位。

值得注意的是，慢性、控制不良的糖尿病可能导致Charcot关节病的进展，主要累及足部和踝关节，较少影响膝关节。糖尿病是全关节置换术后一个公认的并发症危险因素，包括伤口愈合并发症、感染、深静脉血栓、住院费用增加、再入院率增加和围手术期死亡率增加。在关节置换术围手术期出现高血糖时，静脉血栓栓塞、脑卒中、尿路感染、肠梗阻、术后出血、输血、浅表和深部感染、住院时间和死亡率等风险均显著增加[23]。因此，如果对慢性糖尿病引起的Charcot膝关节患者进行TKA，严格的术前患者优化（可能根据糖化血红蛋白水平判断）和围手术期血糖控制对获得良好的预后至关重要。

遵循先进的重建原则，仔细处理软组织，积极准备带有翻修延长杆和垫块的限制性假体，在这些适当的情况下，对Charcot膝关节进行TKA治疗可能会是一种成功的尝试。

脊髓灰质炎患者的全膝关节置换术

脊髓灰质炎是一种肠道病毒感染，通过侵犯脊髓前角导致了极具破坏性的临床表现。在急性情况下，病毒会直接破坏运动神经元。症状通常包括肌无力、萎缩并最终出现躯干、四肢和肋间肌的肌肉瘫痪。在所涉及的肢体上，近端肌肉的瘫痪通常更严重；然而，症状的确切分布取决于受累脊髓节段的水平。随着现代疫苗接种，脊髓灰质炎在美国几乎已经被消灭。上一次脊髓灰质炎流行发生在20世纪50年代中期，现在估计仍有65万人患有该病或存在其后遗症[24]。在30%～40%的急性脊髓灰质炎感染病例中，运动功能障碍可以随着时间的推移自行消失。然而当存活的运动神经元发展为神经瘤以代偿受损的神经元，或者当他们因疾病而衰老退化时，这些患者仍然会有出现脊髓灰质炎症状的风险。这些症状表现为肌肉疲劳、萎缩和肌束痉挛。因此，讨论脊髓灰质炎对TKA带来的独特挑战是有必要的，因为现在的骨科医生必须准备好去治疗这种疾病所带来的残疾。

特别是对于膝关节而言，脊髓灰质炎会导致一系列影响步态和功能的畸形。即使受感染的脊髓主要在近端，脊髓灰质炎患者下肢运动功能即使没有瘫痪，也通常会有功能障碍。这种功能障碍最明显的表现是股四头肌功能减弱和膝关节主动伸直受限。膝关节畸形包括膝关节外翻、胫骨外旋、膝关节反屈和伴有伸膝装置障碍的进行性膝关节过伸[25]。股四头肌肌力缺失会导致僵硬步态以代偿肌肉无力，这也导致膝关节后方关节囊的拉伸，引起进行性的膝关节反屈（图22.3）[26]。低位髌骨在这些患者中也很常见，可能是前述那些畸形导致的结果，但其肯定会加重伸膝装置的功能障碍。脊髓灰质炎患者的这些解剖和功能上的异常，以及膝关节原始神经系统的破坏，都可能会对膝关节置换的每一步产生重要的影响。

脊髓灰质炎患者的TKA面临独特的技术挑战。然而，这可以通过适当的手术操作和术前规划加以应对。特别是对于主动伸膝受限的患者，作者建议采取长腿支具的非手术治疗方案。此外，必须要着重考虑是否可以进行膝关节融合术，因为仅通过这一次手术就可以达到稳定肢体的效果。一般来说，对明显膝关节过伸的患者进行膝关节置换时使用带柄铰链假体是明智的。术中，为了纠正不良对线，良好的软组织平衡是非常必要的。在治疗脊髓灰质炎患者时，膝关节反屈是一个独特的挑战。单纯膝关节反屈可能需要减少股骨远端截骨，并使用带有伸膝阻挡装置的铰链关节假体[27]。虽然对于膝关节反屈本身来说，使用传统的假体可能可以成功地纠正，但在脊髓灰质炎和其他神经肌肉疾病中并不一定如此。即使在手术时膝反屈得到了完全纠正，由于持续的肌肉无力，膝关节置换术后复发的风险仍很高。

一些研究报道了脊髓灰质炎患者TKA的预后，也强调了在手术过程中出现的一些独特技术挑战。梅奥诊所回顾了1970—2000年收治的16例经TKA治疗的患者，这些病例使用了多种假体设计，包括交叉韧带保留型（CR）假体、后稳定型（PS）假体和髁限制性假体[28]。除了前面提到的膝关节畸形外，作者还注意到了其他显著的解剖结构异常，包括骨质量差、韧带松弛，其严重程度与股四头肌受累的严重程度一致，肌肉不能抵抗重力的膝关节更容易出现反屈、韧带松弛和低位髌骨。膝关节置换术后，大多数患者的疼痛评分有所改善，但对于那些肌力不能抗重力的患者疼痛评分改善较

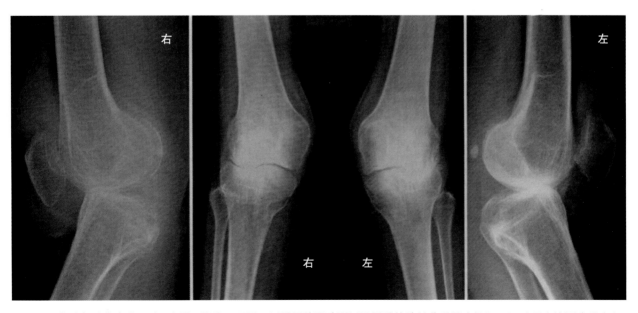

图22.3　脊髓灰质炎患者双膝正侧位X线片，可见双侧明显外翻畸形以及严重的膝关节反屈（经SLACK公司允许再次发布）

少，功能评分改善也较少。在这组病例中，2例膝关节术后需要支具，4例膝关节出现了持续性的韧带松弛，2例膝关节在低能量跌倒后发生假体周围骨折，1例膝关节在部分矫正严重外翻畸形后出现了腓总神经麻痹，1例膝关节在手术时由于严重的低位髌骨出现了髌骨撕脱骨折。但这些病例在术后至少2年的随访中，没有见到假体松动。根据他们的结果，作者建议对于这样的患者，至少要使用带有延长杆的PS假体，在适当的情况下也要考虑使用限制性假体甚至铰链假体。另一项对脊髓灰质炎患者进行TKA的类似研究显示了令人满意的结果，17名患者使用稳定型或限制性假体，平均随访41.5个月，KSS疼痛和功能评分都有了显著改善[24]。这些病例的并发症包括1例深静脉血栓和2例膝关节僵硬，需要在麻醉下进行手法推拿，但没有发现假体松动的病例。

最近，在意大利的一项研究中，10名既往感染过脊髓灰质炎的患者接受了TKA治疗，随访至少2年[25]。作者为7名患者使用了旋转铰链设计的膝关节假体，术后获得了满意的结果。在终末随访中，没有假体发生松动，1名患者出现了膝反屈复发，进行了支具治疗，但该患者使用了髁限制性假体，而不是旋转铰链假体。尽管他们承认使用铰链假体会导致应力从限制性关节转移到固定界面，但作者认为，目前使用的现代旋转铰链设计能够降低假体应力转移的风险，其中长期的生存率非常优异，7～15年随访的生存率为96.1%。基于他们的研究结果，作者推荐使用旋转铰链假体来进行脊髓灰质炎患者的TKA，以避免膝关节不稳定和反屈复发。

不过，上述建议存在争议，最近另一项研究回顾了17名行TKA的脊髓灰质炎患者，主要使用了CR假体和PS假体，结果发现疼痛和功能评分均得到了改善，假体设计并未影响手术的预后[29]。在他们的病例中，作者报告了1例膝关节不稳定，1例膝关节过伸复发需要翻修，

1例无菌性松动，1例术后僵硬。但这些患者在初次手术前，只有2名患者存在膝关节反屈畸形。另外有2名术前没有反屈畸形的患者，在24个月的随访时出现了超过5°的过伸。与之前的研究类似，作者认为TKA可以用于脊髓灰质炎患者的治疗，并能取得良好的效果。但有趣的是，作者并没有将膝关节过伸的风险与股四头肌肌力联系起来，这与之前的研究不一致。这可能反映了他们短期随访的局限性，也使他们得到任何结论都受到限制。在这17名接受了常规假体TKA的患者中，经过24个月的随访，5名患者出现了不稳定、膝关节过伸或假体松动等并发症。基于他们的高失败率和短期随访，我们还是强烈建议使用旋转铰链假体，防止膝关节反屈复发和出现膝关节不稳定。

虽然不常见，但在矫正畸形的情况下，膝关节置换在脊髓灰质炎或脊髓灰质炎后遗症的患者中还是可以获得成功的；然而，手术医生必须注意在股四头肌肌力缺失的患者中存在膝关节不稳定和过伸复发的风险。在这些患者中，根据文献和作者自己的经验，对于那些肌力不能对抗重力的患者和（或）膝关节反屈的患者，最好还是能够使用带延长杆的旋转铰链假体来限制膝关节的过伸和冠状面的不稳定。

全膝关节置换术与帕金森病

帕金森病是一种慢性的、逐渐加重的疾病，影响全球约400万人。其特征是大脑黑质中多巴胺能神经元的丢失，导致基底神经节流注改变，最终导致有特征性的运动和行为异常[30]。运动方面的临床症状典型表现为震颤、僵直、关节挛缩和步态障碍。还有与之相关的精神方面症状，包括言语、认知、情绪和行为障碍。虽然许多症状可以通过药物治疗，但因其确切病因尚不清楚，所以总体预后不可控。由于帕金森病患者存在神经系统功能障碍，在外科医生为这些患者进行TKA治疗时，必须意识到所面临

的独特挑战。

在这类人群中TKA治疗结果的研究很少。然而，Macaulay等在2010年的综述中进行了很好的总结，还提出了一种为帕金森病患者进行TKA的综合性管理办法。在这类患者的治疗中，最具挑战的是围手术期的管理。早期研究表明，帕金森病患者TKA术后并发症的发生率极高，包括术后早期死亡。然而，最近的研究显示，尽管术后并发症发生率很高，但TKA仍能带来良好的结果，同时表明若神经科医生可以参与围手术期管理，那么患者将能显著受益。良好的多学科合作可以优化帕金森病患者膝关节置换手术的治疗及护理。帕金森病患者TKA术后的特殊并发症包括精神错乱和膝关节屈曲挛缩。虽然对于这些患者而言，膝关节置换术肯定可以减轻疼痛，但目前尚不清楚是否也能够实现功能上的改善。关节置换时所用的麻醉剂和口服镇痛药也要谨慎选择，以避免术后精神错乱和对多巴胺能通路的任何影响。

从技术上讲，帕金森病患者的膝关节置换术是相对常规的。然而，作者注意到，使用平衡良好的PS假体时，有较高的膝关节后脱位发生率。因此，建议使用CR假体、髁限制性假体或铰链式膝关节假体。此外，由于伸膝装置出现问题的概率也较高，使用铰链假体可能是帕金森病患者最安全的选择。考虑到帕金森病患者可能有较低的功能需求，这减轻了人们对于使用限制性假体时长期应力集中的担忧。术后要密切观察，警惕患者出现屈曲挛缩，根据作者的经验，这也是最常发生的问题。在术后，为了避免流涎和防止误吸，可以考虑使用肉毒杆菌毒素B注入下颌下腺和腮腺。坐骨神经阻滞或注射肉毒杆菌毒素A可用于腘绳肌腱，以及早期、积极的物理治疗可能可以预防膝关节屈曲挛缩。

为帕金森病患者进行TKA治疗是可以取得成功的。然而，必须通过多学科团队合作来最大限度地提高患者的获益，首先是围手术期的管理，其次才是手术技巧。手术时必须小心，以确保膝关节能够完全伸展，术后应进行积极的康复治疗，以防止屈曲挛缩复发。

多发性硬化症患者的全膝关节置换术

多发性硬化症（multiple sclerosis，MS）是一种神经系统的脱髓鞘疾病，其中断了神经信号传导，这类患者的膝关节置换术具有独特的挑战。MS的特征是脑白质和脊髓内的弥漫性脱髓鞘病变，其没有特定的病因，但有一些可预测的临床过程。患者的临床症状是多样的。患者会经历反复复发、缓解的过程，如果控制良好，他们通常可以像正常的健康患者一样避免关节置换，因为此时他们的症状往往是偶发的，对日常生活的影响也很小。

然而，进展性MS患者会发展出明显的衰弱表现，这是需要特别关注的。不过一个有进展性MS的患者，在其他健康和功能方面又足以符合进行TKA的条件，这是不常见的。因此，关于MS如何影响TKA预后的文献很少。然而，MS又值得被提及，因为MS多伴有显著腘绳肌痉挛，对MS患者的处理极具代表性，有助于为我们管理其他伴有腘绳肌痉挛的患者提供借鉴。作者介绍了为2名MS患者行膝关节置换的经验[31]。此外，对于仅伴有轻度MS症状且需要进行TKA的患者，文献中提出的关键问题仍是解决腘绳肌痉挛。事实上，腘绳肌痉挛与膝关节置换术后的后脱位有关，特别是在MS患者中[32, 33]。对于MS患者，下肢症状可从强直性局部肌肉痉挛到痉挛性麻痹，同时伴有运动和感觉缺陷[31]。只有对于那些下肢症状相对轻微的患者，才会将关节置换术作为治疗他们骨关节炎的选择，这些患者通常伴有显著的下肢肌肉痉挛。MS患者术后发生腘绳肌紧张和痉挛的风险非常高，尽管这在术前就可以被发现，但在进行手术计划时必须考虑到。

当考虑对MS患者进行膝关节置换术时，术前使用肌肉松弛剂可以解决痉挛问题，并使软组织平衡变得更容易。目前已发现腘绳肌紧张会明显干扰步态，因此，它也显著地影响着膝关节置换术后的效果[34]。这是一个可控的术前因素，对其进行优化可以改善患者的预后，因此在术前要注意患者的选择。有各种可以解决腘绳肌痉挛的方法，其中很多在术前就可以开始进行，再搭配手术松解。例如，热疗辅助下的被动和主动拉伸，特别是直腿抬高练习，可以带来显著改善[35, 36]。对于脑瘫患者的腘绳肌痉挛，肉毒杆菌毒素注射和伸直位支具固定已证明可以有效解决问题，这也为考虑进行关节置换的MS患者提供了一种可行的干预选择[37]。其他相关的医疗问题也要注意解决，如尿失禁，因为这类患者往往因需要使用尿管而导致术后感染。与任何择期手术一样，继发于MS的精神症状也应在术前识别出来，并且进行治疗。

关节置换术本身在技术上是常规的。然而，关键的手术技巧是如何进行腘绳肌的松解。这种肌腱的松解可以预防术后屈曲挛缩的发生。这将改善术后痉挛，并使患者能够进行关节活动范围的锻炼，维持正常活动。未进行膝关节置换的MS患者，通常需要腘绳肌拉伸和股四头肌力量训练来实现正确的步态[38]。活动范围对于关节置换术后的步态恢复同样至关重要。研究显示，对于MS患者，推荐使用固定平台、PS假体，因为MS症状的加重或进展可使其他种类的假体发生不稳定[39]。对于腘绳肌严重痉挛的病例，必须考虑是否使用限制性假体，包括使用铰链假体，以防止术后膝关节发生后脱位[32, 33]。

术后，必须给予充分的疼痛控制。疼痛可导致肌肉痉挛，非常不利于功能的恢复。积极的疼痛控制是最好的策略，在围手术期使用肌肉松弛剂可以发挥辅助作用。多项随访数年的研究发现，如果处理得当，术前可进行日常活动的患者在术后也可保持基础的膝关节日常活动[31]。然而，手术本身可以加剧同侧肢体的MS症状，特别是对于MS进展期的患者。因此，在对MS患者进行TKA评估时需要非常谨慎。

诊断为MS的患者一般情况下并不适合行TKA。然而，对于那些疾病状态及日常活动达标的患者，关节置换术也可以是一种可行的选择。考虑到MS对步态的不利影响，以及其他可能影响预后的因素，术前应完善充分的评估和预防措施，以优化患者的生物力学状态，尤其是对于存在明显腘绳肌紧张的患者。术中，松解腘绳肌对于恢复这些患者下肢的活动范围非常重要，同时推荐使用固定平台、PS假体。

结论

神经病理性疾病为关节置换医生提出了独特的挑战。对于治疗伴有感觉障碍、明显关节破坏和软组织损伤的Charcot关节炎患者，作者建议使用带延长杆的铰链假体以防止出现复发性的膝关节不稳定。对于脊髓灰质炎患者，特别是存在股四头肌无力、膝关节反屈和无法对抗重力伸膝的患者，必须仔细考虑给予伸膝支具固定等非手术治疗办法。如果需要手术治疗，应考虑提供膝关节融合术；如果进行TKA，则应使用旋转铰链假体，以提供明确的伸膝阻挡装置，防止膝关节反屈复发。对于接受膝关节置换术的帕金森病患者，在围手术期进行内科疾病的干预以及良好的多学科团队合作是成功的关键。此外，术后要密切观察，预防并处理屈曲挛缩，以防手术失败。最后，对于多发性硬化症的患者，尽管膝关节置换术本身可能很简单，但必须特别注意腘绳肌的紧张或挛缩，并考虑进行腘绳肌松解。

提示和技巧

- 神经系统疾病通常会导致膝关节的病理性功能障碍，进而为膝关节置换术带来困难。全膝关节置换术是一种针对关节炎性膝关节的表面置换手术，需要全面了解膝关节的解剖，以准确地恢复关节功能
- 为了了解假体关节如何与原生神经系统相互作用，有必要首先了解原生膝关节与神经系统之间的相互作用
- 当考虑通过膝关节置换术治疗关节炎、退行性膝关节疾病时，很重要的一点是要从神经学的角度来考虑会发生哪些改变。全膝关节置换术需要去除一些被认为有助于本体感觉和其他神经传入的结构
- 术中适当的软组织平衡可能有助于改善术后的本体感觉。大量研究表明，关节置换术后的本体感觉并不会下降
- 全膝关节置换术被认为不会因髋关节核心肌群、前庭脊髓传入和包括颈部在内的身体其他部位的本体感觉损伤而导致平衡感下降
- 对于所有全膝关节置换术患者，特别是那些伴有神经疾病的患者，妥善处理术中及术后问题可以改善神经方面的预后

参考文献

1. Wyke B. The neurology of joints. Ann R Coll Surg Engl 1967;41(1):25–50

2. Dellon AL. Partial joint denervation II: knee and ankle. Plast Reconstr Surg. 2009 Jan; 123(1):208-17

3. Williams PL, Warwick R. Gray's Anatomy. Philadelphia, PA: WB Saunders; 1980:473–505

4. Hirasawa Y, Okajima S, Ohta M, Tokioka T. Nerve distribution to the human knee joint: anatomical and immunohistochemical study. Int Orthop 2000;24(1):1–4

5. Kennedy JC, Alexander IJ, Hayes KC. Nerve supply of the human knee and its functional importance. Am J Sports Med 1982;10(6):329–335

6. Horner G, Dellon AL. Innervation of the human knee joint and implications for surgery. Clin Orthop Relat Res 1994;(301):221–226

7. Dellon AL, Mont MA, Mullick T, Hungerford DS. Partial denervation for persistent neuroma pain around the knee. Clin Orthop Relat Res 1996;(329):216–222

8. Wodowski AJ, Swigler CW, Liu H, Nord KM, Toy PC, Mihalko WM. Proprioception and knee arthroplasty: a literature review. Orthop Clin North Am 2016;47(2):301–309

9. Şahin N, Bianco A, Patti A, Paoli A, Palma A, Ersöz G. Evaluation of knee joint proprioception and balance of young female volleyball players: a pilot study. J Phys Ther Sci 2015;27(2):437–440

10. Barrack RL, Skinner HB, Cook SD, Haddad RJ Jr. Effect of articular disease and total knee arthroplasty on knee joint-position sense. J Neurophysiol 1983;50(3):684–687

11. Isaac SM, Barker KL, Danial IN, Beard DJ, Dodd CA, Murray DW. Does arthroplasty type influence knee joint proprioception? A longitudinal prospective study comparing total and unicompartmental arthroplasty. Knee 2007;14(3):212–217

12. Swanik CB, Lephart SM, Rubash HE. Proprioception, kinesthesia, and balance after total knee arthroplasty with cruciate-retaining and posterior stabilized prostheses. J Bone Joint Surg Am 2004;86-A(2):328–334

13. Bloem BR, Allum JH, Carpenter MG, Verschuuren JJ, Honegger F. Triggering of balance corrections and compensatory strategies in a patient with total leg proprioceptive loss. Exp Brain Res 2002;142(1):91–107

14. Attfield SF, Wilton TJ, Pratt DJ, Sambatakakis A. Softtissue balance and recovery of proprioception after total knee replacement. J Bone Joint Surg Br 1996;78(4): 540–545

15. Wada M, Kawahara H, Shimada S, Miyazaki T, Baba H. Joint proprioception before and after total knee arthroplasty. Clin Orthop Relat Res 2002;(403):161–167

16. Matthews DJ, Hossain FS, Patel S, Haddad FS. A cohort study predicts better functional outcomes and equivalent patient satisfaction following UKR compared with TKR. HSS J 2013;9(1):21–24

17. Komistek RD, Allain J, Anderson DT, Dennis DA, Goutallier D. In vivo kinematics for subjects with and without an anterior cruciate ligament. Clin Orthop Relat Res 2002;(404):315–325

18. Sugitani K, Arai Y, Takamiya H, Minami G, Higuchi T, Kubo T. Total knee arthroplasty for neuropathic joint disease after severe bone destruction eroded the tibial tuberosity. Orthopedics 2012;35(7):e1108–e1111

19. Illgner U, van Netten J, Droste C, Postema K, Meiners T, Wetz HH. Diabetic charcot neuroarthropathy of the knee: conservative treatment options as alternatives to surgery: case reports of three patients. Diabetes Care 2014;37(6):e129–e130

20. Bae DK, Song SJ, Yoon KH, Noh JH. Long-term outcome of total knee arthroplasty in Charcot joint: a 10- to 22-year follow-up. J Arthroplasty 2009;24(8):1152–1156

21. Parvizi J, Marrs J, Morrey BF. Total knee arthroplasty for neuropathic (Charcot) joints. Clin Orthop Relat Res 2003;(416):145–150

22. Kim YH, Kim JS, Oh SW. Total knee arthroplasty in neuropathic arthropathy. J Bone Joint Surg Br 2002;84(2):216–219

23. Stryker LS. Modifying Risk Factors: strategies that work diabetes mellitus. J Arthroplasty 2016;31(8):1625–1627

24. Jordan L, Kligman M, Sculco TP. Total knee arthroplasty in patients with poliomyelitis. J Arthroplasty 2007;22(4): 543–548

25. Tigani D, Fosco M, Amendola L, Boriani L. Total knee arthroplasty in patients with poliomyelitis. Knee 2009;16(6):501–506

26. Tardy N, Chambat P, Murphy CG, Fayard JM. Bilateral custom-fit total knee arthroplasty in a patient with poliomyelitis. Orthopedics 2014;37(9):e839–e843

27. Meding JB, Keating EM, Ritter MA, Faris PM, Berend ME. Genu recurvatum in total knee replacement. Clin Orthop Relat Res 2003;(416):64–67

28. Giori NJ, Lewallen DG. Total knee arthroplasty in limbs affected by poliomyelitis. J Bone Joint Surg Am 2002;84-A(7):1157–1161

29. Gan ZJ, Pang HN. Outcomes of total knee arthroplasty in patients with poliomyelitis. J Arthroplasty 2016;31(11):2508–2513

30. Macaulay W, Geller JA, Brown AR, Cote LJ, Kiernan HA. Total knee arthroplasty and Parkinson disease: enhancing outcomes and avoiding complications. J Am Acad Orthop Surg 2010;18(11):687–694

31. Shannon FJ, Cogley D, Glynn M. Total knee replacement in patients with multiple sclerosis. Knee 2004;11(6):485–487

32. Bron JL, Saouti R, De Gast A. Posterior knee dislocation after total knee arthroplasty in a patient with multiple sclerosis. A case report. Acta Orthop Belg 2007;73(1):118–121

33. Dawson-Bowling S, Tavakkolizadeh A, Cottam HL, Butler-Manuel PA. Multiple sclerosis and bilateral dislocations of total knee replacements: a case report. Knee Surg Sports Traumatol Arthrosc 2008;16(2): 148–151

34. Cooney KM, Sanders JO, Concha MC, Buczek FL. Novel biomechanics demonstrate gait dysfunction due to hamstring tightness. Clin Biomech (Bristol, Avon) 2006;21(1):59–66

35. Fasen JM, O'Connor AM, Schwartz SL, et al. A randomized controlled trial of hamstring stretching: comparison of four techniques. J Strength Cond Res 2009;23(2):660–667

36. Lee GP, Ng GY. Effects of stretching and heat treatment on hamstring extensibility in children with severe mental retardation and hypertonia. Clin Rehabil 2008;22(9):771–779

37. Py AG, Zein Addeen G, Perrier Y, Carlier RY, Picard A. Evaluation of the effectiveness of botulinum toxin injections in the lower limb muscles of children with cerebral palsy. Preliminary prospective study of the advantages of ultrasound guidance. Ann Phys Rehabil Med 2009;52(3):215–223

38. Güner S, Haghari S, Inanıcı F, Alsancak S, Aytekın G. Knee muscle strength in multiple sclerosis: relationship with gait characteristics. J Phys Ther Sci 2015;27(3):809–813

39. Rao V, Targett JP. Instability after total knee replacement with a mobile-bearing prosthesis in a patient with multiple sclerosis. J Bone Joint Surg Br 2003;85(5): 731–732

23

复杂膝关节置换术中的伸膝装置相关问题

作者　Ingo J. Banke，Rüdiger von Eisenhart-Rothe，

Heiko Graichen

译者　董子漾　　审校　赵旻暐

引言

　　在初次全膝关节置换术（TKA）中，伸膝装置缺陷是一个令人担忧的难题。尽管在过去的几十年里，关节假体有显著的进步，手术技术也更加标准化，但伸膝装置缺陷的发生率仍在1%~12%[1, 2]。在需要多次翻修的复杂膝关节置换术中，其发生率甚至更高。伸膝装置的缺陷会引起肌肉无力及关节的不稳定和僵硬，难以实现充分的功能康复。这使得患者进行站立、行走及坐下等日常活动都受到一定程度的限制。这会导致患者功能预后不佳及生活质量下降[3]。因此，伸膝装置的重建对于保护膝关节功能及预防肌肉骨骼系统后续的严重损伤至关重要[4]。髌上和髌下伸膝装置重建有多种不同的手术治疗方式可选择：一期缝合、自体生物性加强、同种异体或合成伸膝装置置换。在规划伸膝装置的重建时，还必须充分考虑到关节置换术的类型。根据伸膝装置功能缺陷的程度和范围，手术的具体流程总是基于每个病例进行个性化制订。由于之前的研究大多为组间分配不均匀的小型研究，所以目前尚缺少金标准及循证治疗建议。值得注意的是，现有的病例显示出伸膝装置再断裂的高发生率（33%~36%）和所有并发症的高发生率［包括假体周围关节感染（periprosthetic joint infection，PJI）、关节纤维化和随后的置换重建等，33%~100%］，尤其是在髌上水平。关节融合术的进行也验证了其最终的高发生率[3, 5]。

髌上伸膝装置重建

与髌下水平相比，髌上水平的伸膝装置损伤更少见（0.1%）[3]。其中，50岁以上活动量不大的患者大多是由间接创伤（如为避免突然跑动时摔倒而采取的制动动作）导致受损。目前认为伸膝装置损伤的主要原因通常是反复微损伤导致的肌腱强度降低，而糖皮质激素局部注射的影响并不大[3]。对于治疗决策的选择，鉴别部分和完全肌腱撕裂是很重要的。

与髌腱撕裂不同，伸膝迟滞小于20°的急性股四头肌腱部分撕裂可以保守治疗。铸型石膏或支具保护可获得令人满意的结果[3, 4]。这主要是因为髌上伸膝装置的软组织和肌肉体量更大，其肌肉和肌腱的质量通常更好。

对于伸膝迟滞超过20°及保守治疗失败的急性部分至完全性或慢性部分撕裂，建议直接进行修复。中部的撕裂应尽快通过肌腱端-端缝合来治疗，从而促进功能性瘢痕的形成[3, 4]。如果肌肉或肌腱的张力较高，则需要更稳定的缝合。然而，过于紧密的缝合重建可能会导致肌肉坏死，进而导致再次破裂，因此应该避免。

如果股四头肌腱止点损伤，则需要通过缝合锚定或经骨缝合重新固定于髌骨骨膜或髌骨本身。作者建议使用改良的"Baseball"或"Krackow"股四头肌缝合法进行更稳定的骨内缝合锚定（在全厚度股四头肌腱撕裂的情况下，使用2枚5.5 mm钛制螺钉）[6]。值得注意的是，当合并进行髌骨后关节面置换时不能影响关节的稳定性。此外，股骨假体不应对缝合结构产生太大的压力负荷。

股四头肌肌肉组织和肌腱的慢性次全损伤导致髌骨压力负荷不对称、髌骨不稳定和脱位，甚至无法伸直内置假体的膝关节。此时简单的缝合是不够的，因为股四头肌短缩引起的较高张力以及通常较低的组织强度将导致重建失败。在这种情况下应该考虑使用自体、异体组织甚至合成物进行加强[3, 4, 7]。自体组织增强（主要通过半腱肌）的巨大优势在于并不会像人工合成物那样增加PJI的风险，这在PJI风险较高的翻修TKA中尤其重要。在多次翻修手术或无法获得自体组织的情况下，可以选择异体组织移植[8]。考虑到肌腱的加强以及对髌骨的适应，骨块移植是一个很好的选择。此外，通过同种异体组织的移植，可以解决更大程度的缺损[9]。对于较大的缺损，在充分考虑PJI高风险的情况下，可以使用条带状或糊状的合成物进行补救性加强[4, 7]。其中聚对苯二甲酸乙二醇酯（PET, Trevira hochfest, Telos）最常用，其优点是可以在一定时间内保持张力（图23.1）。使用人工合成物进行加强时，应避免其与假体有任何接触，以免产生磨损颗粒[4, 7]。值得注意的是，在任何有潜在肌肉或肌腱缺损的加强中，都应特别注意重建的伸膝装置具有足够的张力[4]。否则术后肌肉组织的延长可能会导致髌骨下段和伸膝的不稳定。因此，重建应在相当高的张力下进行，术中应实现最大70°的屈曲。在逐渐降低膝关节矫形器负荷的同时，应逐步增加负重和屈曲练习[3, 4]。

髌下伸膝装置重建

髌下伸膝装置损伤发生率为0.17%~2.5%[5, 10]。

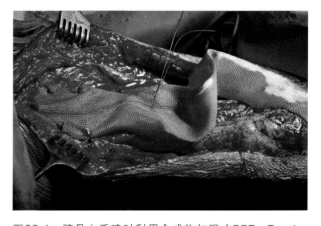

图23.1　髌骨上重建时利用合成物加强（PET, Trevira hochfest, Telos）治疗较大的伸膝装置缺损。将移植物固定在残余的股内侧肌和外侧肌等肌肉组织上（改良自Wilken等[13]，2016年）

与髌上肌腱撕裂不同，髌下肌腱撕裂通常发生在40岁以下的活动量较大的人群中。膝关节轻度屈曲时股四头肌突然收缩造成的间接损伤是其发生的主要原因。健康的髌腱并不容易撕裂，撕裂主要与局部糖皮质激素的注射或反复微创伤导致的肌腱强度降低有关[3]。此外，与髌上伸膝装置相比，髌下伸膝装置的体量和软组织覆盖率要小得多。生物性愈合的减少甚至丧失也显示出一个与此相关的问题。因此，与股四头肌腱的急性部分撕裂不同，髌腱的撕裂并不建议行保守治疗。如果患者可以耐受手术，则应积极进行外科修复重建[1, 3, 11]。修复时间的浪费可能会导致进一步的组织损伤、髌骨下段广泛瘢痕形成及髌股关节疼痛综合征。

对于肌腱质量良好的急性部分髌腱撕裂，应实现一期缝合及再调整。当髌腱插入髌骨或胫骨结节较少时，可以采用额外的经骨缝合法[12]或改良的"Baseball"或"Krackow"髌腱缝合固定[13]。因此，应当对髌骨后关节面置换或胫骨假体进行锚定处理。当与下方假体的骨性距离低于锚定长度时，锚定必须斜置（在术中透视下）或解剖性外置。可以使用额外的保护性经胫骨框架形McLaughlin环扎术或赤道环扎术，此外还需要移除植入物时用到的金属丝或不可吸收条带（FiberTape，Arthrex）。为了保留髌骨的解剖倾斜度，最好用金属丝穿过髌骨。然而，对于髌骨残留较少或需行髌骨后关节面置换的病例，在髌骨近端经腱放置金属丝也是一种选择[13]。

对于组织质量较差的大面积或慢性髌腱撕裂，由于其修复的失败率较高，不建议使用或不使用锚定进行简单的缝合，应当考虑使用自体、异体组织甚至合成物来进行加强[14]。由于其周围组织质量较差，因此更推荐进行自体组织的髌下重建[11, 13, 15]。根据缺损的大小不同，较常用的自体移植组织有腘绳肌、阔筋膜、跖肌腱和腓肠肌翻转皮瓣等[11, 16]。作者建议分三步进行（图23.2）：首先，通过缝合调整残余肌腱组织；第二，进行保护性经胫骨和髌骨的McLaughlin合成物环扎术（FiberTape，Arthrex）；第三，进行经胫骨和髌骨上经腱自体组织环扎术（带蒂的同侧半腱肌和股薄肌腱附着于胫骨止点处）[13]。重要的是，两种环扎固定应在膝关节屈曲20°和术中侧位X线透视下进行，以避免出现髌骨位置不良。在膝关节矫形器减负6周后，建议逐步增加负重和屈曲练习。

即使在复杂（翻修）TKA中，包含胫骨结

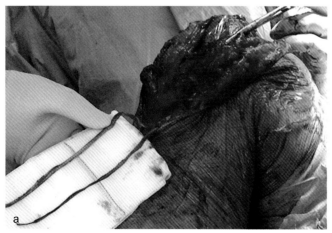
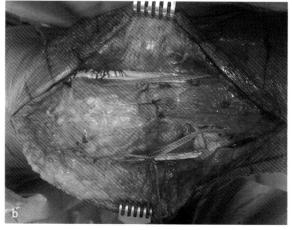

图23.2　利用生物性组织加强进行髌下伸膝装置重建。（a）取同侧的半腱肌和股薄肌腱，胫骨止点处带蒂保留。（b）在保护性McLaughlin合成物环扎术后，行经胫骨和髌骨上经半腱肌腱自体移植物环扎术

节的胫骨近端仍会被保留。然而相比之下，涉及肿瘤的翻修手术通常不能保留胫骨结节，这将需要特殊的植入物来解决，通过人工合成的增强材料（PET，Trevira hochfest，Telos）将髌腱的一端连接到胫骨近端，另一端连接到假体末端或人工合成的连接管和额外的腓肠肌翻转皮瓣上[13, 17]。

利益冲突声明

所有作者声明没有利益冲突。

提示和技巧

- 在初次全膝关节置换术中，最严重的并发症之一是伸膝装置的缺损
- 与髌下水平相比，髌上水平的伸膝装置损伤更少见（0.1%）
- 急性股四头肌腱部分撕裂，伸膝迟滞<20°，可保守治疗
- 对于保守治疗失败的急性部分至完全撕裂或慢性部分撕裂，伸膝迟滞>20°，建议直接修复重建
- 如果股四头肌腱止点损伤，则需要通过缝合锚定或经骨缝合重新将其植入髌骨骨膜或髌骨内

参考文献

1. Bieger R, Kappe T, Fraitzl CR, Reichel H. The aetiology of total knee arthroplasty failure influences the improvement in knee function. Arch Orthop Trauma Surg 2013; 133(2):237–241

2. Papalia R, Vasta S, D'Adamio S, Albo E, Maffulli N, Denaro V. Complications involving the extensor mechanism after total knee arthroplasty. Knee Surg Sports Traumatol Arthrosc 2015;23(12):3501–3515

3. Dobbs RE, Hanssen AD, Lewallen DG, Pagnano MW. Quadriceps tendon rupture after total knee arthroplasty. Prevalence, complications, and outcomes. J Bone Joint Surg Am 2005;87(1):37–45

4. Thiele K, von Roth P, Pfitzner T, Preininger B, Perka C. [Quadriceps tendon insufficiency and rupture: Treatment options in total knee arthroplasty]. Orthopade 2016;45(5):407–415

5. Lynch AF, Rorabeck CH, Bourne RB. Extensor mechanism complications following total knee arthroplasty. J Arthroplasty 1987;2(2):135–140

6. Kim TW, Kamath AF, Israelite CL. Suture anchor repair of quadriceps tendon rupture after total knee arthroplasty. J Arthroplasty 2011;26(5):817–820

7. Rust PA, Tanna N, Spicer DD. Repair of ruptured quadriceps tendon with Leeds-Keio ligament following revision knee surgery. Knee Surg Sports Traumatol Arthrosc 2008;16(4):370–372

8. Brown NM, Murray T, Sporer SM, Wetters N, Berger RA, Della Valle CJ. Extensor mechanism allograft reconstruction for extensor mechanism failure following total knee arthroplasty. J Bone Joint Surg Am 2015;97(4):279–283

9. Diaz-Ledezma C, Orozco FR, Delasotta LA, Lichstein PM, Post ZD, Ong AC. Extensor mechanism reconstruction with achilles tendon allograft in TKA: results of an abbreviate rehabilitation protocol. J Arthroplasty 2014;29(6):1211–1215

10. Rand JA, Morrey BF, Bryan RS. Patellar tendon rupture after total knee arthroplasty. Clin Orthop Relat Res 1989;(244):233–238

11. Nöth U, Trojanowski M, Reichert JC, Rolf O, Rackwitz L. [Patellar tendon injuries after total knee arthroplasty: Classification and management]. Orthopade 2016; 45(5):425–432

12. Dietz SO, Rommens PM, Hessmann MH. [Transosseous repair of patellar tendon ruptures]. Oper Orthop Traumatol 2008;20(1):55–64

13. Wilken F, Banke IJ, Hauschild M, et al. [Endoprosthetic tumor replacement: reconstruction of the extensor mechanism and complications]. Orthopade 2016;45(5): 439–445

14. Barrack RL, Stanley T, Allen Butler R. Treating extensor mechanism disruption after total knee arthroplasty. Clin Orthop Relat Res 2003;(416):98–104

15. Cadambi A, Engh GA. Use of a semitendinosus tendon autogenous graft for rupture of the patellar ligament after total knee arthroplasty. A report of seven cases. J Bone Joint Surg

Am 1992;74(7):974–979

16. Jaureguito JW, Dubois CM, Smith SR, Gottlieb LJ, Finn HA. Medial gastrocnemius transposition flap for the treatment of disruption of the extensor mechanism after total knee arthroplasty. J Bone Joint Surg Am 1997;79(6):866–873

17. Holzapfel BM, Pilge H, Toepfer A, et al. [Proximal tibial replacement and alloplastic reconstruction of the extensor mechanism after bone tumor resection]. Oper Orthop Traumatol 2012;24(3):247–262

膝关节融合术——全膝关节置换术失败的挽救措施

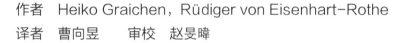

作者　Heiko Graichen，Rüdiger von Eisenhart-Rothe
译者　曹向昱　　审校　赵旻暐

引言

在一个多世纪之前，膝关节融合术（knee arthrodesis，KA）就已经被运用了，然而，在全膝关节置换术（TKA）成为治疗晚期膝骨关节炎（OA）的金标准后，它就不再作为常规的手术方式了。作为在一期或二期翻修失败后出现的慢性伸膝机制缺陷和慢性感染问题的挽救措施，KA仍然是治疗方案的一部分。因此，本章的目的是通过介绍KA的手术适应证、局限性和不同的手术技术，还有其实际的结果和作者的个人方法，为何时及如何运用KA来应对那些十分困难的翻修失败病例提供信心。

据文献报道，初次TKA术后的感染发生率为0.5%～4.2%[1~4]，感染仍是导致TKA早期失败的最重要原因[5~7]。治疗感染的金标准是二期翻修术，但是在某些情况下，也会运用一期翻修术，在其治疗过程中应遵循严格的标准[8~10]，手术成功率约为90%[1]，但最近的一些研究表明，术后随访10年的手术成功率较低，仅为70%～80%[11~13]。其手术成功率较低的原因与耐药菌的发病率增加，以及在过去10年中患者合并基础病增加有关[14]。

在初次TKA术后感染的翻修手术失败后，必须在二期翻修术、KA、膝上截肢术（above-knee amputation，AKA）和长期使用抗生素抑制之间做选择。选择哪种方案取决于每位患者的个体情况，与许多因素有关，如患者的合并疾病、骨缺损的大小、患者的依从性及感染细菌的类型和耐药性[15, 16]。Carr等（2016年）在对2 634例KA和5 001例AKA病例的分析中发现，AKA的术后感染率比KA更低（8.3%：14.5%）[17]。对于二期翻修TKA而言，最近的一项研究分析显示，再次感染率更高，为19%，对于一期膝关节翻修TKA，再感染风险比二期翻修的患者高33.9%[13]。

另一方面，AKA的全身并发症发生率比KA更高（31.5%：25.9%）。在预后功能方面，AKA的预后更差。Rodriguez-Merchan（2015年）的研究发现，AKA术后中只有50%的患者能够行走[16]。然而，能够使用假肢来行走的AKA术后患者的平均日常生活活动评分比KA术后的患者评分更高（58：38）[18]，同时，这些患者的年龄较小且合并疾病较少。

Wu等（2014年）通过决策树分析发现，KA的预后最为成功，应在二期翻修术中被推荐[15]。然而，由于膝关节融合在日常生活中的限制，尽管再感染的风险仍然很高，外科医生和患者也可能更倾向于进一步行膝关节二期翻修，特别是在患者病情条件较好的情况下（如几乎没有合并疾病和感染细菌为非耐药细菌）。

在过去的几十年里，随着TKA手术量的增加，慢性感染的发生率也随之增加，因此，何时及如何应用KA是关节外科医生需要了解的。本章介绍了不同的KA手术技术方法，并对各种手术技术方法的预后进行了比较，最后介绍了作者在治疗慢性感染性TKA中的个人经验方法，包括KA的应用价值和手术技术。

膝关节融合术的适应证和术前规划

如前所述，KA是TKA术后感染翻修术再翻修的治疗选择之一。虽然KA的历史悠久，但其术后并发症发生率高，为20%～84%[19~22]。因此，严格把握其手术适应证和充分的术前评估是非常重要的。该评估内容应包括之前膝关节手术的所有信息以及完整的术后感染病史，包括感染细菌的类型、耐药性和之前的抗生素治疗方案。

患者健康状况和合并疾病的总体情况与KA能否成功极为相关。尤其是能影响伤口愈合和骨愈合的疾病，如糖尿病及维生素D、钙和一般营养缺乏症，这些都是应该在术前被重点关注的[23]。此外，还需要评估外周血管情况。手术前后的数周时间里至少应减少吸烟频率[24]。

临床检查项目应包括对伤口和手术瘢痕的评估。由于大多数患者之前曾进行过多次手术，因此术前规划手术切口以避免皮肤坏死或其他伤口愈合问题是非常重要的。毫无疑问，在选择皮肤手术切口的位置时，应该征询整形外科医生的意见。检查项目还应包括术后感染的临床体征（如窦道、肿胀和积液）以及静脉和动脉血管情况。术前评估分析中需要考虑患者的步态、下肢长度和相邻关节（髋关节和踝关节）的一般情况。

影像学评估分析应基于传统的X线检查，包括下肢全长AP及侧位X线片。为了计算骨量丢失和由此导致的下肢长度缩短，还应评估对侧正常的下肢情况。为了更好地了解骨量和骨缺损的大小，建议行CT检查。

作为术前评估流程的另一个重要部分，标准化的化验指标评估是必要的。感染标志物，如C反应蛋白（CRP）、红细胞沉降率（ESR）和血白细胞数是必须的。此外，还应行25-羟基维生素D、血清钙和白蛋白含量检测，以了解患者的一般营养状况，如果存在营养缺乏性疾病，则需要在手术前提前治疗。在围手术期应严格控制糖尿病患者的血糖水平，以利于手术创面的愈合。

有时，MRI和全身核素扫描有助于更全面的术前评估，以了解手术局部的软组织情况，另外，还可以明确患者体内其他部位是否存在感染灶。

膝关节融合术的手术技术和结果

KA的目标是尽可能实现骨的牢固融合。然而，对于较大骨缺损的患者，这一目标只能通过大幅度地截短肢体长度才能实现。因为这样会影响术后活动功能预后和患者满意度，因此有时这并不是一个好的选择。所以，在下肢长度差超过4~5 cm的患者中，作者使用了一种稳固的假体，该假体无须进行骨融合即可提供长期稳定性。

关节固定位置的目标是膝关节生理外翻角度5°~7°，屈曲角度约10°，并保持中性旋转[25]。另一个非常重要的参数是肢体的长度。为了有一个好的膝关节摆动动作，建议患肢长度至少比对侧短1 cm。然而，大多数研究表明，在他们的案例中，缩短长度一般超过2 cm[26~28]，甚至超过5 cm[29,30]，这会对膝关节的活动度产生影响。在大多数情况下，增高鞋垫足以应对较低程度的肢体短缩，然而，对于较严重的短缩，增高鞋垫过高仍会导致不稳定的步态，因此，可能需要通过手术来延长股骨远端或胫骨近端的长度[23]。这种手术技术具有挑战性并且有一定的术后并发症发生率，因此，作者建议在较严重骨缺损情况下可以使用桥接假体。

总体而言，KA可以分为2种不同的手术技术。一种技术是使用不同外固定器的外固定关节融合术，另一种技术是用钉子或钢板进行髓内固定。在第一种技术中，并没有将异物植入关节内，与第二种选择关节内或髓内固定相比，感染率降低（4.9%：8%）[31]。与二期翻修术相比（约19%的再感染率），这两种选择都能降低术后感染率。关节外固定的目标是股骨和胫骨之间的牢固关节融合。要实现这一点，在股骨和胫骨之间实现足够的骨接触和压力是极为重要的，否则融合率会很低。不同固定器系统的融合失败率在17%~80%之间[19~22]。例如，Mabry等（2007年）表明，外固定关节融合术的关节融合率仅为64%，采用髓内固定技术的融合率为96%[31]。除了融合方法外，还介绍了不同的患者一般情况因素，如基础合并疾病和年龄。在不同的固定器系统中，Ilizarov型环形外固定架与单臂外固定架相比，其融合率更高[32~34]。环形外固定器的一大缺点是舒适度较差。由于所有固定器都需要至少5~8个月的时间来固定，因此通常更偏向于使用单臂外固定架，但是其融合率较低。

为了提高融合率，还可以运用一些混合技术（关节内和关节外技术的组合）。Tang等（2015年）通过使用2枚空心关节内螺钉和1个单臂外固定架的组合，实现了96.2%的融合率[35]。他们没有在TKA术后有细菌感染的患者中使用该技术，而是在终末期关节结核病患者中使用了该技术。因此，最终获得的高融合率可能与病因、患者相对低的年龄以及之前无关节内假体这一事实有关。Cavadas等（2014年）介绍了一个由5名患者组成的病例系列，其中他们将外固定架与关节内带血管的游离腓骨移植相结合[36]。其中所有病例均显示腓骨融合；然而，其并发症发生率超过60%和平均下肢缩短3.8 cm也是需要被关注的问题。

另一种关节内和关节外技术的组合是单臂外固定架和关节内钢板相结合，以增加旋转稳定性。

使用外固定架的技术

在需要采用外固定方法进行融合的情况下，作者更倾向于使用横向单轨固定架和另一种前置单轨固定架的组合方式。这两种固定架都需要与Steinmann棒相连，使其具有更好的旋转稳定性和对骨接触区域的高压力。这项技术的另一个优点是可以解决与内侧固定架和Ilizarov固定架接触的皮肤问题。

除了骨不连外，持续感染仍是KA术后相关的另一个问题。在关节外融合技术中，手术主要是一期完成的，而在髓内固定技术中，为获得良好的预后，介绍了一期和二期翻修术[28, 30, 37]。Hawi等（2015年）研究表明，一期KA的感染率为15%[38]。Wood和Conway（2015年）建议行临时膝关节融合，可使用抗生素骨水泥涂层肌内（IM）融合钉，特别是对病态肥胖、伸肌机制缺乏的患者[23]。Röhner等（2016年）最近介绍了他们使用2根AO固定钉棒进行临时关节融合术的技术[39]。这2根钉棒在接头处通过钉棒间调节连接。然后，整个关节间隙被聚甲基丙烯酸甲酯（polymethyl methacrylate，PMMA）填充。在使用这种技术后，其术后感染率仍为25%。因此，无法对髓内关节融合术进行一期或二期手术做出统一的建议，而应根据患者具体情况决定。

髓内融合技术

髓内KA采用不同的假体。一些人使用短髓内钉并从关节远端处逆行打入，而另一些人则倾向于从大转子处顺行打入长髓内钉[40]。比较结果发现，髓内钉越长、越粗，其提供的稳定性就越好，融合率就越高。

大多数作者研究发现，使用髓内钉固定方法与关节外固定系统固定方法相比，髓内钉系统有更高的融合率[41~44]。另一个优点是患者可以更早期进行完全负重[22, 45]。

在许多翻修术中，尤其是在二次翻修术中，较严重的骨缺损是非常常见的问题，因此，只有在极度缩短下肢长度后，才能实现关节融合。由于这个功能缺陷，我们必须决定是保持下肢的长度并在骨骼之间留出间隙，还是直接对合股骨和胫骨并大幅缩短下肢长度。由于这个间隙通常至少有5 cm，所以运用植骨方法是不成功的。置入假体本身必须提供足够的稳定性，而且也必须有牢固的骨长入整合，否则会发生假体断裂和松动等术后并发症。模块化桥接假体满足了这些要求，如不同公司的关节融合钉系统[28, 46]。

使用内部融合系统进行的关节融合术

当然，使用模块化桥接假体之前，像其他手术方式一样，首先需要对关节内感染进行彻底清创，包括去除所有的死骨。作者认为应将清创术作为整个手术过程的一个步骤来完成。在清创后，为了给非骨水泥固定做准备，需要对胫骨和股骨的髓腔扩髓。作者的目标是在AP平面上获得至少3 cm长度的骨皮质牢固接触区域。由于股骨的生理弯曲，有时很难做到这一点。因此，较长并且弯曲的假体柄是有益的。有了这些柄，骨干和假体之间就可以实现坚固的固定。将2个柄压配就位后，借助锁定机制，假体可以提供5°~10°的固定屈曲活动度和5°~7°的外翻角度，必要时可以移除部分骨质（图24.1）。

类似于标准术式的TKA，使用这种假体的一个优点是允许患者术后早期负重。此外，患者可以在术后获得术前规划的下肢长度。通过调整不

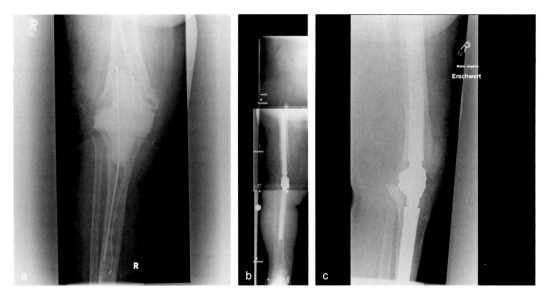

图24.1 （a，b）术前X线片显示的是假体被取出后的膝关节，这是由巨大的骨缺损和填充占位器造成的。（c）使用模块化桥接假体的膝关节术后图像，两端髓腔内都使用了较少的骨水泥

同假体柄的直径，对下肢长度进行调整。假体柄若增粗一个型号则其固定高度将增加约1 cm。

组合式桥接假体的一般特点

当决定使用哪种融合系统时，应该了解KA典型的3种失败情况：①感染；②假关节形成；③下肢短缩[23]。采用组合式桥接假体可以最充分地重建下肢长度。Iacono等（2013年）的研究表明，髓内钉组病例患者的下肢长度差为0.8 cm，而内固定组的下肢长度差为4.5 cm[28]。这也使得他们在术后的日常生活中将获得更好的功能预后。总体而言，髓内钉组27.7%的患者能够在没有辅助的情况下行走，而内固定组只有10%。

除了这个优点，假关节的问题也解决了。不过，术后再感染的问题依然存在。到目前为止，研究表明，与其他髓内装置相比没有任何差异。在再次感染的情况下，非骨水泥柄需要被移除。只要骨整合没有完成，取出过程可能比骨水泥型要更容易。在非骨水泥柄完全骨整合的情况下，假体柄可能需要额外截骨来取出，并且很可能导致进一步的手术并发症。

另一方面，组合式桥接假体的另一个问题是假体的费用。与其他髓内手术方式相比，它的成本要高得多。然而，考虑到3种最常见的并发症中的2种是通过模块化植入物解决的，潜在的并发症概率得以降低，并且减少了进一步手术的可能性，因此较高的假体成本也是值得的。

虽然通过使用这些固定系统解决了许多问题，但是该系统也有局限性。例如，术后胫骨或股骨干的疼痛，即使是在术后很长一段时间依然会出现。有时，术中可能会发生骨折。

作者的个人观点

在TKA翻修术后慢性再感染的病例中，作者对下一步手术方式的选择取决于患者的一般情况。基于此，我们也会与患者讨论不同的治疗方案（表24.1）。

结论

对于外科医生来说，KA仍然是需要了解并掌握的一种手术治疗方法，并且要知道应该在何时及如何实施。TKA手术失败的术后慢性感染是KA手术适应证之一，而伸膝机制的慢性功能不全可能是另一个手术适应证。除KA外，还存在其他治疗方式，如抗生素治疗、AKA和二期翻修术。它们都有自己的优点和局限性。与其他问题一样，应该首先考虑患者的关节病情、患者的一般健康状况和感染史。只有分析了所有这些情况并制订个性化的治疗计划，才能提高手术成功率。但是，需要牢记的是，对于大多数选择，尤其是KA，都只是让患者的满意度有限且功能预后有限的一种手术失败后的抢救措施。因此，预防感染仍然是手术成功的最重要因素。

表24.1　全膝关节置换翻修术后慢性感染的治疗方法。手术方式取决于患者骨缺损的类型、一般状况（健康和功能）和感染指标（感染细菌类型和耐药性）

骨缺损	小（AORI 2）	小	大（AORI 3）	大	
健康状况	好（<ASA 3）	差（>ASA 3）	好（<ASA 3）	差（>ASA 3）	
功能状况				好	差
细菌/耐药性	单一细菌/无耐药性	多种细菌/多重耐药菌			
手术方式	一期/二期TKA翻修	一期/外固定KA	一期/内固定KA	一期AKA	二期内固定KA

提示和技巧

- 除一期或二期翻修、免疫抑制或膝上截肢外，膝关节融合术是全膝关节置换术和翻修全膝关节置换术后慢性感染的治疗选择之一。除了该适应证外，关节融合术在慢性伸膝机制缺陷中也占有一席之地
- 可以使用不同的关节内和关节外手术方式进行膝关节融合术。如果使用关节外固定架，则存在不同的单臂、双臂或Ilizarov型环形固定架，其各有优缺点
- 虽然关节外手术方式具有较低的感染率，但关节内手术方式显示出更高的融合率
- 关于关节内融合手术方式，主要使用髓内钉内固定系统
- 骨融合是关节融合术的主要目标之一，然而，如果下肢缩短长度大于4～5 cm，则应采用基于组合式桥接假体作为植入物，这有助于患者早期固定和早期负重

参考文献

1. Garvin KL, Cordero GX. Infected total knee arthroplasty: diagnosis and treatment. Instr Course Lect 2008;57: 305–315

2. Haleem AA, Berry DJ, Hanssen AD. Mid-term to longterm followup of two-stage reimplantation for infected total knee arthroplasty. Clin Orthop Relat Res 2004; (428):35–39

3. Hanssen AD. Managing the infected knee: as good as it gets. J Arthroplasty 2002;17(4, Suppl 1)98–101

4. Collier MB, Engh CA Jr, McAuley JP, Ginn SD, Engh GA. Osteolysis after total knee arthroplasty: influence of tibial baseplate surface finish and sterilization of polyethylene insert. Findings at five to ten years postoperatively. J Bone Joint Surg Am 2005;87(12):2702–2708

5. Mortazavi SMJ, Molligan J, Austin MS, Purtill JJ, Hozack WJ, Parvizi J. Failure following revision total knee arthroplasty: infection is the major cause. Int Orthop 2011;35(8):1157–1164

6. Graichen H. TKA revision - reasons, challenges and solutions. J Orthop 2014;11(1):1–4

7. Le DH, Goodman SB, Maloney WJ, Huddleston JI. Current modes of failure in TKA: infection, instability, and stiffness predominate. Clin Orthop Relat Res 2014;472(7):2197–2200

8. Masters JPM, Smith NA, Foguet P, Reed M, Parsons H, Sprowson AP. A systematic review of the evidence for single stage and two stage revision of infected knee replacement. BMC Musculoskelet Disord 2013;14:222

9. Haddad FS, Sukeik M, Alazzawi S. Is single-stage revision according to a strict protocol effective in treatment of chronic knee arthroplasty infections? Clin Orthop Relat Res 2015;473(1):8–14

10. Kunutsor SK, Whitehouse MR, Lenguerrand E, Blom AW, Beswick AD; INFORM Team. Re-infection outcomes following one- and two-stage surgical revision of infected knee prosthesis: a systematic review and metaanalysis. PLoS ONE 2016;11(3):e0151537

11. Mahmud T, Lyons MC, Naudie DD, Macdonald SJ, McCalden RW. Assessing the gold standard: a review of 253 two-stage revisions for infected TKA. Clin Orthop Relat Res 2012;470(10):2730–2736

12. Mittal Y, Fehring TK, Hanssen A, Marculescu C, Odum SM, Osmon D. Two-stage reimplantation for periprosthetic knee infection involving resistant organisms. J Bone Joint Surg Am 2007;89(6):1227–1231

13. Cochran AR, Ong KL, Lau E, Mont MA, Malkani AL. Risk of reinfection after treatment of infected total knee arthroplasty. J Arthroplasty 2016

14. Tigani D, Trisolino G, Fosco M, Ben Ayad R, Costigliola P. Two-stage reimplantation for periprosthetic knee infection: influence of host health status and infecting microorganism. Knee 2013;20(1):9–18

15. Wu CH, Gray CF, Lee GC. Arthrodesis should be strongly considered after failed two-stage reimplantation TKA. Clin Orthop Relat Res 2014;472(11):3295–3304

16. Rodriguez-Merchan EC. Knee fusion or above-the-knee amputation after failed two-stage reimplantation total knee arthroplasty. Arch Bone Jt Surg 2015;3(4):241–243

17. Carr JB 2nd, Werner BC, Brown JA. Trends and outcomes in the treatment of failed septic total knee arthroplasty: comparing arthrodesis and above-knee amputation. J Arthoplasty 2016;31(7):1574–1577

18. Fedorka CJ, Chen AF, McGarry WM, Parvizi J, Klatt BA. Functional ability after above-the-knee amputation for infected total knee arthroplasty. Clin Orthop Relat Res 2011;469(4):1024–1032

19. Rothacker GW Jr, Cabanela ME. External fixation for arthrodesis of the knee and ankle. Clin Orthop Relat Res 1983;(180):101–108

20. Knutson K, Hovelius L, Lindstrand A, Lidgren L. Arthrodesis after failed knee arthroplasty. A nationwide multicenter investigation of 91 cases. Clin Orthop Relat Res 1984;(191):202–211

21. Cunningham JL, Richardson JB, Soriano RM, Kenwright J. A mechanical assessment of applied compression and healing in knee arthrodesis. Clin Orthop Relat Res 1989; (242):256–264

22. Conway JD, Mont MA, Bezwada HP. Arthrodesis of the knee. J Bone Joint Surg Am 2004;86-A(4):835–848

23. Wood JH, Conway JD. Advanced concepts in knee arthrodesis. World J Orthod 2015;6(2):202–210

24. Patel RA, Wilson RF, Patel PA, Palmer RM. The effect of smoking on bone healing: a systematic review. Bone Joint Res 2013;2(6):102–111

25. Bauer R, Kerschbaumer F, Poisel S. Arthrodesen. In Becken und Untere Extremität Teil 1. Orthopädische Operationslehre. George Thieme Verlag, Stuttgart; 585–591

26. Garcia-Lopez I, Aguayo MA, Cuevas A, Navarro P, Prieto C, Carpintero P. Knee arthrodesis with the Vari-Wall nail for treatment of infected total knee arthroplasty. Acta Orthop Belg 2008;74(6):809–815

27. Leroux B, Aparicio G, Fontanin N, et al. Arthrodesis in septic knees using a long intramedullary nail: 17 consecutive cases. Orthop Traumatol Surg Res 2013; 99(4):399–404

28. Iacono F, Raspugli GF, Bruni D, et al. Arthrodesis after infected revision TKA: Retrospective comparison of intramedullary nailing and external fixation. HSS J 2013;9(3):229–235

29. Watanabe K, Minowa T, Takeda S, et al. Outcomes of knee arthrodesis following infected total knee arthroplasty: a retrospective analysis of 8 cases. Mod Rheumatol 2014;24(2):243–249

30. Bargiotas K, Wohlrab D, Sewecke JJ, Lavinge G, Demeo PJ, Sotereanos NG. Arthrodesis of the knee with a long intramedullary nail following the failure of a total knee arthroplasty as the result of infection. J Bone Joint Surg Am 2006;88(3):553–558

31. Mabry TM, Jacofsky DJ, Haidukewych GJ, Hanssen AD. Comparison of intramedullary nailing and external fixation knee arthrodesis for the infected knee replacement. Clin Orthop Relat Res 2007;464(464):11–15

32. Garberina MJ, Fitch RD, Hoffmann ED, Hardaker WT, Vail TP, Scully SP. Knee arthrodesis with circular external fixation. Clin Orthop Relat Res 2001;(382):168–178

33. Corona PS, Hernandez A, Reverte-Vinaixa MM, Amat C, Flores X. Outcome after knee arthrodesis for failed septic total knee replacement using a monolateral external fixator. J Orthop Surg (Hong Kong) 2013;21(3):275–280

34. Van Rensch PJ, Van de Pol GJ, Goosen JH, Wymenga AB, De

Man FH. Arthrodesis of the knee following failed arthroplasty. Knee Surg Sports Traumatol Arthrosc 2014;22(8):1940–1948

35. Tang X, Zhu J, Li Q, Chen G, Fu W, Li J. Knee arthrodesis using a unilateral external fixator combined with crossed cannulated screws for the treatment of endstage tuberculosis of the knee. BMC Musculoskelet Disord 2015;16:197

36. Cavadas PC, Thione A, Perez-Garcia A, Lorca-García C, Aranda-Romero F. Salvage of infected intramedullary knee arthrodesis with vascularized free fibula and staged fixation. Injury 2014;45(11):1772–1775

37. Puranen J, Kortelainen P, Jalovaara P. Arthrodesis of the knee with intramedullary nail fixation. J Bone Joint Surg Am 1990;72(3):433–442

38. Hawi N, Kendoff D, Citak M, Gehrke T, Haasper C. Septic single-stage knee arthrodesis after failed total knee arthroplasty using a cemented coupled nail. Bone Joint J 2015;97-B(5):649–653

39. Röhner E, Pfitzner T, Preininger B, Zippelius T, Perka C. Temporary arthrodesis using fixator rods in two-stage revision of septic knee prothesis with severe bone and tissue defects.

Knee Surg Sports Traumatol Arthrosc 2016;24(1):84–88

40. Küntscher G. Praxis der Marknagelung. Stuttgart, Germany: Schattauer; 1962

41. Ellingsen DE, Rand JA. Intramedullary arthrodesis of the knee after failed total knee arthroplasty. J Bone Joint Surg Am 1994;76(6):870–877

42. McQueen DA, Cooke FW, Hahn DL. Knee arthrodesis with the Wichita Fusion Nail: an outcome comparison. Clin Orthop Relat Res 2006;446:132–139

43. Waldman BJ, Mont MA, Payman KR, et al. Infected total knee arthroplasty treated with arthrodesis using a modular nail. Clin Orthop Relat Res 1999;(367):230–237

44. Wiedel JD. Salvage of infected total knee fusion: the last option. Clin Orthop Relat Res 2002;(404):139–142

45. Talmo CT, Bono JV, Figgie MP, Sculco TP, Laskin RS, Windsor RE. Intramedullary arthrodesis of the knee in the treatment of sepsis after TKR. HSS J 2007;3(1): 83–88

46. Kutscha-Lissberg F. Die Kniegelenksarthrodese. In Modulare Revisionsendoprothetik des Kniegelenkes. Springer Verlag Berlin-Heidelberg 2011

全膝关节置换术后伤口破裂的处理

作者　Sunil Choudhary, Raghav Mantri, Prateek Arora,
Rohit Jain, Soumya Khanna
译者　张国为　　审校　赵旻暐

引言

　　膝关节疼痛可以使人虚弱，这样的疼痛大多由骨关节炎引起，对于这些患者而言，全膝关节置换术（TKA）确实可以带来生活上的改变。不断更新的手术技术、标准的手术流程和严格的无菌操作使得这种广受欢迎的手术的伤口感染和并发症发生率一直维持在1%～2%的低水平[1]。

　　然而，任何感染或伤口破裂都可能导致手术完全失败，危及植入物的保留，从而在常规手术中也可能使发病率和死亡率灾难性地升高。

诱发因素

预防永远是最好的策略，了解TKA术后感染和伤口问题的易感因素对于理解和处理这些严重的并发症是最重要的。诊断和鉴别也很重要，感染常常与伤口愈合初期轻微炎症引起的发热和红斑相混淆。

毋庸置疑，无菌技术、切口前30分钟内静脉注射预防性抗生素、保护软组织、无创缝合技术、手术室层流、分层缝合时使用非编织缝合线，均对获得良好的术后结果至关重要。使用氰基丙烯酸酯类皮肤黏合剂也被证明可以有效地在皮下闭合处提供一个强大的水密屏障，防止微生物的侵袭[2]。在术后早期看到的任何伤口间隙都可能成为导致问题的潜在因素，因为这可能使深层组织和植入物面临感染和开裂的风险。

对易感风险因素的了解使外科医生能够采取更好的预防策略，并在为这些患者提供手术咨询时对风险和并发症进行预测。芬兰的研究人员在对43 149例膝关节置换术进行前瞻性观察后发现，男性、类风湿性关节炎、创伤后置换和翻修TKA病例中感染性并发症的风险增加[3]。

另一项研究证实，与非肥胖患者相比，病态肥胖患者的感染风险是非肥胖患者的6.7倍[4]。肥胖与糖尿病和高血压相关，是代谢综合征的一部分，而代谢综合征是公认的伤口感染的高风险因素。吸烟、酗酒、营养不良和金黄色葡萄球菌鼻腔携带者都已被独立证明会增加TKA患者的感染风险[5]。

伤口感染的诊断

在术后早期没有任何持续性或脓性分泌物的情况下，轻微的皮肤开裂应根据情况进行重新缝合或包扎，以避免伤口松动。

TKA术后感染的早期诊断对挽救关节至关重要，需要高度考虑并进行适当的实验室检查。国际假体周围关节感染共识会议确定了有助于诊断的物理和实验室参数[6]。

当外科医生发现膝关节持续异常疼痛、发热、膝关节肿胀波动感、伤口分泌物、红细胞沉降率（ESR）升高、C反应蛋白（CRP）水平升高、白细胞计数升高等病史，都应检查伤口是否有感染的体征（图25.1）。其他次要标准可能是关节液抽吸时白细胞计数高或白细胞酯酶水平高。在一些严重病例中，受影响的膝关节X线片可能显示假体周围的骨溶解和松动。

当发现与关节相通的伤口窦道即视为感染，而无须考虑其他诊断标准。关节穿刺液培养阳性显然可以确定诊断，但即使是浅表的伤口培养结果也不应该被忽视，因为往往浅表的伤口感染只是深层关节感染的前兆。

伤口或液体培养结果呈阳性，外科医生可以根据培养敏感度开始使用适当的抗生素。然而，即使在没有伤口培养阳性的情况下，出现2个或更多的轻微标准或1个主要标准就足以考虑伤口感染，并开始以积极的方式进行临床处理，并且让这些患者开始使用广谱抗生素。

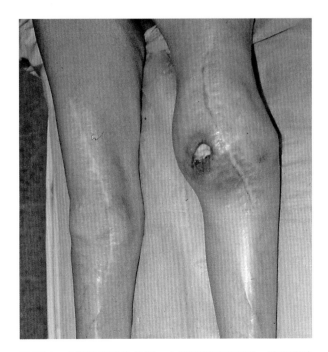

图25.1 全膝关节置换术后，左膝关节出现窦道，膝关节肿胀，植入物深层感染

伤口并发症的分类

对伤口进行分类对制订治疗方案很有帮助。TKA术后的所有伤口并发症都可以根据时间划分为急性或慢性，并根据植入物的情况划分为浅层或深层。

在TKA术后4周内或在诱发急性事件（如继发于牙科手术的菌血症）后4周内诊断的感染被认为是TKA术后的急性感染。病史超过4周的感染被归类为TKA术后的慢性感染[7]。

全膝关节置换术后伤口并发症的处理

根据伤口的急性或慢性分类，以及它们是否有稳定的植入物，我们可以应用图25.2所示的策略。这是基于作者的机构经验，并得到了各种已发表的循证策略的验证[7~14]。

抗菌治疗

所有假体周围感染病例都需要静脉注射广

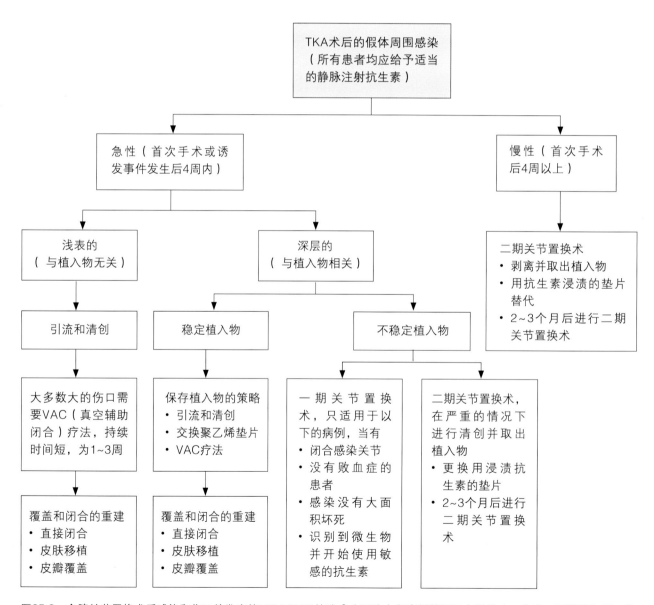

图25.2　全膝关节置换术后感染和伤口并发症的MIRACLES策略［此图片由印度新德里马克斯重建、整形、唇腭裂和颅面外科研究所（MIRACLES）提供］

谱或特定培养的抗生素。选择适当抗生素的最佳指南是伤口或体液培养的敏感性。如果可能的话，也可以进行组织培养。导致假体周围感染的常见微生物有金黄色葡萄球菌［抗甲氧西林金黄色葡萄球菌（methicillin resistant Staphylococcus aureus，MRSA）最常见］、表皮葡萄球菌、粪肠球菌、假单胞菌等[1]。开始注射适当的抗生素组合时，应当寻求当地抗生素谱和微生物学家的建议。现在大多数医院都有严格的"限制性抗生素"规定，这些规定需要被遵循；在开始使用高端限制性抗生素之前，应得到监督委员会的许可。

引流和清创

所有的伤口均应积极引流与清创，在手术室适当麻醉下进行通常是最好的选择。这个流程应包括彻底的软组织清创（包括滑膜和关节囊的受累部分），然后用6~8 L无菌盐水进行大量冲洗。在压力灌洗系统的帮助下，大量的灌洗有助于充分清洁伤口，并大大减少生物负担[15]。

银离子溶液对于灌洗这些伤口和减少生物膜也有帮助。

真空辅助封闭疗法

真空辅助封闭（vacuum-assisted closure，VAC）疗法，也被称为负压伤口疗法（negative-pressure wound therapy，NPWT）。它是指一种基于封闭式泡沫控制吸力的伤口疗法，受到专利保护，已被证明可以减少感染负荷和水肿并促进健康的肉芽生长。VAC是清创和最终软组织重建之间的重要桥梁。它给这类病例的治疗结果带来了巨大的变化，也增加了许多病例中甚至在术后6周内植入物的挽救机会[16]。

植入物保留

在急性病例中，如果处于感染早期的患者没有败血症，即有可能挽救植入物[16]。在滑膜感染的根治性清创术中，则应以6~8 L无菌盐水进行脉冲冲洗；此外，建议更换聚乙烯垫片，因为它经常在细菌表面形成耐药生物膜[12]。随后应用VAC 1~3周。

一期与二期关节置换术的比较

国际关节置换术外科医生小组在2013年就哪些患者不应该接受一期关节置换术达成了强烈的共识[17]（框25.1）。

很明显，这些将成为进行二期关节置换术的指征。当然，所有植入物松动的患者也必须接受二期关节置换术。

框25.1　患者不应接受一期关节置换术的标准

- 败血症
- 不明原因的细菌感染
- 耐药细菌感染
- 窦道与关节间隙相通
- 严重的软组织缺损

软组织重建

只要没有涉及植入物的深层感染，小的浅表伤口一旦出现感染消退或健康肉芽生长的迹象，就可以进行首次封闭或植皮手术。

当植入物暴露且软组织缺损无法闭合时，整形外科医生的帮助对于挽救关节和肢体变得至关重要。

为暴露的膝关节植入物提供软组织覆盖的最常见选择是带蒂的肌皮瓣，如腓肠肌、股外侧肌、股薄肌及局部筋膜皮瓣。通常结合皮肤移植来覆盖这些肌皮瓣。在非常大的缺损中，微血管皮瓣转移可能是唯一的选择[9]。近端腓肠肌皮瓣仍然是覆盖暴露的膝关节植入物的最常见重建手术。肌肉与膝关节接近，基于内侧硬膜动脉的可靠的单一血管蒂，以及易于旋转，使其成为非常好的选择。腓肠肌内侧肌皮瓣比外侧肌皮瓣更受欢迎，因为它的尺寸更大，还可以避免无意中损伤穿过外侧腓骨头的腓总神经（图25.3）。

在文献中，下肢和植入物的保留率分别高达97%和83%[18, 19]。

在考虑重建方法时，采取"电梯"方法现在被认为比传统的重建"阶梯"方法好得多。传统的"重建阶梯"方法首先探索简单的重建手段，然后以分级的方式攀登到复杂重建方案的更高阶梯。然而，"重建电梯"方法意味着将决策层带到最适合重建伤口的重建手段，即使它恰好是最高级别的，如显微外科的游离皮瓣转移[20]。

截肢

在对巴西2 409例TKA手术的研究中表明，0.41%的患者发生截肢[11]。这些患者截肢的原因是反复的深部感染、血管受损和假体周围骨

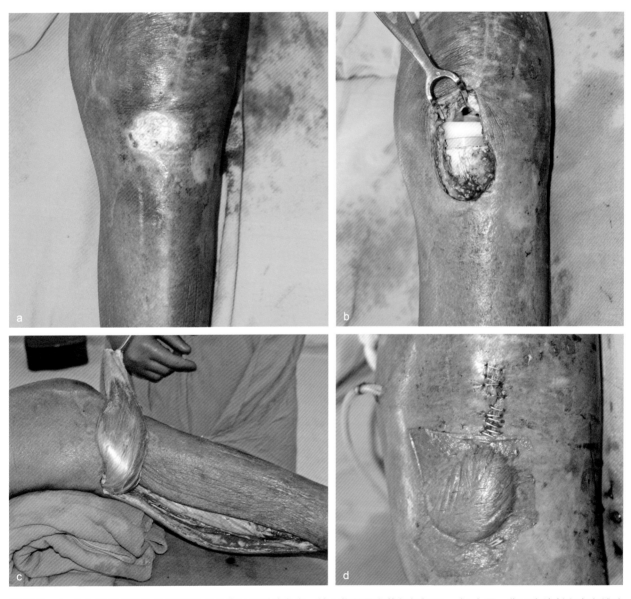

图25.3 （a）全膝关节置换术后2周的急性伤口开裂并发症，植入物暴露和软组织坏死。（b）同一伤口在清创和真空辅助封闭（VAC）治疗1周后。聚乙烯垫片已被换掉，但植入物仍保留。伤口现在看起来很健康，边缘有肉芽，可以进行重建。（c）腓肠肌内侧带蒂肌皮瓣被获取，用于覆盖同一伤口和植入物。（d）用隧道式腓肠肌内侧肌皮瓣和分层皮肤移植成功覆盖伤口

折。早期识别这类病例并在这些患者中早期执行膝上截肢术，可以使外部假体康复。然而，由于这类人群的年龄较大，而且往往有多种合并疾病，因此这些患者中只有44%的人进行了截肢手术。

结论

- 值得庆幸的是，TKA术后的伤口并发症现在很少见，但当它们发生时，需要快速诊断，积极控制感染，彻底清创，并尝试保留植入物
- 复杂伤口的软组织重建在许多情况下可以保留植入物和肢体
- 关节置换外科医生、整形外科医生、重症监护医生、微生物学家和物理治疗师之间的多学科团队合作对于这部分复杂患者获得良好的功能结果至关重要

提示和技巧

- 预防永远是最好的策略，了解全膝关节置换术后感染和伤口并发症的易感因素对于理解和处理这些严重的并发症是最重要的
- 使用氰基丙烯酸酯类皮肤胶已被证明可以有效地在皮下闭合处提供一个强大的水密屏障，以防止微生物侵袭
- 对易感风险因素的了解使外科医生能够采取更好的预防策略，并在为这些患者提供手术咨询时预估风险和并发症
- 伤口的分类对制订治疗方案有很大帮助

参考文献

1. Nakano N, Matsumoto T, Ishida K, et al. Factors influencing the outcome of deep infection following total knee arthroplasty. Knee 2015;22(4):328–332
2. El-Gazzar Y, Smith DC, Kim SJ, et al. The use of dermabond® as an adjunct to wound closure after total knee arthroplasty: examining immediate post-operative wound drainage. J Arthroplasty 2013;28(4):553–556
3. Jämsen E, Huhtala H, Puolakka T, Moilanen T. Risk factors for infection after knee arthroplasty. A registerbased analysis of 43,149 cases. J Bone Joint Surg Am 2009;91(1):38–47
4. Rodriguez-Merchan EC. Review article: Outcome of total knee arthroplasty in obese patients. J Orthop Surg (Hong Kong) 2015;23(1):107–110
5. Jämsen E, Furnes O, Engesaeter LB, et al. Prevention of deep infection in joint replacement surgery. Acta Orthop 2010;81(6):660–666
6. Parvizi J, Gehrke T, Chen AF. Proceedings of the International Consensus on Periprosthetic Joint Infection. Bone Joint J 2013;95-B(11):1450–1452
7. Chen AF, Heller S, Parvizi J. Prosthetic joint infections. Surg Clin North Am 2014;94(6):1265–1281
8. Viol A, Pradka SP, Baumeister SP, et al. Soft-tissue defects and exposed hardware: a review of indications for softtissue reconstruction and hardware preservation. Plast Reconstr Surg 2009;123(4):1256–1263
9. Panni AS, Vasso M, Cerciello S, Salgarello M. Wound complications in total knee arthroplasty. Which flap is to be used? With or without retention of prosthesis? Knee Surg Sports Traumatol Arthrosc 2011;19(7): 1060–1068
10. Jiranek WA, Waligora AC, Hess SR, Golladay GL. Surgical Treatment of Prosthetic Joint Infections of the Hip and Knee: Changing Paradigms? J Arthroplasty 2015;30(6):912–918 Copyright
11. de Paula Mozella A, da Palma IM, de Souza AF, Gouget GO, de Araújo Barros Cobra HA. Amputac ̃ao após falha ou complicac ̃ao de artroplastia total de joelho: incidência,

etiologia e resultados funcionais. Rev Bras Ortop. 2013;48:406–411 (available in English as Amputation after failure or complication of total knee arthroplasty: Prevalence, etiology and functional outcomes

12. Ghanem E, Heppert V, Spangehl M, et al. Wound management. J Arthroplasty 2014;29(2, Suppl)84–92

13. Auregan JC, Bégué T, Tomeno B, Masquelet AC. Distallybased vastus lateralis muscle flap: a salvage alternative to address complex soft tissue defects around the knee. Orthop Traumatol Surg Res 2010;96(2):180–184

14. Mitsala G, Varey AH, O'Neill JK, Chapman TW, Khan U. The distally pedicled gracilis flap for salvage of complex knee wounds. Injury 2014;45(11):1776–1781

15. Luedtke-Hoffmann KA, Schafer DS. Pulsed lavage in wound cleansing. Phys Ther 2000;80(3):292–300

16. Ene R, Panti Z, Albu E, Ene P, Cirstoiu MM, Cirstoiu FC. Negative Pressure, a "Solution" in the Treatment of Infected Knee Prosthesis? Maedica (Buchar) 2015;10(1): 5–9

17. Parvizi J, Gehrke T, Chen AF. Proceedings of the international consensus on periprosthetic joint infection. Bone Joint J 2014; 95-B:1450–1452

18. Nahabedian MY, Orlando JC, Delanois RE, Mont MA, Hungerford DS. Salvage procedures for complex soft tissue defects of the knee. Clin Orthop Relat Res 1998;(356):119–124

19. Chandrasekhar B, Brien W. Coverage strategies in total joint replacement. Orthop Clin North Am 1993; 24(3):523–529

20. Bennett N, Choudhary S. Why climb a ladder when you can take the elevator? Plast Reconstr Surg 2000;105(6): 2266

26

全膝关节置换术后假体周围骨折的处理

作者　Sumeet Rastogi，S. K. S. Marya
译者　李之琛　审校　田　华

引言

　　人类医学的诊断与治疗水平正在上升。这意味着老年人群及相关手术比例提高。但是，人类生活质量的提升是有代价的。随着接受全膝关节置换术（TKA）的关节炎患者数量显著增加，一系列全新的问题随之出现也就不足为奇。假体周围骨折是TKA术后最严重的并发症之一，这类骨折的风险很高，主要是由于患者高龄及合并骨质疏松[1, 2]。假体周围骨折可发生于股骨、胫骨或髌骨，包括距离关节线15 cm以内或距假体延长杆远端5 cm内的范围[1, 3]。股骨是假体周围骨折最好发的部位，其次是胫骨和髌骨[1, 2]。迄今为止，TKA术后假体周围骨折的发生率为1%左右（0.3%~2.5%）[4, 5]。其中，股骨骨折的发生率为0.3%~2%，最为常见，其次是胫骨（0.3%~0.5%）与髌骨（0.6%），后二者基本相当[6, 7]。与其他骨折相比，假体周围骨折在骨折治疗与预后方面更具挑战性。剩余骨量不足、复杂骨折、已有的假体、骨水泥界面，都会阻碍骨折复位、固定和愈合。固定不当或制动时间过长可能延迟康复、影响功能，易导致骨不连或畸形愈合、关节功能受限，使TKA不能达到预期结果[1, 7, 8]。另外，综合的医疗条件常常妨碍术后恢复、康复和步行。其结果是，假体周围骨折的并发症发生率高达25%~70%。但即使如此，只要严格掌握手术技巧，选择合适的固定器械，快速康复，仍可以获得满意的临床结果。再者，必须尽最大努力避免假体周围骨折风险因素增加，包括手术与其他因素。

股骨假体周围骨折

危险因素与发病机制

TKA患者股骨髁上骨折的发生率为0.3%~2%，绝大部分为70岁以上的女性。与其他老年患者股骨髁上骨折一样，假体周围骨折常常发生于低能量损伤。

文献数据显示，骨质疏松患者发生TKA术后股骨髁上骨折的风险最高，其次是类风湿性关节炎、应用皮质类固醇治疗、女性和高龄患者[9~11]。其他风险因素还包括神经系统疾病、药物因素、激素影响、假体刚性导致的应力遮挡、TKA翻修术及造成骨剪切力增加的旋转限制性假体（表26.1）[12]。

罹患类风湿性关节炎的患者，特别是正在接受口服皮质类固醇治疗者已经受到关注。神经疾病也与这类骨折有关，原因是药物介导的骨质疏松或者步态/平衡失调。另外，翻修手术也与假体周围骨折的发生率增加有关，且更常见于旋转限制性假体，原因是这类假体会使剪切力直接传递到强度已经下降的骨面上[2, 3]。

表26.1 股骨髁上骨折的风险因素

女性
70岁以上
骨质疏松
类风湿性关节炎
使用类固醇
神经疾病
药物因素
激素影响
假体刚性导致的应力遮挡
旋转限制性假体
TKA翻修术
股骨远端骨溶解
股骨前切迹

股骨前切迹

TKA术中出现股骨前皮质切迹已被认为是导致股骨骨折的因素之一。据报道，TKA术中由于疏忽导致股骨皮质切迹的发生率高达27%（图26.1）。股骨皮质是否有切迹导致不同的骨折类型：股骨切迹者易发生源于皮质切迹处的短斜形骨折，而没有股骨切迹者常发生骨干骨折。为了给TKA术后管理提供有用信息，一些研究对股骨切迹发生后股骨弯曲与剪切强度的下降进行量化[13, 14]。结果显示，股骨前皮质切迹既不是股骨髁上骨折的唯一风险因素，也不是主要原因。一项包含6 470例TKA的报告中，只有17例（0.26%）股骨髁上骨折合并有股骨前皮质切迹，而没有合并这一现象的股骨髁上骨折数量接近前者的3倍[13]。另一项研究发现，在670个全膝关节假体中，有20%合并至少3 mm股骨前皮质切迹，但其中只有2例出现股骨髁上骨折[15]。

从理论上说，基于Wolff定律，股骨远端的强度会因为术后骨重塑而增强；因此，股骨强度下降应主要发生于术后极早期。

所以，对于那些意外发生股骨切迹的患者，在术后早期应给予额外的保护，术者也应考虑使用带延长杆股骨假体使应力跨过股骨前皮质的应力集中点（图26.2）。最重要的是，很

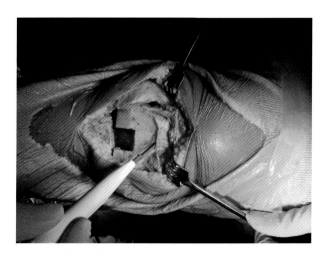

图26.1 术中股骨切迹

多作者认为股骨前皮质切迹应视为术后早期关节手法松解的禁忌证[15, 16]。

没有股骨前切迹时也可能会出现股骨前方缺损，比如在靠近股骨假体前髁近端出现的退行性或类风湿性骨囊肿。在关节置换术中，这些囊性变被骨水泥填充，不太可能获得充分的骨重塑。这些缺损会变成永久的应力集中点而易发生骨折。TKA术中巨大的前方缺损可采用骨移植和股骨远端增强块修复，同时使用股骨髓内延长杆[17]。

另一个近期明确的导致迟发性股骨髁上骨折的危险因素是股骨远端磨损颗粒介导的巨大骨溶解缺损，据报道，这种缺损与无症状的固定良好的非骨水泥型股骨假体相关。

TKA术后关节僵硬者由于应力集中于远端股骨干骺端，可能也易于发生骨折[12, 15]。手法松解僵硬的膝关节时应十分谨慎，对于合并股骨切迹或囊性病变者应该避免手法松解。

最后，外科医生的普遍共识是：导致股骨髁上骨折的最显著风险因素是老年患者接受膝关节置换术后活动能力增加，使其处于更高的滑倒和跌倒的危险之中。

分型

图26.3 描绘了Lewis与Rorabeck制定的全膝关节假体周围股骨骨折分型。

这一分型把骨折移位与假体稳定性都考虑在内[18]。

- Ⅰ型：骨折无移位，骨-假体界面仍完整
- Ⅱ型：骨-假体界面完整，但骨折移位（图26.4）
- Ⅲ型：假体松动或失败，无论骨折是否移位

治疗

保守治疗

保守治疗由于有损膝关节功能而鲜少应用，指征只限于无移位的稳定骨折[3, 19, 20]。长时间牵引治疗现已完全弃用[21, 22]，但可作为Lewis与Rorabeck Ⅰ型骨折的一个治疗选择。保守治疗的其他指征偶见报道应用于全身健康状态极差和不能承受麻醉与手术风险的患者。

非手术治疗方式包括骨牵引、夹板固定、石膏和石膏支具。如果必须骨折复位，闭合复

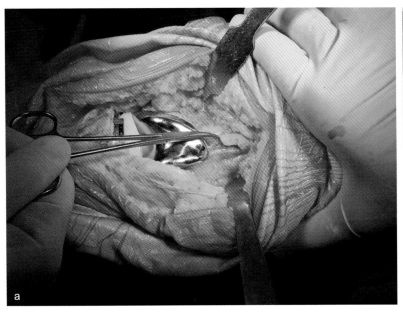
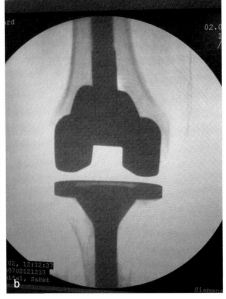

图26.2 （a）股骨假体加装髓内杆以跨过股骨切迹位置。（b）术中X线显示股骨髓内杆

位后需要进行4~6周石膏固定，每周常规复查X线片监测骨折对线与假体稳定性。如膝关节力线得以维持正常，可去除石膏，在铰链式支具保护下开始逐渐进行膝关节活动度训练。如果在观察中出现骨折移位或怀疑假体不稳定，非手术治疗需改为手术治疗。

Chen等[8]在文献综述中比较了股骨假体周围骨折非手术治疗与手术治疗的结果。无移位骨折非手术治疗的成功率为83%。对移位骨折，手术组与非手术组的患者满意度没有显著差异（61%：67%）。另外，手术组的并发症

发生率较高。然而，在骨折块明显移位或合并骨质疏松者，非手术方法进行骨折复位难以成功，或维持复位困难，骨折畸形愈合或不愈合的风险很高[2, 21]。

在Moran等[23]的研究中，9名采用保守治疗的移位骨折患者全部畸形愈合，而在进行手术治疗的患者中，15例中有10例获得极佳的结果。因此，在Lewis与Rorabeck II型和III型骨折病例中，考虑非手术治疗有较高的骨折不愈合和畸形愈合风险，而其他治疗措施更加有效，必须选择合适的患者才能使非手术治疗获得成功。

手术治疗

绝大部分的股骨假体周围骨折是粉碎性的移位骨折，因而手术是更受青睐的治疗选择，也可避免由保守治疗和长期制动导致的并发症如关节僵硬、骨不连、畸形愈合和局部急性骨质疏松。

以下多种固定技术已经使用多年：角钢板，动力髁螺钉钢板，髁支撑钢板，髓内钉，还有最近的单轴或多轴锁定钢板。在精细手术技术下，不论是钢板或髓内钉都显示出极好的临床结果。

可选择的治疗方式包括以下几种。

- 经皮螺钉/钢丝
- 外固定架
- 动力髁螺钉钢板，95°角钢板
- 钢板：传统钢板
- 锁定钢板：锁定加压钢板（Locking compression plate，LCP）/微创稳定系统（Less Invasive Stabilization System，LISS）/多轴锁定钢板
- 髓内钉：弹性/刚性
- 翻修手术，取决于假体稳定性
- 如果假体稳定，保留假体，行内固定
- 如果假体不稳定，行假体翻修

钢板

切开复位内固定（ORIF）使用的钢板可分为非锁定钢板（标准或传统钢板）和锁定钢板两类。

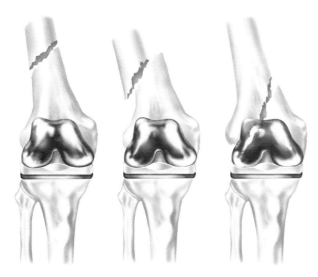

图26.3　Lewis与Rorabeck关于TKA股骨髁上骨折的分型

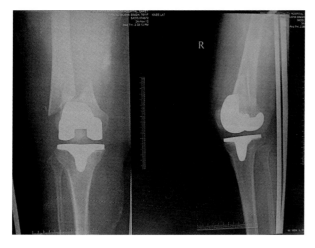

图26.4　AP与侧位X线片显示Lewis与Rorabeck II型假体周围股骨髁上骨折

骨折可用传统或非锁定钢板获得牢固固定。在过去，由于固定器械的选择有限（没有锁定钢板），这些传统钢板被常规使用，并发症如骨折延迟愈合、不愈合、感染的发生率较高。尽管一些早期的报道认为非锁定钢板可以获得满意的结果[24]，但是对于粉碎性骨折和骨质疏松者而言，治疗结果并不令人满意[25]。

传统钢板固定的问题如下。

- 传统钢板在假体周围没有或有限螺钉固定，导致不能获得最佳固定
- 缺血性坏死（avascular necrosis，AVN）（由于髓内和骨膜剥离）和骨折不愈合的风险
- 不充分的固定，导致制动延长和关节僵硬

目前，更好的固定装置已经在市场上出现，传统钢板在当今外科手术中的应用范围已非常有限。

锁定钢板

新的锁定钢板在治疗假体周围骨折方面比传统钢板更有优势。锁定钢板可以在骨质减少的骨上稳定固定，也适用于各种骨折类型和假体，可以通过微创入路置入（图26.5）。一些锁定钢板还设计有多轴螺钉定向，使术者可以选择最佳的螺钉方向获得把持力，同时避免损伤膝关节假体或骨水泥界面[26, 27]。多轴锁定螺钉可以

在任何方向以15°夹角固定于钢板上（全范围为30°）。一些设计还允许在螺钉锁定之前，使骨折块向钢板方向复位。采用NCB（非接触桥接）系统（Zimmer Biomet，IN），用额外的螺帽拧入钢板固定螺钉头部以获得角稳定性。Depuy Synthes钢板可以与假体周围形成更多接触，允许同一平面多枚螺钉固定，可以加强在骨质疏松骨上的固定作用。

队列研究显示，使用锁定钢板可达到96%的骨折愈合率，结果令人满意，但骨折愈合时间可能长达6个月，且需要严格限制负重3个月甚至更长时间[28]。Norrish等发现使用LISS钢板的平均骨折愈合时间为3.7个月，然而，这一研究的病例没有全部获得随访[29]，12个病例中有11例骨折愈合。最近的证据显示用钢丝环扎加强锁定钢板固定的并发症发生率较低，骨折愈合更快，翻修率更低[30]；但是，仍要注意不要在干骺端过度剥离软组织，否则可能危及局部血供，增加骨折不愈合的风险。Ehlinger等开始联合应用微创技术与锁定钢板，可能预防过度的软组织损伤[31]。然而，一些作者认为外侧锁定钢板不适用于严重的内侧粉碎性骨折或骨折部位缺损较多者[32]。

Hoffman等报道36例股骨远端假体周围骨折行锁定钢板治疗的结果，其中有8例骨折不愈合，3例内固定失败[33]。若采用微创技术，骨

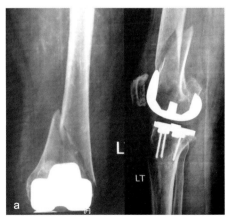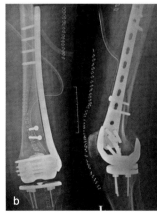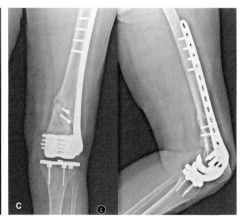

图26.5 （a）AP与侧位X线片显示假体周围股骨髁上骨折（Lewis与Rorabeck分型II型）。（b）解剖型股骨远端锁定钢板固定骨折，图片为术中AP、侧位X线片，假体稳定。（c）术后4个月X线片显示骨折愈合

折不愈合的发生率较低。在这一研究中，术后僵硬也较常见。Ehlinger等认为微创技术联合锁定钢板可能预防进一步的软组织损伤[31]。这一方法可能需要术后严格限制负重，但能获得较高的愈合率（94%）。

髓内钉

此类骨折采用逆行髓内钉固定是不错的选择。生物力学上，髓内钉结构能使负荷分散，当获得满意固定时，可允许早期负重。为证明这一点，Bong等用尸体模型模拟股骨假体周围骨折，采用逆行髓内钉技术，并与角稳定性植入物如LISS系统（Synthes）比较，髓内钉的中心性负荷特点可以得到更好的生物力学结果[32]。

髓内固定确实比髓外固定技术更有优势，早中期结果良好[34,35]。一般来说，髓内钉对骨折部位附着的软组织损伤较少甚至没有损伤。手术时间缩短，出血量少，手术过程更简明。

但是，有一现象也较为常见，特别是在应用逆行髓内钉技术时，因为髓内钉对干骺端骨折复位把持力的减弱导致远侧骨折块对线不良。骨折线越靠近股骨远端，这一问题越显著。已发明了多种技术避免这一问题，如螺旋刀可提供角稳定性；阻挡螺钉维持复位并提供角稳定性；锁定螺帽提供多方向的角稳定性[36]。

髓内钉的禁忌证包括低位髌骨、关节强直不能插入髓内钉、髁间距小于11 mm或髓腔狭窄、股骨近端已有全髋关节置换术的股骨柄、严重粉碎性骨折和极远端骨折。

术前计划非常重要，需确认假体类型，以确保有足够大的进钉点，使髓内钉能够进入髓腔。另外，髓内钉进钉点的位置相对于进钉点的大小更为重要。金刚石钻头系统可以在假体上钻孔制备进钉点解除假体髁间切迹的阻挡[37]。需要进行完全的关节切开找到正确的进钉点，以获得满意的股骨力线，并可保护股骨假体在进钉时不被髓内钉和器械损伤。为获得满意的稳定性，髓内钉需与骨干匹配。如果股骨近端做过全髋关节置

换术，需要注意避免造成髓内钉和股骨柄之间的应力集中。

即使全膝关节假体的设计能够应用髓内钉，如果股骨近端已存在金属装置，置钉的难度也会增加。例如，已有近端股骨假体、低位髌骨、膝关节近侧存在植入物均可能无法使用髓内钉。存在髋关节置换股骨假体时，使用钢板固定更加合适，使钢板近端与股骨柄远端重叠可以避免局部应力集中。如果股骨近端已有钢板，拆除钢板远端的一些螺钉就仍可以使用髓内钉并且使植入物之间有重叠。

文献已报道逆行髓内钉与非锁定钢板相比，在某些方面更具优势。Large等发现体内使用非锁定钢板或逆行髓内钉与锁定钢板相比，骨折畸形愈合、不愈合和并发症发生率较高[38]。

Althausen等对4种不同内固定方式治疗股骨假体周围骨折的结果进行比较，其中5例LISS钢板固定，4例Rush钉固定，2例标准钢板固定，1例逆行髁上髓内钉固定[39]。采用Rush钉和标准钢板者活动度较差。只有LISS钢板可以充分矫正和维持对线。

近期一项系统性综述描述了与非手术治疗和传统钢板相比逆行髓内钉与锁定钢板的优点[40]。逆行髓内钉与锁定钢板比较时，骨折不愈合和翻修术发生率没有显著差异，但髓内钉的畸形愈合率较高。作者在讨论中写道：值得注意的是，在这些比较中，只能找到IV级证据，还需要有I级或II级证据以形成治疗指南。

外固定

外固定作为TKA术后假体周围骨折的治疗选择之一已经过时[41]。外固定的钉道穿过髓腔，可因此接触假体而极大地增加假体感染风险[41]。因此，假体周围骨折临时使用外固定只用于极罕见及特殊的病例如严重的开放性骨折、大面积软组织损伤和多发创伤患者[42]。

关节翻修术

骨折伴假体松动或对线不良时，更倾向于采

用TKA翻修术治疗。如果骨量充足，可行骨折复位，翻修为带延长杆假体。事实上，这种方法只在简单骨折，没有韧带损伤，移除假体后没有显著骨缺损的情况下使用[43]。但如果骨量不足，则可以选择股骨远端巨型假体或同种异体假体复合材料。Saidi等比较了同种异体假体复合材料、标准翻修假体、股骨远端置换在假体周围骨折特别是老年患者中的治疗结果[44]。尽管研究的病例数少，这三个组的功能结果相近。与普遍认知相反，股骨远端置换组没有出现并发症增加，而且患者恢复更快，手术时间更短，出血更少。

关节假体置换

股骨远端置换假体在骨肿瘤手术中应用普遍，其短期有效性已被证明[45]。其在治疗假体周围股骨髁上骨折合并假体松动和骨量不足病例中的应用增加。该假体可允许术后早期活动和负重，因此减少了与卧床相关的并发症[46]，也适用于治疗假体周围骨折术后骨不连或内固定失败者[47, 48]。Jassim等报道了11例假体周围股骨髁上骨折采用股骨远端置换的病例，结果鼓舞人心但并发症发生率较高。但是，没有一例需要再次手术[49]。与之相反，Mortazavi等对股骨远端置换持谨慎态度，在20例手术中，并发症发生率为50%，有5例需要再次手术[50]。尽管这一治疗手段看起来颇具吸引力，但需要严格选择患者，并限于那些对假体使用有经验的术者。

胫骨假体周围骨折

与股骨骨折相比，TKA术后胫骨假体周围骨折较少见，在所有TKA手术中发生率为0.3%~0.5%[6]。除了前文提到的常见风险因素，一些特殊的因素将在下文讨论。

危险因素

- 显著的直接创伤
- 过度的打压植骨技术
- 胫骨假体对线不良（内翻/旋转不良），与平台内侧应力性骨折相关
- 翻修术中使用压配柄跨过骨缺损区域
- 假体松动和骨溶解或大范围溶骨[6]
- 更常见于单髁膝关节置换术
- 计算机辅助手术（computer-assisted surgery，CAS）中的置钉部位

分型

1997年发表的Felix分型（图26.6）考虑并纳入骨折时间点（术中还是术后）、骨折相对于胫骨假体的形态、假体的稳定性（稳定还是松动），获得了广泛的注意并被接受[34]。这一分型系统基于3个因素：骨折部位、假体稳定性和骨折发生于术中还是术后。

- I型：骨折在胫骨平台内
- II型：骨折与柄毗邻
- III型：骨折位于假体远端
- IV型：骨折累及胫骨结节

根据假体的稳定性进一步分为以下亚型。

- A亚型：假体稳定
- B亚型：假体松动
- C亚型：术中骨折

由于胫骨假体周围骨折发生率低，目前没有

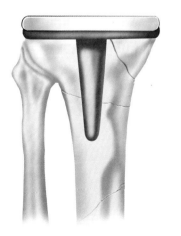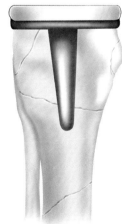

图26.6 Felix等[34]描述的胫骨假体周围骨折分型

令人信服和被普遍认可的治疗规范（II级与I级证据研究）[34, 51, 52]。通常，假体发生松动和移位均需要行翻修术更换假体。骨折移位或不稳定骨折都是手术治疗的指征。术中发生的不稳定骨折需要即刻的手术固定；然而，术后X线检查首次诊断的术中无移位骨折者，可以保守治疗[22]。

治疗

保守治疗

术中出现的无移位骨折，骨折稳定且在术后进行X线检查时才被诊断者，可以采用非手术治疗。对这些病例，需要改变术后负重的计划，并做系列的X线复查[6]。有充分的文献证据表明，无移位的II型骨折可以通过保守治疗获得成功[34]。任何移位骨折或无移位骨折随后发生移位者，均是手术干预的明确指征。

手术治疗

胫骨假体稳定与否决定了治疗方案。与股骨骨折相似，胫骨假体出现松动或移位都需要翻修更换假体。如果保留股骨假体，假体匹配就很关键，但通常只能在术中决定是否保留股骨假体，特别是旧的假体。一般不会出现在X线上显示膝关节假体稳定而术中假体松动的情况。翻修术中可单独使用延长杆翻修假体跨过骨折部位，或者联合应用接骨术[22, 51]。发生在翻修假体周围的骨折较罕见，一旦出现，必要时可使用自体或异体骨移植加强局部骨量。胫骨假体长期松动的患者，可能存在巨大骨缺损或骨溶解[22, 51]。与股骨骨折相似，相近的技术与假体系统可以应用于胫骨假体周围骨折的治疗。

基于骨折分型的不同指征与相应治疗方法

术中导致的骨折（C亚型）可使用接骨术固定（I型或III型）或使用长柄翻修假体跨越骨折部位固定（I～III型）[22, 51]。无移位IA型骨折可以保守治疗。术后出现的移位IA型骨折应该

更换假体，因为这一类型骨折常表现为内翻或外翻畸形，假体其他位置应力增加，导致早期松动[22, 51]。

IIA型骨折的治疗应该个体化，这取决于骨折范围，采用翻修术或接骨术可以获得充分的固定[22]。

III型骨折的治疗选择取决于假体类型，通常采用钢板进行接骨术。锁定钢板系统可以获得既定目标，微创或开放手术都可以采用。只有在少数病例中需要采用长柄翻修假体，并可能需要联合实施接骨术[6]。

IV型骨折（胫骨结节骨折）十分罕见，其治疗取决于对伸膝装置的临床评估。A亚型骨折伸膝装置保留完整，绝大部分可以采用保守治疗，初期制动，随后在限制屈曲支具保护下早期活动，逐步增加屈曲角度，直至正常的活动范围。常规行X线检查观察骨折块是否移位。如果不做保守治疗，可以单独使用拉力螺钉（骨折块较大）或小的钢板固定骨折，后者允许早期活动。Felix等[34]用石膏固定治疗2例IVA型骨折均获得骨折愈合，且没有并发症发生，其中1例伸直位石膏固定，另外1例使用螺钉固定。Hanssen和Stuart[53]建议在IV型骨折使用聚丙烯编织带或半腱肌编织后固定胫骨骨折块。

如果骨折导致伸膝装置的功能受损或缺失，则需要单独行骨重建或联合翻修术（B亚型）。在只有肌腱断裂的罕见病例中，需要用同种异体移植物重建加强伸膝装置[22]。

对于假体稳定的骨折（IIA、IIC、IIIA、IIIC型骨折），可以选择单轴或多轴锁定钢板。可以使用开放或微创手术置入钢板。在骨量差的膝关节中，在锁定钢板上围绕胫骨假体延长杆置入数枚锁定螺钉可以获得坚强固定。因为局部软组织覆盖相对较薄，经过微创复位后，可以经皮于钢板远端向骨干置入螺钉，最大限度保留局部血供。软组织并发症（包括深部感染）的风险要显著高于股骨远端骨折，术者在制订治疗计划时应牢记这一点。

翻修手术

所有B亚型骨折均是翻修手术的明确指征，如果可以找到匹配假体，则至少需要更换胫骨假体，否则需行全部假体翻修。植入物的选择严格取决于胫骨骨折水平相对于假体固定的位置。因此，I型骨折可以不需要长柄固定，而III型骨折需要使用长柄翻修假体。某些特殊类型的假体周围骨折，则只能完全取出假体及更换假体[22, 51]。

胫骨假体固定后，不稳定的骨折块需要用额外的内固定物固定。胫骨近端的骨缺损，应该使用金属垫块以获得假体稳定。金属垫块和厚聚乙烯垫片可以有效解决深度5 cm以内的骨缺损；然而，严重的胫骨缺损或粉碎性骨折应使用同种异体移植物支撑或使用巨大肿瘤型假体[53]。

一般来说，铰链型膝关节假体应用于侧副韧带受累及或缺失时。因此，整个关节假体，包括股骨假体，都需要更换。

髌骨假体周围骨折

髌骨假体周围骨折在TKA术后最少见。据报道，髌骨骨折的发生率在髌骨置换者中为0.2%~21%，在非髌骨置换者中为0.05%[54, 55]。髌骨骨折男性多于女性，这一点与股骨骨折和胫骨骨折不同，尽管原因未明，但据推测，较高的活动水平、身体质量导致更高的伸膝力量，易于发生骨折[56]。髌骨骨折亦可因直接创伤或TKA术后脆性骨折而发生（表26.2）[54, 55]。然而，Chalidis等（2007年）报道了752例髌骨假体周围骨折的系统性回顾，在88.3%的病例中，骨折在常规随访中被发现，没有症状，与创伤事件无关[5]。

股骨假体位置不良会增加股胫关节的偏心负荷和髌骨半脱位，后者最终可能导致髌骨骨折[57]。不对称或过度切除髌骨会增加髌骨的机械应力，特别是当软骨下骨或髌骨外侧关节面被切除后。与之相反，髌骨截骨不足会增加髌骨-假体厚度，髌股关节应力升高，伸膝装置过度牵引[54, 56]。过度剥离髌骨附近的软组织会影响髌骨血供，发生骨坏死从而增加骨折风险[54, 56]。因此，需要谨慎操作，尽可能保留髌骨周围软组织以预防骨坏死，在做外侧支持带松解术时要保护膝上外侧动脉[55]。

过度的髌骨外翻可能导致骨折或髌韧带撕脱；因此，建议在外翻髌骨困难时优先实施胫骨近端截骨[58]。

假体设计也会对骨折风险产生显著影响：髌骨假体的中间柱太大，与只有外周小柱的髌骨假体相比，会增加髌骨前方应力，继而增加骨折风险[59]。其他预测因素包括因骨水泥发热和反复屈膝超过95°时产生的压力所致的骨坏死[55, 56]。

分型

过去已经描述了髌骨假体周围骨折的多种分型，1988年Goldberg提出的分型应用最为广泛。他对36例髌骨假体周围骨折的特点进行了归纳，基于骨折形态、髌骨假体稳定性、伸膝装置完整性，提出了髌骨骨折的4种类型[60]。

Goldberg分型

- I型：骨折不累及骨水泥/假体复合体或股四头肌结构
- II型：骨折累及骨水泥/假体复合体和（或）股四头肌结构
- IIIA型：髌骨下极骨折合并髌韧带损伤
- IIIB型：髌骨下极骨折不合并髌韧带损伤
- IV型：骨折-脱位

治疗

临床与影像学检查应关注伸膝装置的完整性和髌骨假体的稳定性，以决定治疗方案（图26.7）。

可选择的治疗方案包括以下几种。

- 非手术治疗
- 切开复位内固定（ORIF）
- 部分或全髌骨切除
- TKA翻修术或单独翻修髌骨假体
- 伸膝装置同种异体重建

保守治疗

骨折不合并假体松动、伸膝装置损伤或假体对线不良者（I型、IIIB型、IV型骨折）可以采取保守治疗（这些情形基本包括大部分的临床病例）。

患者应膝关节制动4~6周，支具固定于完全伸直位下使用拐杖部分负重行走。Ortiguera和Berry[56]报道的38例骨折轻微移位、假体稳定的髌骨假体周围骨折病例中，有37例通过保守治疗获得了骨折愈合和膝关节功能恢复。

表26.2　髌骨假体周围骨折的病因

患者相关因素
男性
类风湿性关节炎
肥胖
活动水平高
骨量下降
长期应用类固醇
既往手术史
假体相关因素
PCL替代型假体
带巨大中间柱的髌骨假体
非骨水泥固定
带金属托髌骨假体
股骨假体过度屈曲
技术因素
下肢或膝关节/股骨假体力线异常
髌骨轨迹不良
过多的/不对称的/过少的髌骨截骨
过度软组织松解导致髌骨供血不足
热坏死（继发于甲基丙烯酸甲酯）

手术治疗

手术治疗应用于如下情况。

- 伸膝装置损伤
- 髌骨脱位
- 假体松动

然而，髌骨假体周围骨折手术治疗的并发症发生率相对较高，决定手术治疗需要非常谨慎[54, 56, 61]。

基于特定的骨折类型，可选的治疗方案如下。

- 无假体松动，采用接骨术
- 切开复位内固定（ORIF）并翻修髌骨：适用于II型、IIIA型、IV型骨折，髌骨残余骨量充足
- 部分骨折块切除：不影响假体稳定性、髌骨轨迹、股四头肌功能的小块骨折块
- 髌骨切除术：广泛粉碎性骨折重建困难者、残余骨量少者或髌骨已发生骨坏死者，可能需要行髌骨切除术
- 在髌骨骨量不足时（特别是翻修病例），髌骨置换术[53]的结果值得期待，可以作为髌骨切除术的重要替代，后者的功能结果众所周知是极差的[61]
- 假体稳定的IIIA型骨折可根据髌韧带断裂治疗指南进行治疗
- 严重粉碎性骨折者，由于此类病例术后结

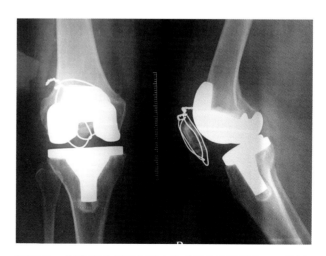

图26.7　术后X线片显示钢丝环扎术固定髌骨假体周围骨折

果均较差，一些研究推荐非手术治疗或只去除小的骨折块，使髌韧带或股四头肌腱附着于残留骨块上[56]。多种物理治疗常可以保留满意的伸膝功能

- 如果假体不稳定，治疗决策应基于剩余骨量。如髌骨骨量足够，可翻修髌骨假体并以钢丝或螺钉接骨，结合张力带或钢丝（特别是II型骨折）；如髌骨骨量差，建议采用部分或全髌骨切除术，而非翻修术
- 较少见的情况是，采用同种异体肌腱或同种异体骨-肌腱增强技术进行重建

手术需要牢记的是：充分的内侧关节囊切开，充分的外侧松解，保留膝上外侧动脉，保留髌下脂肪垫。

然而，由于髌骨骨折合并假体不稳定的手术治疗结果有高达50%的并发症发生率，非手术治疗应该作为症状轻、膝关节功能良好患者的一个选择。这类患者绝大部分表现为没有或只有轻微疼痛，髌骨骨折常常由X线片意外发现。4~6周关节制动可以获得满意的结果[2, 54, 56]。一些作者甚至建议，只要可能，就应尝试保守治疗。

并发症

主要的早期并发症包括骨折不愈合和畸形愈合，常导致假体松动、疼痛和翻修术。骨移植可用于治疗骨折延迟愈合，并主张在合适的下肢力线和骨折固定都能维持的情况下使用。在出现畸形、假体失败早期征象或不可能维持坚强固定的骨折患者中，翻修手术最为适合。最具破坏性的手术并发症是感染。TKA术后假体周围骨折的发生率逐渐增加，其并发症同时严重干扰患者和术者。基于文献数据，治疗的并发症为20%~75%[60]：在一项415例假体周围骨折的回顾研究中，骨折不愈合发生率为9%，固定失败率为4%，感染率为3%，翻修手术率为13%。

预防

由于TKA数量的增加和人口老年化，全膝关节假体周围骨折这一并发症不断增加。危险因素分析和预防应该是术者首要考虑的问题。由于TKA术后假体周围骨折在骨质疏松患者中更常见，预防骨量减少与骨质疏松，包括使用双膦酸盐治疗和日常运动，将有益于患者和关节假体。手术因素如股骨前切迹、骨水泥所致骨血供减少和无限制的软组织剥离，均要时刻记住，使术者在假体周围骨折这一潜在并发症发生过程中的作用最小化。

提示和技巧

- 假体周围骨折可发生在股骨、胫骨或髌骨，累及距离关节面15 cm范围内或距离假体髓内延长杆5 cm内的区域
- 翻修手术与假体周围骨折发生率上升有关，更常见于旋转限制性假体，因为扭力更直接通过假体传递到已缺损的骨上
- 全膝关节置换术中股骨前切迹已被认为是导致股骨假体周围骨折的因素之一
- 没有股骨前切迹时也可能出现股骨前方骨缺损，如骨囊性变病例。骨囊肿被骨水泥填充后不可能发生充分的骨重建，因此会形成永久的应力集中点，可能导致骨折
- 对僵硬膝关节进行手法松解时需要万分小心，在合并股骨前切迹或骨囊性变时应避免实施

参考文献

1. Cordeiro EN, Costa RC, Carazzato JG, Silva JdosS. Periprosthetic fractures in patients with total knee arthroplasties. Clin Orthop Relat Res 1990;(252):182–189

2. Dennis DA. Periprosthetic fractures following total knee arthroplasty. J Bone Joint Surg Am 2001;83:120–130

3. Culp RW, Schmidt RG, Hanks G, Mak A, Esterhai JL Jr, Heppenstall RB. Supracondylar fracture of the femur following prosthetic knee arthroplasty. Clin Orthop Relat Res 1987;(222):212–222

4. Ayers DC. Supracondylar fracture of the distal femur proximal to a total knee replacement. Instr Course Lect 1997;46:197–203

5. Chalidis BE, Tsiridis E, Tragas A Aa, Slavrou Z, Glannoudin PV. Management of periprosthetic fractures of patella-a systematic review of literature. Injury Int. J. care Injured. 2007; 38: 714-724

6. Burnett RS, Bourne RB. Periprosthetic fractures of the tibia and patella in total knee arthroplasty. Instr Course Lect 2004;53:217–235

7. Berry DJ. Patellar fracture following total knee arthroplasty. J Knee Surg 2003;16(4):236–241

8. Chen F, Mont MA, Bachner RS. Management of ipsilateral supracondylar femur fractures following total knee arthroplasty. J Arthroplasty 1994;9(5):521–526

9. Henry SL, Booth RE Jr. Management of supracondylar fractures above total knee prosthesis. Tech Orthop 1995;9:243–252

10. Merkel KD, Johnson EW Jr. Supracondylar fracture of the femur after total knee arthroplasty. J Bone Joint Surg Am 1986;68(1):29–43

11. Aaron RK, Scott R. Supracondylar fracture of the femur after total knee arthroplasty. Clin Orthop Relat Res 1987;(219):136–139

12. Dennis DA. Periprosthetis fractures following total knee arthroplasty. Tech Orthop 1999;14:138–143

13. Hirsh DM, Bhalla S, Roffman M. Supracondylar fracture of the femur following total knee replacement. Report of four cases. J Bone Joint Surg Am 1981;63(1):162–163

14. Lesh ML, Schneider DJ, Deol G, Davis B, Jacobs CR, Pellegrini VD Jr. The consequences of anterior femoral notching in total knee arthroplasty. A biomechanical study. J Bone Joint Surg Am 2000;82-A(8):1096–1101

15. Ritter MA, Faris PM, Keating EM. Anterior femoral notching and ipsilateral supracondylar femur fracture in total knee arthroplasty. J Arthroplasty 1988;3(2): 185–187

16. Dennis DA. Periprosthetic fractures following total knee arthroplasty: the good, bad, & ugly. Orthopedics 1998;21(9):1048–1050

17. Shawen SB, Belmont PJ Jr, Klemme WR, Topoleski LDT, Xenos JS, Orchowski JR. Osteoporosis and anterior femoral notching in periprosthetic supracondylar femoral fractures: a biomechanical analysis. J Bone Joint Surg Am 2003;85-A(1):115–121

18. Rorabeck CH, Taylor JW. Classification of periprosthetic fractures complicating total knee arthroplasty. Orthop Clin North Am 1999;30(2):209–214

19. Cain PR, Rubash HE, Wissinger HA, McClain EJ. Periprosthetic femoral fractures following total knee arthroplasty. Clin Orthop Relat Res 1986;(208):205–214

20. Delport PH, Van Audekercke R, Martens M, Mulier JC. Conservative treatment of ipsilateral supracondylar femoral fracture after total knee arthroplasty. J Trauma 1984;24(9):846–849

21. DiGioia AM III, Rubash HE. Periprosthetic fractures of the femur after total knee arthroplasty. A literature review and treatment algorithm. Clin Orthop Relat Res 1991;(271):135–142

22. Mittlmeier T, Stöckle U, Perka C, Schaser KD. [Periprosthetic fractures after total knee joint arthroplasty]. Unfallchirurg 2005;108(6):481–495, quiz 496

23. Moran MC, Brick GW, Sledge CB, Dysart SH, Chien EP. Supracondylar femoral fracture following total knee arthroplasty. Clin Orthop Relat Res 1996;(324):196–209

24. Short WH, Hootnick DR, Murray DG. Ipsilateral supracondylar femur fractures following knee arthroplasty. Clin Orthop Relat Res 1981;(158):111–116

25. Weber D, Peter RE. Distal femoral fractures after knee arthroplasty. Int Orthop 1999;23(4):236–239

26. Kregor PJ, Hughes JL, Cole PA. Fixation of distal femoral fractures above total knee arthroplasty utilizing the Less Invasive Stabilization System (L.I.S.S.). Injury 2001; 32(Suppl 3):SC64–SC75

27. Ruchholtz S, Tomás J, Gebhard F, Larsen MS. Periprosthetic fractures around the knee-the best way of treatment. Eur Orthop Traumatol 2013;4(2):93–102 Discusses the importance of polyaxial locking screw concept and preserving the soft tissue envelope.

28. Hassan S, Swamy GN, Malhotra R, Badhe NP. Periprosthetic fracture of the distal femur after total knee arthroplasty; prevalence and outcomes following treatment. J Bone Joint Surg Br 2012;94-B(Suppl 24):6

29. Norrish AR, Jibri ZA, Hopgood P. The LISS plate treatment of supracondylar fractures above a total knee replacement: a case-control study. Acta Orthop Belg 2009;75(5):642–648

30. Ebraheim NA, Sochacki KR, Liu X, Hirschfeld AG, Liu J.

Locking plate fixation of periprosthetic femur fractures with and without cerclage wires. Orthop Surg 2013;5(3):183–187

31. Ehlinger M, Adam P, Abane L, et al. Treatment of periprosthetic femoral fractures of the knee. Knee Surg Sports Traumatol Arthrosc 2011;19(9):1473–1478

32. Bong MR, Egol KA, Koval KJ, et al. Comparison of the LISS and a retrograde-inserted supracondylar intramedullary nail for fixation of a periprosthetic distal femur fracture proximal to a total knee arthroplasty. J Arthroplasty 2002;17(7):876–881

33. Hoffmann MF, Jones CB, Sietsema DL, Koenig SJ, Tornetta P III. Outcome of periprosthetic distal femoral fractures following knee arthroplasty. Injury 2012; 43(7):1084–1089

34. Felix NA, Stuart MJ, Hanssen AD. Periprosthetic fractures of the tibia associated with total knee arthroplasty. Clin Orthop Relat Res 1997;(345):113–124

35. Charlson ME, Pompei P, Ales KL, MacKenzie CR. A new method of classifying prognostic comorbidity in longitudinal studies: development and validation. J Chronic Dis 1987;40(5):373–383

36. Thelen S, Betsch M, Grassmann JP, et al. Angle stable locking nails versus conventionally locked intramedullary nails in proximal tibial shaft fractures: a biomechanical study. Arch Orthop Trauma Surg 2012;132(1):57–63

37. Maniar RN, Umlas ME, Rodriguez JA, Ranawat CS. Supracondylar femoral fracture above a PFC posterior cruciate-substituting total knee arthroplasty treated with supracondylar nailing. A unique technical problem. J Arthroplasty 1996;11(5):637–639

38. Bezwada HP, Neubauer P, Baker J, Israelite CL, Johanson NA. Periprosthetic supracondylar femur fractures following total knee arthroplasty. J Arthroplasty 2004; 19(4):453–458

39. Althausen PL, Lee MA, Finkemeier CG, Meehan JP, Rodrigo JJ. Operative stabilization of supracondylar femur fractures above total knee arthroplasty: a comparison of four treatment methods. J Arthroplasty 2003;18(7):834–839

40. Ristevski B, Nauth A, Williams DS, et al. Systematic review of the treatment of periprosthetic distal femur fractures. J Orthop Trauma 2014;28(5):307–312

41. Figgie MP, Goldberg VM, Figgie HE III, Sobel M. The results of treatment of supracondylar fracture above total knee arthroplasty. J Arthroplasty 1990;5(3):267–276

42. Biswas SP, Kurer MH, Mackenney RP. External fixation for femoral shaft fracture after Stanmore total knee replacement. J Bone Joint Surg Br 1992;74(2):313–314

43. Keeney JA. Periprosthetic total knee arthroplasty fractures: revision arthroplasty technique. J Knee Surg 2013;26(1):19–25

44. Saidi K, Ben-Lulu O, Tsuji M, Safir O, Gross AE, Backstein D.

Supracondylar periprosthetic fractures of the knee in the elderly patients: a comparison of treatment using allograft-implant composites, standard revision components, distal femoral replacement prosthesis. J Arthroplasty 2014;29(1):110–114

45. Berend KR, Lombardi AV Jr. Distal femoral replacement in nontumor cases with severe bone loss and instability. Clin Orthop Relat Res 2009;467(2):485–492

46. Chen AF, Choi LE, Colman MW, et al. Primary versus secondary distal femoral arthroplasty for treatment of total knee arthroplasty periprosthetic femur fractures. J Arthroplasty 2013;28(9):1580–1584

47. Appleton P, Moran M, Houshian S, Robinson CM. Distal femoral fractures treated by hinged total knee replacement in elderly patients. J Bone Joint Surg Br 2006;88(8):1065–1070

48. Springer BD, Sim FH, Hanssen AD, Lewallen DG. The modular segmental kinematic rotating hinge for nonneoplastic limb salvage. Clin Orthop Relat Res 2004;(421):181–187

49. Jassim SS, McNamara I, Hopgood P. Distal femoral replacement in periprosthetic fracture around total knee arthroplasty. Injury 2014;45(3):550–553

50. Mortazavi SMJ, Kurd MF, Bender B, Post Z, Parvizi J, Purtill JJ. Distal femoral arthroplasty for the treatment of periprosthetic fractures after total knee arthroplasty. J Arthroplasty 2010;25(5):775–780

51. Kim KI, Egol KA, Hozack WJ, Parvizi J. Periprosthetic fractures after total knee arthroplasties. Clin Orthop Relat Res 2006;446(446):167–175

52. Stuart MJ, Hanssen AD. Total knee arthroplasty: periprosthetic tibial fractures. Orthop Clin North Am 1999;30(2):279–286

53. Hanssen AD, Stuart MJ. Treatment of periprosthetic tibial fractures. Clin Orthop Relat Res 2000;(380):91–98

54. Goldberg VM, Figgie HE III, Inglis AE, et al. Patellar fracture type and prognosis in condylar total knee arthroplasty. Clin Orthop Relat Res 1988;(236):115–122

55. Windsor RE, Scuderi GR, Insall JN. Patellar fractures in total knee arthroplasty. J Arthroplasty 1989;4(Suppl): S63–S67

56. Ortiguera CJ, Berry DJ. Patellar fracture after total knee arthroplasty. J Bone Joint Surg Am 2002;84-A(4):532–540

57. Huberti HH, Hayes WC. Patellofemoral contact pressures. The influence of q-angle and tendofemoral contact. J Bone Joint Surg Am 1984;66(5):715–724

58. Backstein D, Safir O, Gross A. Periprosthetic fractures of the knee. J Arthroplasty 2007;22(4, Suppl 1):45–49

59. Goldstein SA, Coale E, Weiss AP, Grossnickle M, Meller B, Matthews LS. Patellar surface strain. J Orthop Res 1986;4(3):372–377

60. Herrera DA, Kregor PJ, Cole PA, Levy BA, Jönsson A, Zlowodzki M. Treatment of acute distal femur fractures above

a total knee arthroplasty: systematic review of 415 cases (1981-2006). Acta Orthop 2008;79(1):22–27

61. Hozack WJ, Goll SR, Lotke PA, Rothman RH, Booth RE Jr.

The treatment of patellar fractures after total knee arthroplasty. Clin Orthop Relat Res 1988;(236):123–127